# Triggerpunkte und Muskelfunktionsketten

in der Osteopathie und Manuellen Therapie

## 手技療法とオステオパシーにおける
# トリガーポイントと筋肉連鎖

フィリップ・リヒター／エリック・ヘブゲン 著

森岡 望 監修

タオデス 江利子 翻訳

ガイアブックスは
心と体を浄化し
地球を浄化するガイアを大切にして
出来るだけ化学物質を使わない
自然療法と環境経営の社会創りに努力していきます。

# はじめに

　本書の着想を得たのはもう何年も前になる。運動器がいかに重要なものであるかは、専門書にも書かれているし、臨床の場でも、セミナーを訪れて同業者や他の分野の専門家たちと討論しても、機会あるごとに教えられてきた。

　日々臨床に携わっていると、同じ機能障害のパターンを何度も見かけることがあった。そういったパターンについて、何年間も熱心に観察や研究を重ね、綿密に文献を調べてみた結果、わたしたちの観察したものが、単なる希望的観測ではなく、事実なのだと確信できた。

　オステオパス同様、整体療法士や手技療法士も、運動にはパターンがあると話していて、これらのパターンが作られる経緯を説明するモデルにはいろいろなものがある。マッスルエナジーテクニックの講習で、**Dr.F.L.ミッチェル**（*Mitchell*）**.jr**も、**Dr.Ph.グリーンマン**（*Greenman*）も共通の型（パターン）の話をした。両者は、特定の運動器に機能障害が起こった場合、身体の別の領域がその機能障害に順応していくパターンはいつも同じなので、共通のパターンがあるに違いないという意見を持つ。生理学でも、生体全体が特定のパターンにしたがっていると見ている。その例が歩行や呼吸といった運動だ。発生学的起源は全ての組織で同じこと、結合組織によってつながり合っていること、そして生体の水圧系を考えると、共通のパターンがあるという理論は受け入れられるものである。内分泌系を見ても、身体が全体で働いているのがよくわかる。

　身体を全体的にとらえることは、オステオパスにとってたいへん重要な原則である。このオステオパシーの原則と、発生学的、生理学的、神経学的原理を基にして、特定のパターンが作られると論じることができる。

　重要な役割を担うのは、司令塔となる神経系と、任務を遂行する器官である筋筋膜組織だとわたしたちは考えている。

　多様な筋肉連鎖のモデルといっしょにオステオパシーの思考モデルも比較してみて、その共通点を研究した。そうして、これらのモデルはみな根本的には同じことを表しており、見地が異なっているだけだとわかってきた。

本書では、頭蓋オステオパシーの2つの運動パターンである屈曲と伸展を基にした筋肉連鎖モデルを発表する。生体は2つに分けられるので、半身ごとに屈曲と伸展の連鎖が1つずつある。

体幹の骨格を運動ユニットごとに区分するという着想は、「脊柱の力学」の**リトルジョン**（*Littlejohn*）・モデルと、アメリカのオステオパスである**ゴードン・ジンク**（*Gordon Zink*）D.O.のジンク・パターンから得た。この運動ユニットごとの区分が、特定の臓器と筋肉の神経支配の区分とにたいへん似通っているとわかった時には非常に驚いたものだ。

屈曲と伸展の2つの連鎖に筋肉も含めてみたが、かなり不完全で理論的であろうことは承知している。読者はこれを念頭にとどめておいていただきたい。しかし、生体は個々の筋肉については関知せず、運動パターンだけを認識するのだから、あまり問題にはならないことだろう。

本書の第Ⅱ部では筋筋膜構造の治療法をいくつか提示する。

臨床の場で大いに役立つトリガーポイント治療についてはかなり詳細に説明してある。

意識的に、オステオパシーの力学的な局面のみ記述している。力学的な観点から姿勢を観察するのは意義があり、診断に活用できるからだ。

生理的な頭蓋の機能障害は、力学的モデルを用いた説明を試みている。同じパターンにしたがうと思われるが、内臓の機能障害に関して詳細に記述することは断念した。臓器の障害は、直接の筋膜の動きからくる歪みと、とりわけ内臓体性反射による歪みから現れてくる。身体全体で見てみると、臓器は「容器」である運動器に順応し、同様に、運動器という構造の歪みが臓器の位置や機能に影響を与える（機能が構造に順応）。

わたしたちの筋肉連鎖モデルは、他の多くのモデルと同様、思考モデルにすぎない。完全なものだと主張する気は全くない。しかしこのモデルを念頭に置くと、臨床の場で患者に対してより合理的で効果的な診断や治療ができることを確かめている。特に慢性で治療が効きにくい症例に有効である。

# 目　次

はじめに ……………………………………………………………………………………… vi

## 第Ⅰ部　筋肉連鎖　　　　　　　　　　　　　　　　　　　　　　　　　　　　1
フィリップ・リヒター（Philipp Richter）

### 1　序　論　　　　　　　　　　　　　　　　　　　　　　　　　　　　　　2

生体における筋肉連鎖の重要性／Dr.スティルのオステオパシー／学術的証明／可動性と安定性／
1つのユニットである生体／構造と機能の相互関係／脊柱と運動器のバイオメカニクス／
ホメオスタシスの重要性／スイッチ切り換えの中枢である神経系／筋肉連鎖のさまざまなモデル／
本書において

### 2　筋筋膜連鎖モデル　　　　　　　　　　　　　　　　　　　　　　　　11

2.1　ハーマン・カバト ……………………11
　　固有受容性神経筋促通法／運動パターン／
　　実践様式／結　論

2.2　ゴドリーブ・ストゥルイフ・デニス ………12
　　5つの筋肉連鎖の分類 ………………………13

2.3　トーマス・メイヤーズ ………………16
　　「アナトミー・トレイン」、筋筋膜の経線／
　　T・メイヤーズの説による筋筋膜連鎖

2.4　レオポルド・ブスケ …………………19
　　筋肉連鎖 ……………………………………19
　　ブスケの説による筋筋膜連鎖 ……………20
　　筋筋膜の筋肉連鎖の機能 …………………26

2.5　ポール・ショフール …………………26
　　ポール・ショフールのバイオメカニカル連鎖 …26

2.6　筋筋膜連鎖の
　　さまざまなモデルからの結論 ……………27

### 3　生理学　　　　　　　　　　　　　　　　　　　　　　　　　　　　　28

3.1　結合組織の構成要素 …………………28
　　細　胞 ………………………………………28
　　細胞間質 ……………………………………28

3.2　結合組織の補給 ………………………29
　　拡　散 ………………………………………29
　　浸　透 ………………………………………30

3.3　「クリープ」現象 ……………………30

3.4　筋　肉 …………………………………30

3.5　筋　膜 …………………………………31
　　筋膜の機能 …………………………………31
　　筋膜の障害の発現 …………………………31
　　筋膜の緊張のアセスメント ………………32
　　筋骨格の機能障害の原因 …………………32
　　筋筋膜の障害の発生 ………………………32

　　痛みのパターン ……………………………33

3.6　臓器の自律神経支配 …………………35

3.7　アービン・M・コール ………………35
　　脊柱の体性機能障害の生体全体にとっての
　　　重要性 ……………………………………35
　　脊髄の重要性 ………………………………36
　　自律神経系の重要性 ………………………36
　　栄養機能に対する神経の重要性 …………36

3.8　チャールズ・シェリントン卿 ………37
　　拮抗筋の抑制または相反性神経支配
　　　（または抑制） ……………………………37
　　等尺性収縮後リラクゼーション …………37
　　時間的加算と空間的加算 …………………37
　　継時誘導 ……………………………………37

### 3.9 ハリソン・H・フライエット ……………… 38
ロベット(Lovett)の法則 …………………… 38
フライエットの法則 ………………………… 39

### 3.10 全体的で機能的な運動パターンである歩行 40
歩行分析 ……………………………………… 40
歩行時の筋肉の活動 ………………………… 43
結 論 ………………………………………… 45

## 4 頭蓋仙骨モデル　46

### 4.1 ウィリアム・G・サザーランド ……………… 46
### 4.2 頭蓋仙骨系のバイオメカニクス ……………… 47
### 4.3 頭蓋仙骨メカニズムの運動と機能障害 …50
屈曲―伸展 …………………………………… 50
捻 転 ………………………………………… 51
側屈―回旋 …………………………………… 53
垂直ストレインと左・右側方ストレイン ……… 54
蝶形底軟骨結合部の圧迫性機能障害 …… 54
骨組織の障害 ………………………………… 54
仙骨の機能障害 ……………………………… 57

### 4.4 頭蓋の機能障害と変位の末梢への影響 ……… 57

## 5 ジョン・マーチン・リトルジョンのバイオメカニクス・モデル―脊柱の力学　59

### 5.1 歩み ……………………………………… 59
### 5.2 「脊柱の力学」と身体の重力線 ……………… 59
中央の重力線(central gravity line) ……… 60
身体前方のライン(anterior body line) … 61
前後方向のライン …………………………… 62
後前方向の2本のライン …………………… 62

### 5.3 力の多角形 ……………………………… 62

### 5.4 湾曲、回旋軸、2重湾曲 ……………………… 63
湾曲 …………………………………………… 63
回旋軸 ………………………………………… 63
2重湾曲 ……………………………………… 64

### 5.5 特定調整テクニック、ダマーによるSAT …… 65
歩 み ………………………………………… 65
その方法 ……………………………………… 66
3つのユニット ……………………………… 66

## 6 姿勢筋、相性筋とクロスシンドロームに関連する姿勢パターン、ウラジミール・ヤンダの筋筋膜治療法への貢献　67

### 6.1 平衡状態 ………………………………… 67
### 6.2 運動能力 ………………………………… 67
### 6.3 姿勢筋線維(赤筋線維) ………………………… 68
### 6.4 相性筋線維(白筋線維) ………………………… 68
### 6.5 短縮する傾向にある筋肉 …………………… 68
### 6.6 弱化する傾向にある筋肉 …………………… 69
### 6.7 クロスシンドロームに関連する姿勢のパターン ……………………………… 70
アッパークロスシンドロームに関連する姿勢のパターン ……………………… 70
ロウアークロスシンドロームに関連する姿勢のパターン ……………………… 70

### 6.8 実用的な結論 …………………………… 71

## 7 ジンク・パターン　72

### 7.1 ジンク・パターンの構成 …………………… 73
後頭骨―環椎―軸椎／胸郭上口／胸郭下口／骨盤

### 7.2 ジンク・パターンの実践 …………………… 76
後頭骨―環椎―軸椎／胸郭上口／胸郭下口／骨盤

# 8 筋筋膜の連鎖―1つのモデル …78

## 8.1 筋肉連鎖 …79
屈曲の連鎖 …81
伸展の連鎖 …85

## 8.2 屈曲と伸展の連鎖のまとめと結論 …86
屈曲の連鎖 …86
伸展の連鎖 …87

## 8.3 捻 転 …87

## 8.4 いくつかの筋肉または筋群の特徴 …88
胸鎖乳突筋 …88
斜角筋群 …88
横隔膜 …89
腸腰筋 …92
腰回旋筋群 …93

# 9 平衡状態 …95

## 9.1 関連部位 …95

## 9.2 姿 勢 …96

## 9.3 脚長差 …98
脚長差がある場合の骨盤と脊柱の変形 …98
筋骨格系への影響と脚長差がある場合の症状 …98
脚長差があるという診断 …99
脚長差を矯正すべきか否か …100
結 論 …101

# 10 診 断 …102

## 10.1 問 診 …102

## 10.2 診 察 …102
観察 …102
触診 …102
運動テスト …102

# 11 療 法 …107

## 11.1 マッスルエナジーテクニック（MET） …107
定 義 …107
適応症と非適応症 …108
マッスルエナジーテクニックの最適な適用のための必要条件 …108
マッスルエナジーテクニックのための技術的必要条件と補助手段（エンハンサー） …109
マッスルエナジーテクニックのバリエーション …109
生理学的原理 …109

## 11.2 筋筋膜リリーステクニック …110
テクニックの実践方法 …111

## 11.3 神経筋テクニック（NMT） …111
テクニックの実践方法 …112

## 11.4 筋筋膜リリーステクニックと虚血圧迫 …112
その方法 …112

# 第Ⅱ部　トリガーポイントとその治療 …113

エリック・ヘブゲン（Eric Hebgen）

# 12 定 義 …114

# 13 トリガーポイントの分類 …115

# 14 トリガーポイントの病態生理学 …116

# 15 診 断 …120

# 16 トリガーポイント療法 …123

## 17　トリガーポイントを保持する因子　　125

## 18　促通された分節　　126

## 19　トリガーポイント　　128

### 19.1 頭部・項部に痛みをもたらす筋肉 …… 128
- 僧帽筋 …………………………………… 128
- 胸鎖乳突筋 ……………………………… 130
- 咬筋 ……………………………………… 131
- 側頭筋 …………………………………… 133
- 外側翼突筋 ……………………………… 134
- 内側翼突筋 ……………………………… 135
- 顎二腹筋 ………………………………… 135
- 眼輪筋、大頬骨筋、広頸筋 …………… 136
- 後頭前頭筋 ……………………………… 138
- 頭板状筋、頸板状筋 …………………… 139
- 頭半棘筋、頸半棘筋、
  多裂筋（横突棘筋）…………………… 141
- 大後頭直筋、小後頭直筋、下頭斜筋、
  上頭斜筋 ……………………………… 142

### 19.2 胸部上部と肩、腕に痛みをもたらす筋肉 … 143
- 肩甲挙筋 ………………………………… 143
- 斜角筋群 ………………………………… 145
- 棘上筋 …………………………………… 146
- 棘下筋 …………………………………… 147
- 小円筋 …………………………………… 148
- 大円筋 …………………………………… 149
- 広背筋 …………………………………… 149
- 肩甲下筋 ………………………………… 150
- 菱形筋 …………………………………… 151
- 三角筋 …………………………………… 152
- 烏口腕筋 ………………………………… 154
- 上腕二頭筋 ……………………………… 155
- 上腕筋 …………………………………… 156
- 上腕三頭筋 ……………………………… 157
- 肘筋 ……………………………………… 158

### 19.3 肘、指に痛みをもたらす筋肉 ……… 159
- 腕橈骨筋、手根伸筋 …………………… 159
- 指伸筋、示指伸筋 ……………………… 161
- 回外筋 …………………………………… 163
- 長掌筋 …………………………………… 164
- 橈側手根屈筋、尺側手根屈筋、浅指屈筋、
  深指屈筋、長母指屈筋、円回内筋 … 165
- 母指内転筋、母指対立筋 ……………… 167
- 小指外転筋 ……………………………… 170
- 骨間筋 …………………………………… 171

### 19.4 体幹上部に痛みをもたらす筋肉 ……… 174
- 大胸筋 …………………………………… 174
- 小胸筋 …………………………………… 176
- 鎖骨下筋 ………………………………… 176
- 胸骨筋 …………………………………… 178
- 上後鋸筋 ………………………………… 178
- 下後鋸筋 ………………………………… 179
- 前鋸筋 …………………………………… 180
- 脊柱起立筋 ……………………………… 181
- 腹直筋、内腹斜筋、外腹斜筋、腹横筋、
  錐体筋 ………………………………… 183

### 19.5 体幹下部に痛みをもたらす筋肉 ……… 186
- 腰方形筋 ………………………………… 186
- 腸腰筋 …………………………………… 187
- 骨盤底筋 ………………………………… 189
- 大殿筋 …………………………………… 190
- 中殿筋 …………………………………… 191
- 小殿筋 …………………………………… 192
- 梨状筋 …………………………………… 193

### 19.6 腰、大腿、膝に痛みをもたらす筋肉 …… 195
- 大腿筋膜張筋 …………………………… 195
- 縫工筋 …………………………………… 195
- 恥骨筋 …………………………………… 196
- 大腿四頭筋 ……………………………… 197
- 薄筋、長内転筋、短内転筋、大内転筋 … 200
- 大腿二頭筋、半腱様筋、半膜様筋 …… 202
- 膝窩筋 …………………………………… 204

### 19.7 下腿、くるぶし、足に痛みをもたらす筋肉 … 206
- 前脛骨筋 ………………………………… 206
- 後脛骨筋 ………………………………… 207
- 長腓骨筋、短腓骨筋、第三腓骨筋 …… 209
- 腓腹筋 …………………………………… 210
- ヒラメ筋、足底筋 ……………………… 211
- 足の長指伸筋、長母指伸筋 …………… 213
- 足の長指屈筋、長母指屈筋 …………… 214
- 表層部にある足の内在筋 ……………… 216
- 深層部にある足の内在筋 ……………… 219

## 20　参考文献　　224

## 索引　　230

# 第Ⅰ部 筋肉連鎖

フィリップ・リヒター

# 1 序　論

## 生体における筋肉連鎖の重要性

　本書の中心的なテーマは、運動器、中でも**筋肉連鎖**である。筋肉連鎖を起こす筋筋膜構造は、笑う、何かを投げたり運んだりする、ものを食べる、消化するなど、身体の機能に全て関わっている。感情の表現は筋肉の緊張がもたらすものだし、身体を使う仕事は筋肉の活動そのものだ。体内の循環、呼吸、消化は運動器が健全でないとうまく機能しない。

　理学療法士、カイロプラクター、オステオパス（後述）やロルファーといった手技療法士たちは、さまざまな動機から、それぞれ異なった方法で、運動器を診察・治療する。

　例えば、理学療法士とロルファーは筋骨格系の治療をして、筋骨格における異常（痛み、歪みなど）を取り除く。カイロプラクターや、とりわけオステオパスは、生体の中で、筋筋膜系を、他系統の機能障害や病変の原因にも結果にもなりうる部位と見ている。

　また医療フットケア師（ポドロジスト）や整体療法士は、ほんのわずかな体重の移動や足の歪みが、生体全体にマイナスの影響を与えることを認識している。

　身体の全機能は、筋筋膜構造の働きに左右される。筋筋膜構造の働きを調整し、統制する役目を果たすのが、神経系である。表層組織に負荷がかかりすぎないように、皮質下の反射パターンによって、多くの調節活動が行われている。いわゆる内臓体性反射と体性内臓反射には、今日、学術的な裏づけがなされており、特に脊柱起立筋のアンバランスが重大な影響をもたらすといわれている[79,112]。

　運動・姿勢のパターンにしたがって、人体は機能している。そのパターンが生体全体に広がる。全系統が相互に働きかけて、身体を動かしている。オステオパスとカイロプラクターはこの事実を特に踏まえて診断や治療を行っている。

　どの身体構造も分節から支配を受けていることや、パターンに順応していくメカニズムがわかると、相互に作用し合う構造が見えてくる。スポーツによる運動器の負傷や痛みの多くは、筋筋膜連鎖部分が機能障害を起こした結果生じる。そういった筋筋膜の結びつきを知っていると、診断や適切な治療をする上で役に立つ。オステオパシーの考え方では、病気の発生とその治療に介在するメカニズムについての面白い説明ができるのだ。

## Dr.スティル（Still）のオステオパシー

　スティルがその当時の実践医学を拒否して自分の医学哲学を発表した時、それを**オステオパシー**と名づけた。オステオパシーとは、骨（オステオ）からくる病理（パトス）という意味である[140]。それまでの医学界ではこの用語が別の意味を持つことを、スティルは知っていたが、「人間を中心に置いて、自然の法則を前面に出す原点に医学を戻したい」と願い、病気（苦痛）が生体の機能障害の結果生じることを明確にするには、オステオパシーという言葉が一番適した用語だと考えたのだ。

　スティルは、機能障害では運動器（特に脊柱）が中心的な役割を担うとみなした。全ての病気と機能障害が、脊柱の可動域制限を伴うことに気づいたからだ。

　症状の治療だけをしても治癒しないことを、スティルは経験から知っていた。症状の原因を専門的知識に基づいて治療した場合にだけ、治療効果があった。病気は循環障害から始まり、発症の原因は結合組織内にあるに違いないとスティルは考えた[140]。そのため、結合組織も診察して、治療しなければならなかった。

　筋筋膜組織は特別重要なものである。なぜなら、結合させる機能（結合組織）を持つ他に、静脈・リンパ管・動脈・神経の通路、臓器と骨の支持組織、また保護構造でもあるからだ[82,140]。

　スティルは結合組織よりむしろ、神経系と、その周囲の脳脊髄液の方を重要視しているように思う。神経系は、身体機能のスイッチ切り替えの中枢として働き、調節活動を行って、1つ1つの身体系統を

順応させていく。生体全体のあらゆる機能をスタートさせ、調整するのも神経系で、順応・代償の全メカニズムをつかさどる。

スティルは、生体の既知の構成要素中でおそらく一番重要（"the highest known element"）なのは、**脳脊髄液**だという。脳脊髄液の成分は血液の血清やリンパ液と似ている。脳脊髄液は、脈絡叢を経て血液とつながり、リンパ液とも間質の末梢神経を経てつながっている。脳脊髄液には、中枢神経系を保護して栄養を与える機能があるが、スティルと弟子のサザーランドは、もう1つ、脳脊髄液の特別な意義を見出した[54,140,142,143]。脳脊髄液が「命の息吹」を身体の全細胞に送ることである。

スティルが若かった頃に体験したことが、オステオパシーの成立に強い影響を与えたと考えられる。医師であると同時に、信心深い人間で、メソジスト派の牧師の息子でもあるスティルは、宗教と神を身近に感じていた。スティルのどの著書でもこれが伺える。神は人間に健康を与えた。病気は異常なことである。患者の生体内に健康を見つけ出すのがオステオパスの使命であると、スティルは考える。

真の医学を探索する過程で、スティルは、心霊治療家と接骨医という、2つの対照的な方面からインスピレーションを受けた。心霊治療家は神を信じており、組織内の音を聞き、手を使って病変を起こしている部位にエネルギーを集める。その後で「命の息吹」（サザーランドの言葉）が治癒を請け負う。接骨医は手技治療で大きな成果を上げる。

この2つの傾向をうまく統合して、スティル自身のオステオパシー治療を確立した。スティルは、解剖学の正確な知識と優れた触覚を持ち、自己治癒力も信じていた。**どうにか助けてあげたいという気持ち**も持った、非常に優秀な施術者となっていく。解剖学と生理学の知識があるスティルには、身体の構造が目に見えるように正確にわかった。触診で組織内の緊張を感じ取り、その症例に適したテクニックを意図的に用いることができた。

心霊治療家と接骨医が1つになって、オステオパスのスティルが誕生した。スティルは人体を機械に、オステオパスを機械装置の修理をする機械工に例えている[140]。

スティルのオステオパシーの特性は、**バイオダイナミクス**と**バイオメカニクス**を統合したことであった。今日、オステオパスの中には、この2つを切り離そうとしている者があるようだ。オステオパスの多くは純粋な「機械工」である。ソフトなテクニックと、もう少し強めのテクニックを用いて、解剖学と生理学の法則を重視しながら、生体全体に対して手技を行う。こういった「機械工」たちが、オステオパシーにおけるバイオメカニクス派の代表だ。

他方のバイオダイナミクス派は、バイオメカニクスにあまり重きを置かず、その分自分の感覚と生体の自己治癒力を重視する。心霊治療家のように組織内の自己治癒力を活性化させようとするが、生体のリズムを診断にも治療にも活用するところが違う[8,9,72]。

これと関連して、フィオラ・フライマン（Viola Fryman）の発言（継続教育2000の席上で）を挙げよう。フライマンは、健康な組織内では、第一次呼吸メカニズムがはっきりしているという。機能障害が現れると、第一次呼吸メカニズムの波動が妨げられることになるため、第一次呼吸メカニズムは治療にも診断にも利用できるというわけだ。第一次呼吸メカニズムの現象をバイオダイナミクス派は活用する。両手を使って組織に支点を与える[8,72,135]。ある程度の時間が経過すると、第一次呼吸メカニズムがさまざまなリズムで現れる。それは組織が本来の機能に戻るサインなのだ。

典型的な頭蓋オステオパシーの治療法では、組織の運動と可動域制限をまず調べる。それから、治療する構造を自由に動かせる方向へ動かし、そこで組織を保持する。第一次呼吸メカニズムを緊張なく開放的に展開させて、治療効果を上げるためである。この方法がバイオダイナミクス派の治療の傾向とは異なっている。

サザーランドは、蝶形骨間軟骨結合部の運動を探り出し、書き記した。その運動は、矢状面におけるトランスレーション（**上下のストレイン**）と水平面におけるトランスレーション（**左右へのストレイン**）を加えた、頭部の3次元運動と同じである。運動器の治療に使われるテクニックは、同様の運動原理に基づいている。3次元でバランス点を探し（**スタッキング**）、自動的に緊張が緩和するまで、緊張が緩む位置で組織を保持する。頭蓋オステオパシーに適用される原理は、頭蓋以外の身体部位にも同様に適用できるはずだ。

組織の緊張緩和を最終的にもたらすメカニズム

については、いろいろな意見がある。バイオメカニクス派は、組織の受容体に起因する反射作用がそうだといい、バイオダイナミクス派は、第一次呼吸メカニズムの作用と信じている。

スティルは直接法と間接法を組み合わせた治療を行った。直接法では、治療する分節を矯正する方向へ動かす。それとは反対に、間接法では、その分節を機能障害が起こっている方向へ動かす。

バン・バスカーク（Van Buskirk）[23]は、スティルがどのように治療したかを探るため、調査を行っている。子供の頃や青少年時代にオステオパスの治療を受けたことがある老人に、使われたテクニックを思い出せるかどうか尋ねてみた。驚いたことに、覚えていた老人の話したテクニックのうち、スティル自身が説明したテクニックと似ているものは少なかった。

スティルが1本の肋骨を治療しているのが見られる、短いビデオシーンが残っている。このビデオと患者の証言、スティルが自分のテクニックについて書き残したわずかなものから、スティルの治療法がわかった。念入りな診察の後で、収縮した筋肉がほぐれるまでは、治療を要する分節を機能障害が起こっている方向へ持っていく。それから、可動域制限のある関節を集中的に軽く圧迫しながら、その分節を矯正する位置へ動かすといった治療法である。

## 学術的証明

前述したように、スティルは、中心的な役割を担うのは神経系だと考えた。神経系は内臓系、運動器系、頭蓋系を連結する。コール、佐藤、パターソン（Patterson）たちは、機能障害と病変が発生する際に、中枢神経系（特に脊髄）が大きく関わるのを学術的に証明している[79,81,112]。

スティルや他の手技療法士たちも、病変が発生して持続する場合に、脊柱が重要な働きをするのは認めていた。それを上記の研究者たちが実験を通して解明し、脊髄が調整の要であることを証明したのだ。特にコール[79]は、実験によって、一般的な現象を学術的に説明するのに成功した。彼は運動器を生命の一番重要な機械（"the primary machinery of life"）と呼んだ。コールにいわせると、他の系統（消化系、内分泌系、心臓循環系）は運動器のために存在するという。

運動器では自律神経系が特別な役割を担う。自律神経の2つの系統は拮抗しているのではなく、補足し合っている。大まかにいえば、副交感神経は生体の再生に寄与している。何らかの現象が持続する際の調整も行う。それに反して、交感神経は、身体系統の機能をその時の欲求に順応させる。例えば身体を動かす時には、消化器官への血行を減らした分を筋肉にまわすといった具合に、活動している筋肉に血液を送り込むよう調整する。同時に呼吸・脈拍数などを高める。交感神経は、生体を突然の要求に順応させている。

コールは、臨床者が確認した多くの現象に神経生理学的な説明を加えた。「**促通された分節**」と、神経のフォーカス（neurologic lens）という概念をコールは生み出す。促通された分節とは、神経核の刺激閾値が下がっている髄節のことをいう。繰り返し刺激を受けたことや、慢性的な炎症により、分節がうまく機能しなくなったことが原因である。刺激閾値が下がっているため、サブリミナル刺激を受けるだけでも、神経核が刺激される。そのため、促通された分節が刺激されると、過度に反応してしまうことがよくある。隙間風による急性の斜頸がその例だ。

一方、髄節が慢性的に刺激を受けていると、本来はそこから離れた分節だけを刺激する刺激物まで感知するようになってしまう。慢性的に刺激を受けている分節は「刺激を集めて、吸い寄せる」。「**神経のフォーカス**」という概念は、このような現象を指している。

コールの研究チームは、他にも実験を行って、興味深い事実を発表した。

- 交感神経活動が亢進（局所的または全体に渡って）すると、当該分節の刺激閾値が下がり、この分節に支配されている筋肉のマッスルトーンは高まる。
- 椎骨に可動域制限があると、分節の交感神経活動が亢進し、刺激閾値が下がる。
- ストレスがあるとマッスルトーンは高まる。これは特に「促通された分節」で見られる。
- 姿勢がアンバランスになると、脊柱起立筋のマッスルトーンと、促通された分節に支配されている筋肉のマッスルトーンが影響を受ける。
- 脊柱起立筋のマッスルトーンが低下すると、当該分節内での交感神経活動が低下する。

これらの研究結果から2つの点がはっきりとした。
- 主に筋骨格系で体性機能障害が発生し、その障害が持続する。
- 骨髄は身体機能のスイッチ切り替えをする器官で、司令塔であり、病変発生に大きく関わる。

よって、コールが運動器を生命の一番重要な機械と名づけたのは、決して大げさではない。

筋筋膜構造は身体の重要な機能を遂行している。その機能とは、呼吸（肺呼吸も細胞呼吸も）であり、体内の循環（横隔膜と筋肉が静脈・リンパ管のポンプとして）、消化（臓器を動員するものとして）、または感情の表現といったものだ。運動器があるから、移動や他の人とのコミュニケーション、栄養の摂取などができるのである。

80％以上の求心性線維が運動器から出ている。筋骨格系器官の重要性がこれでおわかりだろう[79,112,158]。筋紡錘が極度の感受性（1gの張力と1μmの伸張で筋紡錘は反応する[79]）を持っているので、運動器はかなり敏感な器官である。速い反応ができると同時に、機能障害に陥りやすい。その結果、拘縮、歪み、協調運動障害が起こる。

アービン（Irvin）[155の文献中]とクチェラ（Kuchera）[82]は、仙骨底が1～1.5mm傾くだけで脊柱起立筋のマッスルトーンが変化すると書いている。コールは、このマッスルトーンの変化が交感神経に、そして生体全体におよぼす影響を説明した。しかし、骨髄は身体機能のスイッチ切り替えの中枢で司令塔であるため、周辺の刺激の影響だけを受けるわけではない。

機能障害や病変が発生する際、その人の感情の状態が大きく関わってくる。大脳辺縁系が決定的な役割を演じている[158]。生体の記憶装置である大脳辺縁系は、身体が受ける刺激と印象を、以前の経験と照らし合わせて、その人にとってプラスかマイナスかの評価をする。刺激が心地よいものと感じられたら、プラスのフィードバックをする。その刺激が有害であると受け取られたら、マイナスのフィードバックとなる。

視床下部—脳下垂体—副腎が連携して、ホルモン量といった神経内分泌や、自律神経系をコントロールする。分節が促通されていると、プラス、マイナス両方の感情性の刺激に大きく反応してしまう（週末の偏頭痛、ストレス性潰瘍を見よ）。刺激が続いて、ある程度時間が経過すると、「慢性的に刺激を受けている」状態に陥り、その分節の刺激閾値は下がったままになる[112]。**こういった状態に陥った場合には、機能障害のパターン全体を治療し、中枢神経系の領域に浸透している病変のパターンを除去しなければ、治療が奏効しない**。コールは、このため、脊髄を病気の過程での司令塔（"the spinal cord as organiser of disease processes"）と呼んだ[79]。

人体が発生して、脊髄の分節構造ができる過程で、特定の筋肉、臓器、脈管、皮膚面、骨、関節と分節がつながり、1つのまとまりができる。このグループを構成しているものが1つでも刺激されると、他の構造の機能も影響を受けることになる。

隣り合った分節は介在ニューロンでつながっているので、この促通は通常、他のいくつもの分節にも関わってくる。臓器と筋肉が複数の分節に支配されている事実からもわかる。1つの臓器や機能を、ただ1つの髄節と結びつけるのは間違っていると思う。脳は、1つ1つの筋肉については何も知らず、運動パターンを知っているだけなのだ。その運動パターンが先天的なものでも、後天的なものでも構わない。

消化系を見てみよう。腸の神経系がかなり独立しているとはいえ、生体の機能全体にはしたがわなければならない。消化系でもまた、内分泌系と自律神経系が調整を行う。

運動器と同様に、消化系でも先天的・後天的に得た機能のパターンが見つけられるだろう。このパターンが支持器官や運動器のパターンと関連し合って、ある特定の型が生まれることもある[151]。

## 可動性と安定性

運動器は筋肉と骨からできている。安定性を気遣うかたわら、運動を容認するという、2つの矛盾する機能を、運動器は同時に満たさなければならない。

小脳と平衡器官がこの両方を機能させる。小脳と平衡器官は、主に、筋筋膜構造に存在する受容体から情報を得ている。

安定と運動という、両方の機能を実行する器官が筋肉である。筋緊張を上手に調整してもらい、

基本的なマッスルトーンを適度に保ち、速い反応をする能力を備えていると、筋肉は繊細で調和の取れた運動を行い、すぐに的確な順応ができる。できるかぎり効率的に平衡状態を保つのが目的である。

自然（またはその創造主）は、聡明にも、平衡状態をいかに保つかという問題を簡単に解決した。遠心性の力（臓器の伸張する力）は、筋肉組織の圧縮する力（筋肉固有の緊張）に支配されている。筋肉はとても敏感なので、神経系が正確に調整さえすれば、運動器を効率的かつ最適な状態で安定させることができる。

筋肉が調和の取れた運動をするために必要となるのは、安定した支え、活動調整の中心となる器官（神経系）、補給を保証する構造（新陳代謝）である。神経系がこれらをコントロールしている。神経系は、主動筋や共同筋を活性化させ、拮抗筋をちょうどそれに見合う分だけ抑制して、的確で調和の取れた運動をさせる。

運動の大部分は無意識のうちに行われる。それには多くの脊髄反射が関わっている。脊髄反射がないと、人間は次に起こることを考えて行動できなくなってしまう。考えて決定を下すために、大脳には余地が残されていなければならないからだ。

身体が活動する時にはいつも、脊髄がスイッチ切り替えの中枢として働く。運動器から出ている求心性線維は全て脊髄に至り、筋肉への遠心性線維は全て脊髄を起点にしている。運動や姿勢のパターンも脊髄で処理される。その為、脊髄に機能障害があるとひどいことになる。

シェリントンは、1950年代に、運動や姿勢のパターンの説明となる、一連の反射活動について論じている[21と160の文献中]。筋肉自体は、異なった特性を持ったさまざまな筋線維からなっている。白筋線維（速筋）は速い収縮に適しているし、赤筋線維（遅筋）は緊張を長く維持できる。両者は病理学的には異なった傾向を持つ。白筋線維は弱化と萎縮、赤筋線維には拘縮と短縮する傾向がある。

こういった特性を考慮した上で、治療にあたらなければならない[40,41,86,87]。

## 1つのユニットである生体

序論の最初で生体はいつも身体全体で反応することに触れた。ここではオステオパシーの基本的な考えの中から、以下の章の理解に必要なものだけを伝える。

わたしたちの生体は、生理的、病理的どちらの状態でも**いつも**1つのユニットとして働く。生理的なプロセスには身体**全体**が関わっている。例えば、呼吸には呼吸筋だけではなく全部の筋肉が関わり、消化器官がある特定のパターンにしたがって動員され、筋肉が体内の循環を補助している。

呼吸はいつもある特定のプロセスにしたがう。吸気時に頭部を含めた運動器全体は1つの運動パターンを取る。それをサザーランドは「屈曲―外旋―外転」と名づけた[101,102,142,143]。呼気時には「伸展―内旋―内転」と反対のパターンになる。

歩行もそれと似ている。歩行は足の母指の先から鼻根までの調和の取れた運動で、同じ形の同じパターンが繰り返される。パターンにしたがって身体全体が働くのは、病理的な状態でも見られる。

全体で働くことを知るには、人間を発生学的に見るのが一番よい。精子細胞による卵細胞の受精後、卵細胞は同じ遺伝子コードを持つ2つの細胞に分裂する。細胞が最終的に集まって臓器、筋肉、骨、神経系などを形成するまでこの分裂は続く。

このように、体内全ての細胞は同じ起源を持つので、全ての細胞がある状況に際していっしょに反応すると考えられる。やはり神経系が中心となって、統制や調整を行うと思われる。

サザーランドは、生体膜系と髄液の波動を例にとって、人体が1つのユニットであることの説明をしている[101,102,142,143]。生体膜系の付着個所1個所を牽引すると、他の付着個所全部が影響を受けるという意味で、**相互緊張膜**という言葉を使っている。脳硬膜と脊髄硬膜が相互緊張膜である。

サザーランドは、硬膜系が以下の部位に付着しているという。
- 隆起部
- 前・中・後床突起
- 岩様部（錐体乳突部）
- 外後頭隆起
- 大後頭孔
- C2椎体後面
- 仙骨

例えば仙骨の位置が変わると、後頭骨・環椎・軸椎複合体や頭蓋骨の位置も自動的に変わるという結論になる。

硬膜系は神経塊と体液（脳脊髄液）で満たされており、間質まで神経鞘を経て走行している。間質もまた、体液で満たされている空間である。別の言葉を使おう。硬膜系に変化が起こると、硬膜管内の髄液に圧力がかかる。この圧力変化は間質液全体にもおよび、身体全体へ伝わっていく。

サザーランドの説によると屈曲相と伸展相からなっているという**第一次呼吸メカニズム**が、硬膜系全体と中間細胞組織内において、それぞれの組織独自の振幅と方向で特定のリズムを刻みながら圧力を変えていく。第一次呼吸メカニズムの運動の方向は胸式呼吸の方向と同じであり、頭蓋骨は吸気時に屈曲して、呼気時に伸展する。

さらに、筋膜の解剖学的特徴から全体性の証明ができる。発生学的に見ると、結合組織全体は中胚葉に由来する。さまざまな筋膜面は、本来ただ1つのシートである。そのシートが生体全体を区分し、臓器と筋肉を包み、身体の皮膚を形成する。身体の3つの筋膜層は互いに結びついている。この連続性があるため、1個所での緊張または圧力といった変化が組織全体にも現れる。こういった筋膜の相互性という特性が、平衡状態や移動、力学的ストレスに対する身体の応答を考える場合にかなり重要となる[111]。

**筋膜の連続性や体液の連続性、細胞の共通の起源は、身体が1つのユニットである証だ。全ての細胞が同じDNAを持っている事実からも証明できる。**

生理学的にも、病理学的にも、身体全体はいつも1つのユニットとして反応する。臓器の機能障害は、その分節に属する筋肉と関節に影響を与える。筋筋膜組織が連続しているので、機能障害が起こることで、全生体内の張力と圧力の比率が変化し、硬膜系を経て頭蓋内の張力と圧力の比率も変わっていく。頭蓋や臓器と全く同様に、身体の平衡状態も特定のパターンに順応していくことになる。身体はできるかぎり長く生体全体の機能が阻害されない状態を保とうと努力する。

## 構造と機能の相互関係

オステオパスは皆、構造と機能の相互関係を知っている。構造に機能が必要であるように、機能は構造に依存している。

これは関節を例に取って説明すると一番わかりやすい。関節はこわばらないように動く状態になければならない。関節が動かなくなると、関節滑膜は滑液の産生を減らし、軟骨への負荷・非負荷がなくなるため補給も減って、関節包と軟骨はもろくなる。その結果、関節可動域が狭まり、関節症や関節の膠着にまで至る。どのような原因からであろうと、関節症は関節の機能に問題が出た結果生じるものといえる。

構造が機能に順応していくようすは、特に運動器ではっきりと見られる。筋肉組織の機能障害は構造の変化につながる。驚くほど早い時点から変化し始めるが[2,46]、幸い一部は修復可能である。機能障害が起こった約30日後には構造が変化する[41,82]。

同時に、機能には構造が必要だ。例を挙げると、ある関節が変形すると歩行パターンが変わって、他の構造の正常な機能を阻害する。構造が機能にとってどれほど重要であるか納得しているのは、小児科で働くオステオパスであろう。既にスティルが新生児へのオステオパシー治療の重要性について書いている[140]。サザーランド[142,143]、マグーン（Magoun）[101,102]、フライマン（Fryman）[57]、アーバックル（Arbuckle）[4]はこのテーマについて詳細に論じている。

胎児期と周産期に起こった合併症による新生児の頭蓋底構造の変形が、頭蓋神経（第10、第11、第12）の機能障害と脊柱の歪み（側湾症、前湾・後湾症）の始まりとなる。マグーンは、これを頭蓋仙骨の結びつきと膜系の緊張による成長の阻害に例を取って説明している[101]。この理論はコール[79]が証明済みだ。

**注釈**：全く同じことをスティルは50年早く述べていて、体内の循環が阻害されると病気になると主張した[140]。この場合の循環とは、静脈血・リンパ液、動脈血、神経インパルスの循環のことをいっている。力学の法則にしたがって構造は変化していく。

そこで以下のものが重要になる。
- 重力
- 外力
- 関節面の形と状態
- 関わる筋肉の動き[107]

## 脊柱と運動器のバイオメカニクス

リトルジョン[53,95,96,97,98,126]とフライエット[56,別]の局面からアプローチほど脊柱のバイオメカニクスを詳細に分析した者はいない。リトルジョンは脊柱を1つのものとして

全体的にとらえ、繰り返し見つかる機能障害を力学的に説明しようとしている。その一方フライエットは、運動時と、特定の機能障害が現れている場合に、1つ1つの椎骨がどう働くかを記した。リトルジョンは脊柱全体の働きを力学的に説明している。

一般的に、脊柱と運動器では力学の法則が働いている。前後方向に湾曲している脊柱と、靭帯、筋肉、関節面が動かしている関節は、負荷(張力や圧力)がかかると独自のパターンにしたがう。残りの運動器もそれに順応する結果となる。

脊柱には後湾している個所(胸椎と仙骨)と前湾している個所(頚椎と腰椎)が2つずつある。前湾・後湾症は、成長過程において、身体に何らかの力がかかると進行する。先天的・後天的な感情的要素も軽視できない[25,86,141]。周産期の微細外傷[4,57,102,142,143]と子供の頃の外傷(尻からの転倒)の影響で、側湾症や進行した前湾・後湾症になることがある。

側湾症では、通常、脊柱がS字型に湾曲していく[4,82,145]。脊柱全体が水平面に垂直な軸のまわりを1回旋したかのように見える。仙骨底がどれだけ水平かがそこで問題になる。前額面において仙骨底が1〜1.5mm傾くと、脊柱の側湾が進行しかねない。筋紡錘の感受性が極度に高いため、脊柱が影響を受けやすくなる[82,155]。

仙骨底が突然傾くと、脊柱はまず全体がC字型に側湾して順応するようである。しかし、平衡状態を取り戻そうと、筋肉組織はできるだけ早くS字型を作ろうとする。リトルジョンの脊柱の力学モデルでは、S字型ができる過程を力学的に説明している[36,96,97]。こうした順応していく過程では、それを推し進める筋肉が一番重要な要素である。関節に備わっている解剖学的特性も同様に忘れてはならない。

側湾症と前湾・後湾症は脊柱だけに関係があるのではない。頭部、胸部、四肢とも関係があるのだ。身体全体で脊柱が湾曲していくプロセスに関わっている[101]。

筋筋膜が連続していて、脳脊髄液と間質液からなる水圧系があるため、身体が全体で働くことができる。全身で構造が機能に順応していくのは、ホメオスタシスを保つためである。

## ホメオスタシスの重要性

ホメオスタシスとは、視床下部、ホルモン系、神経系が関わり合って、生体の内部環境またはバランスが比較的一定に維持されることをいう[115]。

健康のために、身体の全ての機能を最適な状態にしようとするホメオスタシスは、静止状態ではなく、内外の変化している条件に順応していく、永続的に変化しているプロセスである。力学的、電気生理学的、化学的プロセスが体の機能をコントロールする。圧力の段階的変化、極性、体温の差、濃度の差で新陳代謝が起こる。

新陳代謝が起こるのは細胞外液で、結合組織がその状態を整える。結合組織がホメオスタシスの中心となる。どの細胞もホメオスタシスに関わると同時に、その恩恵を受けている[111]。身体の全機能が自動的に調節されるのは、この相互関係があるためである。

機能障害が起こると、問題を矯正しようと細胞外液が反応する。これがうまくいかなくなると、徐々に他の系統にも影響がおよんできて、ホメオスタシスに貢献できなくなってしまう。これが病気の始まりとなる。

筋筋膜組織で病変が生じるため、筋筋膜組織の変化が機能障害の最初の徴候である。内臓体性反射が筋筋膜構造に変化をもたらす。特に脊柱起立筋は、組織内にわずかな障害があっても変化する[111]ことが学術的にも証明された[112]。内臓体性反射という、神経的なつながりによって筋骨格に起こる反射には、発生学的な背景がある。身体の自己治癒力でホメオスタシスを回復させることができるかどうかが、治療でのポイントとなる。

佐藤が証明した体性内臓反射は[112の文献中,82]、内臓の機能障害の治療に活用できる。体性内臓反射で、筋肉のアンバランスと構造の歪みの影響がはっきりと見えてくる。

脊柱起立筋が緊張亢進するのは、分節の促通の証というだけではなく、促通が起こる原因でもあり、内臓の機能障害を引き起こす。脊柱起立筋の緊張が亢進する最大の原因としては、事故(スポーツ事故、仕事での事故など)による負傷、偏った姿勢で身体を動かすこと、脚長差などが考えられる。

## スイッチ切り替えの中枢である神経系

「生命の一番重要な機械」[79]、運動器を動かすのは筋肉である。**筋肉組織は運動器の器官で、神経系が運動のスイッチ切り替えの中枢として働く。**

調和の取れた運動を行うには、筋肉が共同で働く必要がある。1つの動作単位 (p. 80ページ参照) を他が支えるという連鎖の中で複数の筋肉が働く。

例：肩が前方に牽引されると、上腕二頭筋は肘を曲げられない。肩が前方に牽引されるのを防ぐのは、肩の伸筋と肩甲骨の安定筋の仕事である。

連鎖が広がって輪状になり、連珠形ができる。ほとんどの筋肉は斜めに走行しているか、扇状に広がっているので、この連珠形は矢状面にも前額面にも存在する。

運動のために筋肉を動員させるのが神経系の役目である。生体に起こる無条件反射のおかげで、筋肉を容易に動員させることができる。筋肉、腱、筋膜、関節器官にある受容体が運動の情報を伝え、支持運動や目標運動を行わせる中枢と共同で運動を微調整して、バランスが変化すると、それに合わせて順応させる。

## 筋肉連鎖のさまざまなモデル

筋筋膜連鎖のモデルは多種多様である (第8章参照)。ロルファーも、理学療法士、オステオパスも筋肉連鎖の説明をしている。それぞれの説く連鎖が同じものではないのは、意見の相違があり、治療上の見地が異なっているからである。ロルファーは、治療に際して、オステオパスや理学療法士と同じ重点を置くとは限らない。

第8章で発表するモデルは、2つの運動パターンがあるというサザーランドの理論に基づいている。
- 屈曲—外転—外旋
- 伸展—内転—内旋

サザーランドは筋肉連鎖の説明はしていない。両方の運動パターンにおいて、分節がどう働くかを述べている。呼吸・歩行運動時にも分節は同じ働き方をするので、そこがサザーランドのモデルで興味深い個所といえる。

生理学と病理学の身体を全体的にとらえる原則を前提にしているので、頭蓋で起こるパターンが運動器でも内臓部位でも続いていて、その反対も同様だと確信している。

前述した要素 (体液・膜・結合組織の連続性) がその証だ。また物理と力学の法則から考えても、全運動器の関節 (頭蓋の縫合線も含む) がこういったパターンを筋骨格系全体に伝えるようになっている。パターンのスタート点が椎骨であるか、腸骨、臓器、頭蓋骨であるかどうかは関係がないことなのだ。

できるかぎり最適に近い状態で、できるかぎり痛みを伴わずに身体が機能できるように、生体全体は機能障害や発病の因子に順応する。順応することで緊張がやわらぎ、圧力の比率が調和して循環が保たれる。

身体の自己治癒力が働くためにこれは必要なことである。頭蓋オステオパシーの理論によると、こうして「ブレス・オブ・ライフ」、命の息吹が細胞に到達して、第一次呼吸メカニズムが維持されることになる。

## 本書において

本書の第Ⅰ部では、まず筋筋膜連鎖のいくつかのモデルを簡単に紹介 (第2章) した後で、運動器が働くための生理学的な基盤について叙述する (第3章)。

次の章 (第4章) では、バイオメカニクスの局面に限定して、サザーランドの頭蓋のコンセプトを紹介している。蝶形骨間軟骨結合部の生理的運動とそれが脊柱と運動器へおよぼす影響について説く。

仙骨の位置は環椎上の後頭骨の位置に左右される。脊柱と四肢、また胸部の位置はそれに合わせて決まる。

第5章ではリトルジョンが見た脊柱の力学を取り上げている。リトルジョンの思考モデルは機能的なモデルで、臨床の場で生まれた。そのモデルで、脊柱の個々の部位が互いにいかに働くかを説明している。ブラッドベリ (Bradbury) が開発し、ダマーが引き継いで仕上げをしたSAT (特定調整テクニック)[51,52,53]は、リトルジョン・モデルが納得のいく形で実用化された貴重なものである。

次の章 (第6章) では、ヤンダが発見したものや得た着想のうちから、特に実践の場で重要となる興味深いものをいくつか紹介する。

続く第7章では、とても簡単で合理的な診断法であるジンク・パターンを取り上げた。脊柱の移行部における筋筋膜の捻転パターンの診察である。優位部位を見つけ出すためにこのモデルを使う (実践の部分参照)。同じ章で、リトルジョン・モデル、ジンク・モデル、そして神経生理学的・解剖学的な事実との比較を行う。そこでジンクとリトルジョン

のモデルが互いに投射可能で、神経生理学的なつながりでこれを説明できることがはっきりする。機能的、構造的な相互関係が浮き彫りになる。

　第8章でいよいよ、サザーランドの2つのパターンに基づいた筋肉連鎖モデルを紹介する。身体のさまざまな運動ユニットの働きと、前湾・後湾症と側湾症の発症、それに関連する筋肉について説く。わたしたちのモデルには、他の学者のモデルとは本質的に異なっている点がいくつかある。

　サザーランドの頭蓋仙骨モデルにおける頭蓋骨のように、運動ユニット全体は歯車の原理にしたがって働いているというのがわたしたちの意見である。2つの連続する運動ユニットの合間に反対側への運動がくる。これで前湾・後湾症と側湾症や、合間に起こる対側回旋の説明がつく(X脚やO脚の場合の足・膝・腰の位置を考えよ)。

　**屈筋**は運動器の凹方向への、**伸筋**は凸方向への筋肉だととらえている。屈筋の連鎖が優位であると自動的に湾曲の度合いが高まり、伸筋の連鎖が優位であると骨格が伸張する。生体は発生学的には同じものに2分割されてできているので、屈筋の連鎖と伸筋の連鎖が半身ごとに1つずつある。神経系が両側間の調整を行う。8章では筋肉連鎖について述べ、歪みの発生の説明をする。自分たちのモデルが完全なものだと主張する気はなく、日常の臨床の場で確かめられた現象を説明しようとしているだけだとこの場で強調したい。専門書を徹底的に調べ、セミナーに参加して、多くの疑問に対する答えが得られた。それがこの興味深いテーマについての本を書く動機となっている。

　本書の第Ⅱ部では実践を取り上げ、診断のモデルを紹介しながらいくつかの治療法の説明をする。診察の基にしているのは「ジンク・パターン」(第7章参照)と、とても早く優位な構造が見つけられる簡単な牽引テストである。ここでは筋筋膜構造の治療だけに絞ってあるが、もちろん臓器の障害と頭蓋の機能障害も適切な治療法で治療ができる。実践編では、トリガーポイントの診断と治療の詳細を示す。急性・慢性の障害が現れた場合、非常に短期間で痛みを軽減し、筋筋膜ユニットの構造変化を再び正常化する治療法といえる。

# 2 筋筋膜連鎖モデル

## 2.1 ハーマン・カバト (Herman Kabat)

### 固有受容性神経筋促通法（PNF）

Dr.ハーマン・カバトは1940年代にPNFのコンセプトを築いた。彼はもともと脊髄性小児麻痺患者の治療のためにこの治療法を開発している。マーガレット・ノット（Margaret Knott）とドロシー・ボス（Dorothy Voss）の協力を得て、ハーマン・カバトはPNFについての最初の著書を1956年に発表した。それ以来この方法は改良され続け、別の病気の患者にも奏効するようになった。

PNFのコンセプトはチャールズ・シェリントン卿の神経生理学的な知見に基づいている[21,160]。

- 相反性神経支配または抑制（reciprocal innervation or inhibition）
- 空間的加算（spatial summation）
- 時間的加算（temporal summation）
- 継時誘導（successive induction）
- 放散（刺激への反応）
- 等尺性収縮後リラクゼーション（post isometric relaxation）

カバトは弱化した筋肉を筋肉連鎖の中に組み入れる治療法を開発した。的確な刺激で筋肉連鎖は興奮する（視覚・聴覚・触覚刺激によって）。そこでシェリントンが説く神経と筋肉の特性を利用して、弱化した筋肉（または筋群）をうまく運動パターンに組み入れるのだ。

弱化した筋肉を強化して運動を調整するには運動器の固有受容感覚を刺激する。中枢神経系にプラスの入力を与え、中枢神経を通して正常な運動パターンを促通させるのが目的である。そのために同じ運動パターンを繰り返す。

### 運動パターン

次のような運動パターンに刺激を加える。

#### ■ 肩甲骨と骨盤
- 前方挙上
- 前方下制
- 後方挙上
- 後方下制

#### ■ 上 肢
- 屈曲—外転—外旋
- 伸展—内転—内旋
- 屈曲—内転—外旋
- 伸展—外転—内旋

#### ■ 下 肢
- 屈曲—外転—内旋
- 伸展—内転—外旋
- 屈曲—内転—外旋
- 伸展—外転—内旋

#### ■ 項部（後頸部）
- 左屈曲—右伸展、そしてその反対
- 屈曲—左側屈—左回旋、そしてその反対
- 伸展—右側屈—右回旋、そしてその反対

#### ■ 体 幹
- 体幹屈曲—側屈—左（または右）回旋
- 体幹伸展—側屈—右（または左）回旋

四肢のパターンでは、上述の運動は肩や腰の体幹近くにある大きな関節の方へ向かう。2つの相反する運動パターンで対角線を描く。

### 実践様式

- 患者の基本姿勢はいろいろと変えられる(仰臥位、伏臥位、側臥位、座位、立位)。
- そのパターンに関与する筋肉(主動筋と共同筋)すべてが伸張するように、治療する分節をプレストレッチさせる。
- プレストレッチも運動を行う場合にも痛みがあってはいけない。
- 代償運動は矯正する。
- 施術者は患者に動く方向を指示し、その運動の方向で触覚刺激を与えるか、抵抗を加えて刺激する。
- 運動の最後のポジションでその運動パターンの主動筋と共同筋は最適な状態に短縮し、拮抗筋は伸張する。
- 普通は分節の遠位の関節から運動を始め、徐々に近位に向かって続けていく。
- パターンにとって重要である回旋要素が特に重視される。
- 中間関節(肘、膝)は運動中必要に応じて伸張または屈曲したままにするか、伸張または屈曲することができる。それに対して近位の関節(肩または腰)と遠位の関節は同じ運動を行う。
- パターンは互いに組み合わせ可能である。
- さまざまなシェリントンの原理を考慮する。

### 結論

1. カバトは個々の筋肉の運動単位ではなく筋肉連鎖の運動を重視している。
2. シェリントンが神経系を1つのものと見るように、カバトは筋肉組織を1つのものとみなす。
3. カバトの説によるパターンは上肢と下肢で異なっている。
4. 上肢のパターンでは屈曲と外旋、もしくは伸展と内旋が結びついている。
5. 下肢のパターンでは外転と内旋、内転と外旋が組になっている。

## 2.2 ゴドリーブ・ストゥルイフ・デニス(Godeliere Struyff-Denys)

オステオパシー教育を受けた(ロンドンのヨーロピアン・スクール・オブ・オステオパシー)ベルギー人の理学療法士であるゴドリーブ・ストゥルイフ・デニスは、筋肉連鎖を本来の意味で語った最初の人間であろう[141]。

彼女はカバトのPNFの原理も、メジエール(Mezières)式の脊柱の治療法も知っていた。ピレ(Piret)とベジール(Bèziers)の説では、運動は関節面の形と、多関節筋であるといったような筋肉組織の性質に左右されるという。彼女の業績を見ると、明らかに彼らの影響も受けている。

ピレとベジールによると、上記の2要素がらせん状の運動をもたらす。そこから緊張が生じ、分節の形状と構造が定められる(S.Piret & M.M.Bèziers: La coordination motrice, Masson 1971)。別の言葉を使おう。身体の形状はその人の心の状態を反映する運動パターンによって決まる。ここでストゥルイフ・デニス女史が重要とみなす心的要素が出てくる。

メジエール式の方法は運動器の構造を再構築するものである。歪みの原因は筋骨格系の調整障害とされている。メジエールにとって心情は取るに足らない。メジエール法の独特な点は、その当時(1960年代)典型的だった背筋を強化する脊柱の治療法と決別したことであった。

脊柱の後湾・前湾・側湾症は筋肉の機能不全の結果ではなく、背側の筋肉連鎖の緊張によるというのがメジエールの説だ。背側の筋肉連鎖の緊張亢進は、腹筋の弱化と調整障害の原因でもある。そのため背側にある頭部から足までの筋肉連鎖の緊張を緩和する治療だけを行う。

ストゥルイフ・デニスはカバトから筋肉連鎖の原理を、メジエールからは治療としての伸張の原理を引き継いだ。ピレとベジールから全体に心的要素が加えられる。こうして最初の全体的な筋肉連鎖モデルが誕生した。

ストゥルイフ・デニスは半身ごとに5つずつ、10の筋肉連鎖を挙げている。通常これらの連鎖はらせん状の運動をするために調整を取りながら機能する。多くの場合、筋筋膜連鎖のうちの1つが優位になっている。

優位な連鎖が生体の形状とその人独自の身のこなしを決める。ストゥルイフ・デニスは優位な連鎖

の効力を失わせるのは疑いの余地なく不可能だと考えている。効力を失わせると1人の人間の形状を全く変えてしまうことになるだろう。バランスを崩すほど極度に優位な連鎖があるなら、必要に応じてバランスを回復させ、調整が取れた運動を促して形状の変化を防ぐことはできる。

　筋肉がアンバランスになる原因は3つある。ストゥルイフ・デニスによると次のものだ。
- 最大の原因は心である。人間の姿勢、身のこなし、形状はたいていその人の心の状態を映し出している。
- 2番目の原因は生活様式である。仕事での習慣、スポーツ、また運動不足も筋肉に偏った負荷をかけ、筋緊張が不均衡になる。
- 3番目の要素は中枢神経を経て筋筋膜構造に影響を与える。ストレス、怒り、心配ごと、心痛といった感情的要素で、特定の筋肉連鎖のトーンを一時的または持続的に変化させることがある。

## 5つの筋肉連鎖の分類

　半身ごとに5つずつある筋肉連鎖は次のような構成となっている。
- 頭部と体幹を含んだ3つの基本的または垂直な筋肉連鎖
- 上肢と下肢に関連する2つの相補的または水平な筋肉連鎖。人間とその周囲のものとの触れ合いに関係する連鎖である。

　この5つの筋肉連鎖は5つの心の特性と一致する。心の特性もまた3つの基本的な特性と2つの相補的な特性に分類される。

　面白いことに、ストゥルイフ・デニスは垂直で基本的な連鎖それぞれに頭蓋の1部位を含めている。この頭蓋部の形状（球状、平坦など）は特定の心的性向が優位であることを示唆する。垂直な連鎖には四肢へ延びる筋肉が含まれている。水平な筋肉連鎖は体幹筋によって軸骨格とつながっているため、垂直な連鎖とのつながりもある。

　以下5つの筋肉連鎖を構成する筋肉を個条書きにしてある。もっと詳細を知りたい読者はオリジナルの論文[40]を読んでいただきたい。

## ■ 垂直または基本的な筋肉連鎖

### 前正中の連鎖
**主要な部分／腹側の体幹筋**
- 骨盤底筋
- 腹直筋
- 大胸筋の下部と中部
- 胸横筋
- 肋間筋（内側部）
- 鎖骨下筋
- 前斜角筋
- 胸鎖乳突筋の胸骨部
- 舌骨筋

**二次的な部分／下肢**
- 錐体筋
- 内転筋群
- 薄筋
- 内側腓腹筋
- 足の母指内転筋

**上　肢**
- 三角筋の前部
- 上腕筋
- 回外筋
- 母指外転筋

### 後正中の連鎖
**主要な部分**
- 背伸筋
- 項部の長伸筋

**二次的な部分／下肢**
- 半膜様筋
- 半腱様筋
- ヒラメ筋
- 足指の屈筋

**上　肢**
- 広背筋
- 僧帽筋上行部
- 棘下筋
- 小円筋
- 三角筋の後部
- 上腕三頭筋の長頭
- 指の屈筋
- 回内筋群

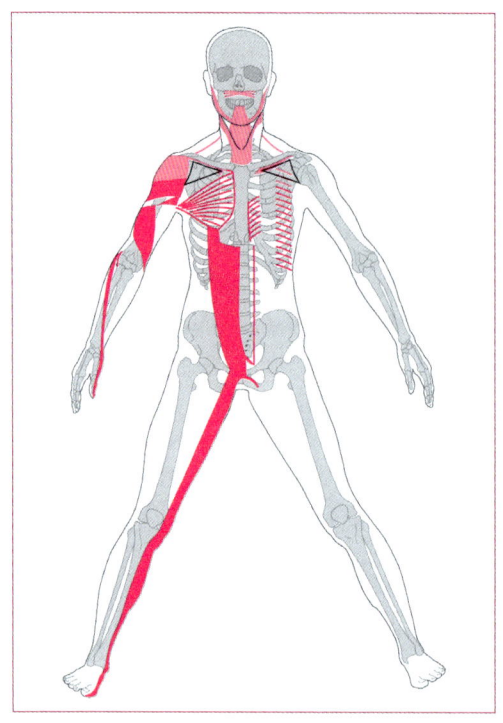

図2.1 ストゥルイフ・デニスの説による前正中の連鎖

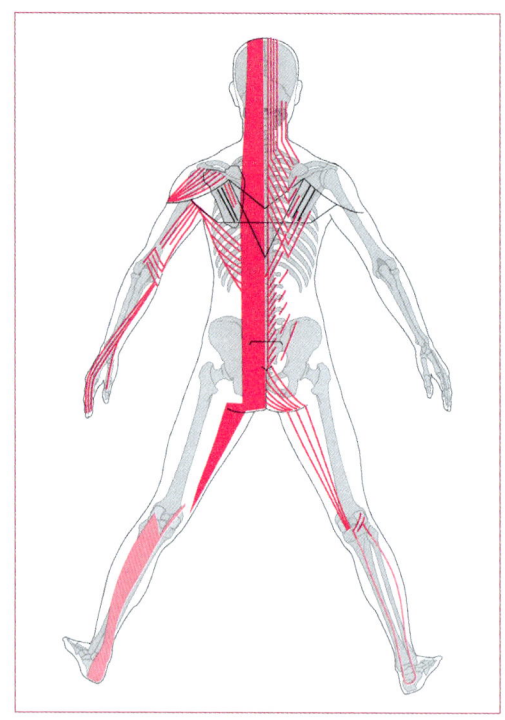

図2.2 ストゥルイフ・デニスの説による後正中の連鎖

後前方向、前後方向の連鎖（PA―AP）
**主要な部分**
- 自所性または深層にある脊柱起立筋
- 呼吸筋
- 頭板状筋と頸板状筋
- 斜角筋群
- 腸腰筋

**二次的な部分／下肢**
- 内側広筋
- 大腿直筋
- 足指の伸筋

**上　肢**
- 小胸筋
- 烏口腕筋
- 上腕二頭筋の短頭
- 上腕三頭筋の内側頭
- 指の伸筋

## 水平または相補的な筋肉連鎖

後外側の連鎖（PL）
**下　肢**
- 中殿筋
- 大腿二頭筋
- 外側広筋
- 腓骨筋群
- 外側腓腹筋
- 足底筋
- 外転筋の外側部

**上　肢**
- 僧帽筋の水平部と下行部
- 棘上筋
- 三角筋の中部
- 上腕三頭筋の外側頭
- 肘筋
- 尺側手根伸筋
- 尺側手根屈筋
- 小指外転筋

ゴドリーブ・ストゥルイフ・デニス（Godeliere Struyff-Denys）

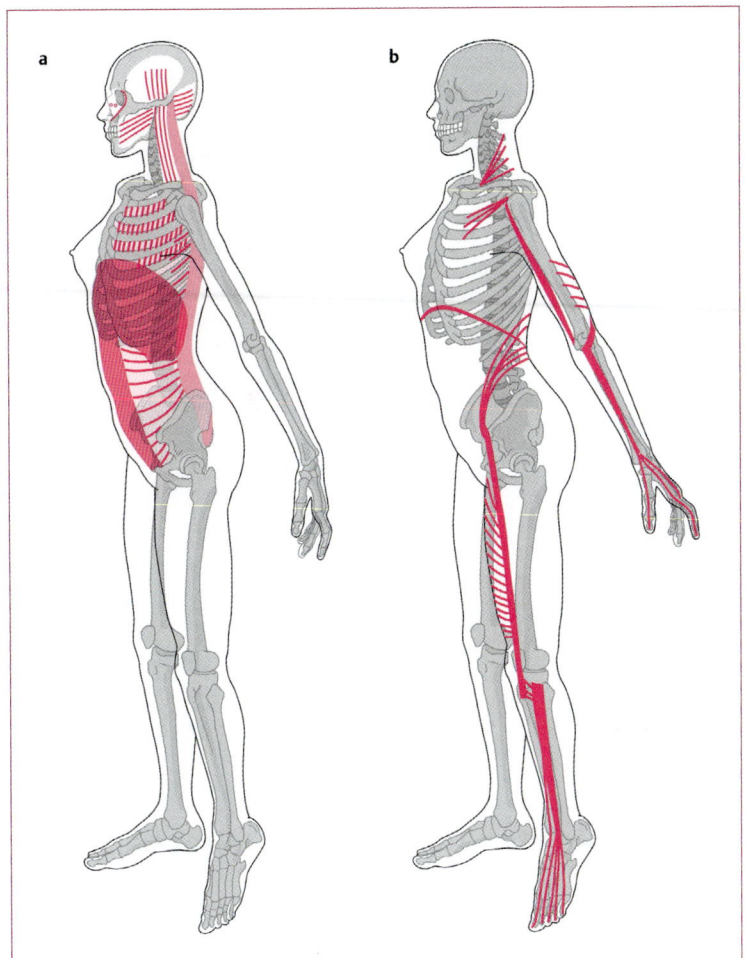

図2.3　a、b
ストゥルイフ・デニスの説による後前方向、前後方向の連鎖

### 前外側の連鎖（AL）
#### 下　肢
- 中殿筋
- 大腿筋膜張筋
- 前脛骨筋
- 後脛骨筋
- 底側骨間筋
- 虫様筋

### 上　肢
- 胸鎖乳突筋・小胸筋・三角筋の鎖骨部
- 大円筋
- 広背筋
- 肩甲下筋
- 上腕二頭筋の長頭
- 回外筋の表層部
- 腕橈骨筋
- 長橈側手根伸筋と短橈側手根伸筋
- 長掌筋
- 母指球筋
- 虫様筋と掌側骨間筋
- 橈側手根屈筋

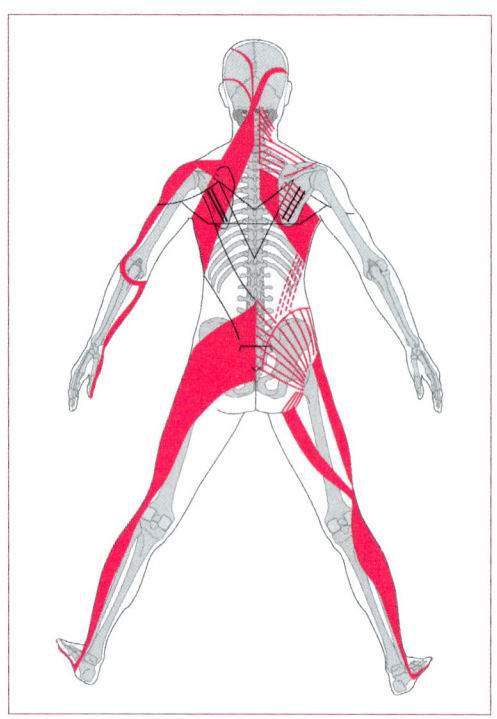

図2.4　ストゥルイフ・デニスの説による後外側の連鎖

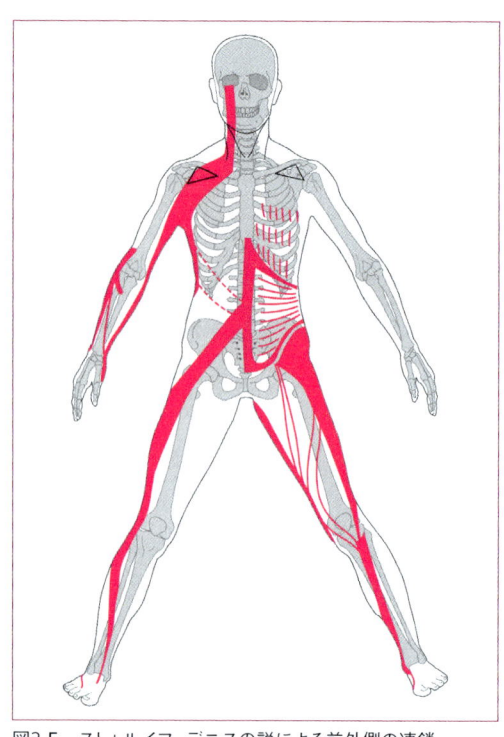

図2.5　ストゥルイフ・デニスの説による前外側の連鎖

## 2.3　トーマス・W・メイヤーズ（Thomas W.Myers）

### 「アナトミー・トレイン」、筋筋膜の経線

　ロルファーの資格を持ち、ロルフ研究所で講義しているトム・メイヤーズは、著書「アナトミー・トレイン」[108]の中でロルファー用語を使って一連の筋筋膜連鎖の説明をしている。彼は連鎖を表現するのにレール、線路、特急列車などの隠喩を用いていて、かなり複雑な連鎖がわかりやすく具体的なものになっている。

　筋筋膜の結びつきは単純に、理解しやすく示してある。全体性と筋筋膜の連続性の話が中心だ。筋膜は身体全体で動き続けていて、その路線（または筋筋膜の経線）は同じ方向に走っている。筋肉や筋膜の骨との付着部はいわばリレー地点（駅）であるから特に重要視される。

　筋筋膜の経線によって身体全体の平衡状態の分析をして、施術者は短縮した経線に的を絞った治療ができる。

　メイヤーズは7本の筋筋膜の経線を挙げているが、ここでは限られたものだけを紹介したい。

### T・メイヤーズの説による筋筋膜連鎖

#### ■ 表層のバックライン
- 足底筋膜
- 下腿三頭筋
- ハムストリングス
- 仙結節靱帯
- 脊柱起立筋
- 後頭下筋
- 帽状腱膜

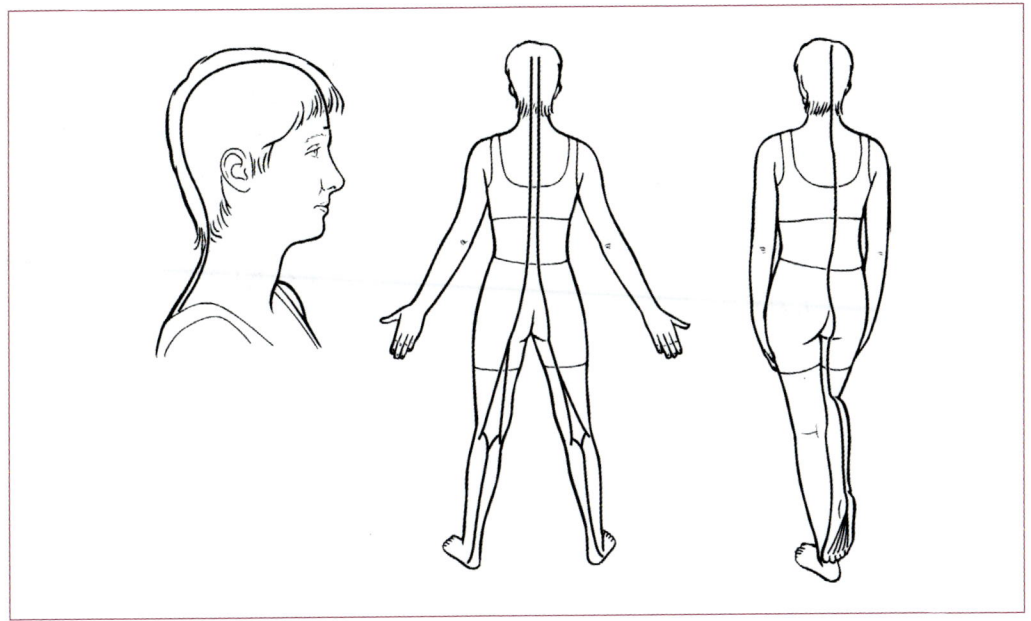

図2.6　メイヤーズの説による筋筋膜連鎖　表層のバックライン

### ■ 表層のフロントライン
- 身体前方にある筋群
- 膝蓋腱・大腿四頭筋腱
- 腹直筋
- 胸骨筋と大胸筋
- 胸鎖乳突筋

### ■ サイドライン
- 足底と腓骨筋群
- 腸脛靱帯、大腿筋膜張筋と大殿筋
- 斜筋群と腰方形筋
- 肋間筋
- 板状筋と胸鎖乳突筋

### ■ らせん状のライン
- 頭板状筋
- 菱形筋と反対側の前鋸筋
- 斜筋群
- 大腿筋膜張筋と腸脛靱帯
- 前脛骨筋
- 長腓骨筋
- 大腿二頭筋
- 仙結節靱帯
- このラインの出発点までの脊柱起立筋

このラインは胸部をまわっていて、胸郭の捻転を招く。

### ■ 腕のライン
胸部または後頭骨から指まで、腕の両側に1本ずつ、計4本の腕のラインがある。
- 腕にある深層のフロントライン
- 腕にある表層のフロントライン
- 腕にある深層のバックライン
- 腕にある表層のバックライン

### ■ 機能的なライン
機能的なラインとは、腕のラインを向こう側にある骨盤まで延長した対角線のラインのことをいう。これらのラインは身体の両側を結んでいる。
- 機能的なバックライン
- 機能的なフロントライン

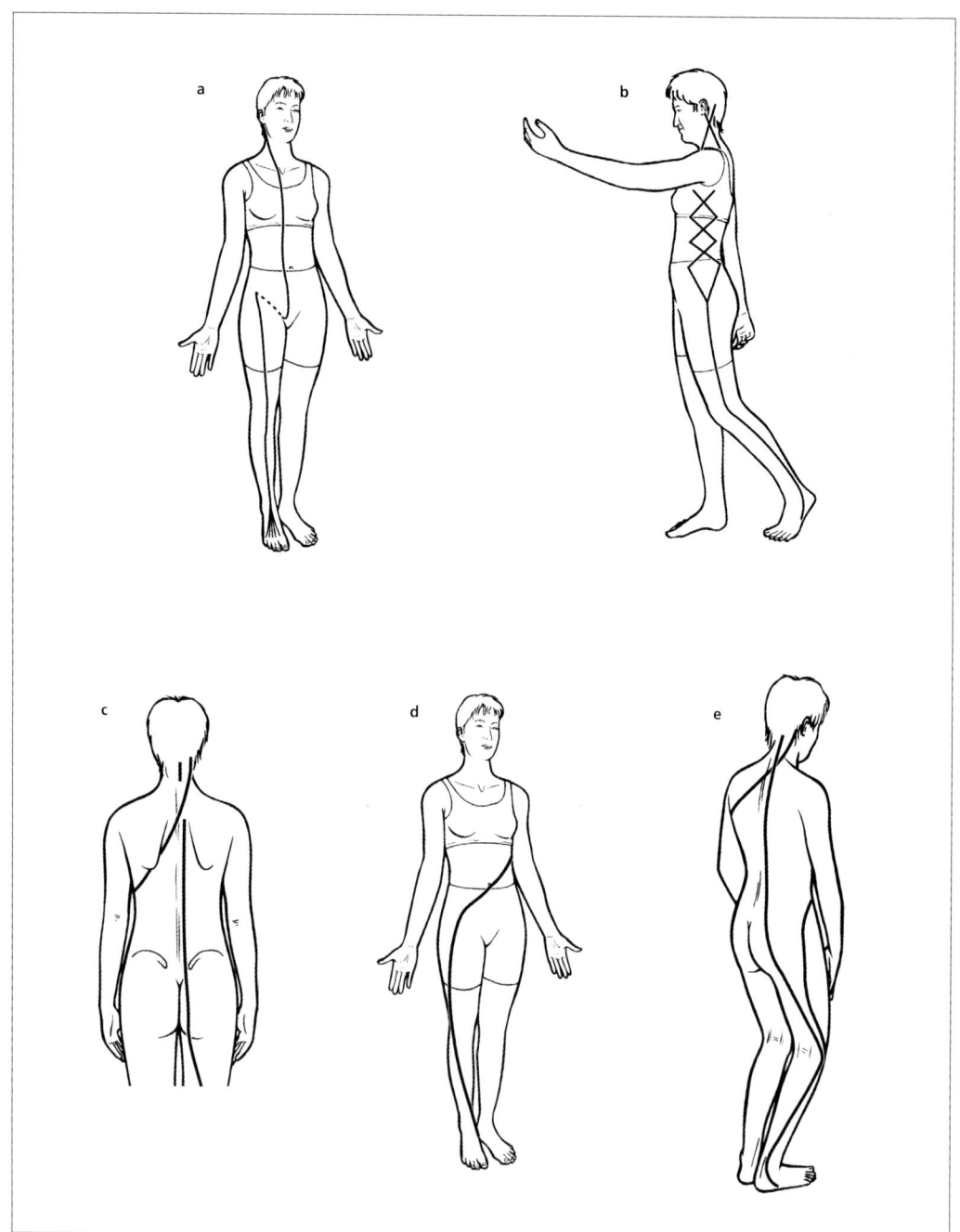

図2.7 a-e　メイヤーズの説による筋筋膜連鎖　(a)表層のフロントライン、(b)サイドライン、(c、d、e)らせん状のライン

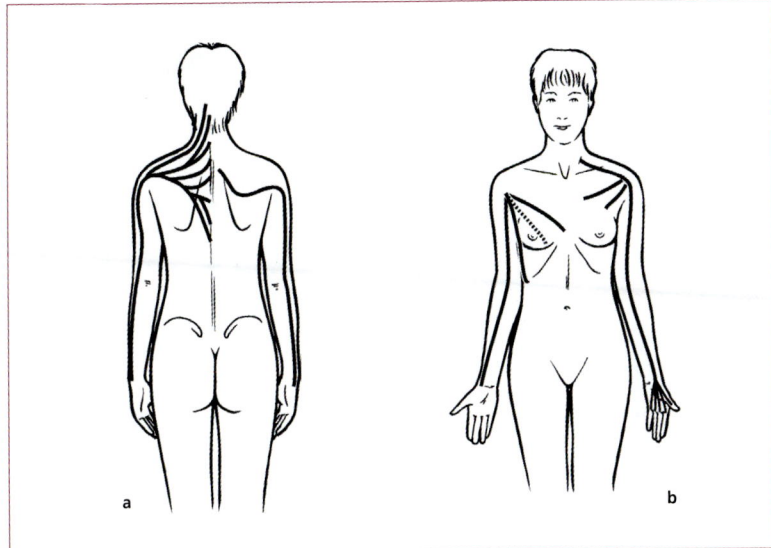

図2.8 a、b
メイヤーズの説による筋筋膜連鎖。
（a）腕のバックライン、
（b）腕のフロントライン

■ 深層のフロントライン
- 足底
- 身体の背側にある筋群
- 腰の内転筋群
- 腸腰筋
- 前縦靱帯
- 横隔膜
- 縦隔心膜
- 胸膜
- 斜角筋群
- 舌骨筋
- 咬筋

以上の連鎖はかなり理論的で簡単には理解できないが、しばしば症状の発現の説明に役立つ。

## 2.4　レオポルド・ブスケ（Leopld Busquet）

### 筋肉連鎖

フランスのオステオパスであるレオポルド・ブスケは、筋肉連鎖をテーマにした本をシリーズで出版した[25-30]。最初の4冊では体幹と四肢の筋肉連鎖の説明をしている。体幹の筋肉連鎖と頭蓋部とのつながりは5冊目で取り上げた。シリーズ最後の本には、付着している器官（間膜、靱帯、網膜）や腹膜を通した体幹と腹部器官の内臓関係の説明がある。

レオポルド・ブスケはその他にも頭蓋オステオパシーを取り上げた本を2冊書いている。彼はさまざまな観点において、サザーランドや他のアングロサクソン系アメリカ人の頭蓋専門家とは対照的な発言をしていることを述べておく。頭蓋の捻転や側屈、回旋を触診で感じる兆候について、サザーランドの説[102の文献中]とは対照的な説明の仕方をしている。

ブスケが臓器の機能障害（そして病変）と構造の状態を結びつけたのは面白い。彼は臓器の機能障害を2つのグループに分け、それぞれが運動器に与える影響について論じている。

- 筋肉がその臓器に十分な空間を確保しなければならない、空間や場所を取るような臓器の障害（たとえば肝鬱血）
- 収縮性または痛みを伴う病変。その場合その臓器をもっとしっかりと支えるためか、痛みを発している組織の緊張を緩和して痛みをやわらげるために筋肉が動員される（腹部に炎症を起こしている場合に鎮痛作用のある姿勢を取らせる）。

内臓の機能障害は側湾症や前湾・後湾症、偏平足、凹足といった歪みの原因や、筋肉・腱・関節の負傷の始まりとなりうる。

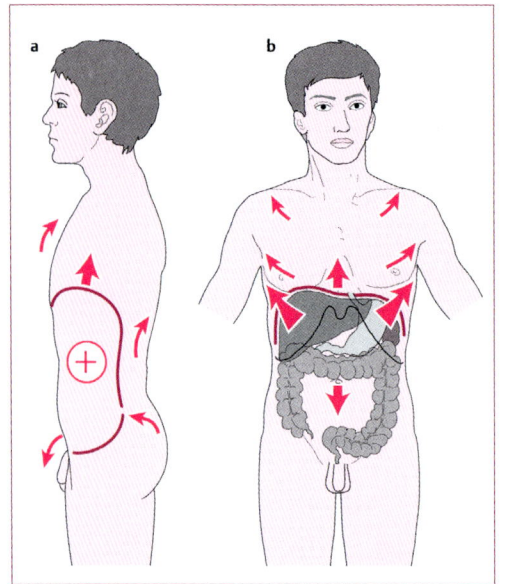

図2.9 a、b　腹腔内で空間を必要とする時の「開放の傾向」

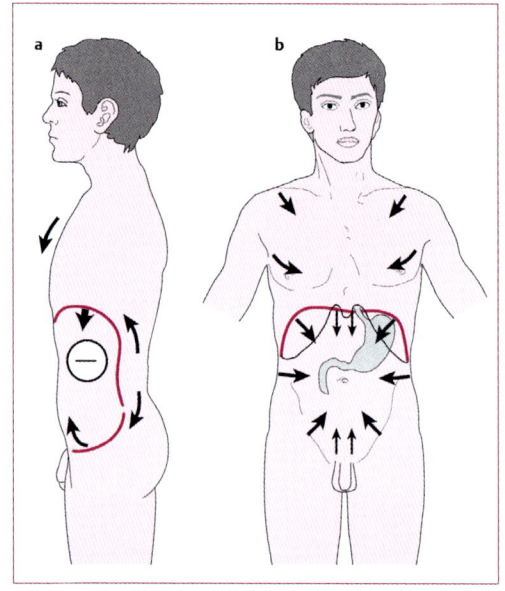

図2.10 a、b　腹腔内で支えを必要とする時と痙攣時の「閉鎖の傾向（丸まる傾向）」

## ブスケの説による筋筋膜連鎖

　ブスケは体幹に沿って四肢まで延びている5つの連鎖を挙げている。
1. 平衡のための後方の連鎖
2. 屈曲の連鎖または前方の直線の連鎖
3. 伸展の連鎖または後方の直線の連鎖
4. 後方の対角線の連鎖または「開放の連鎖」
5. 前方の対角線の連鎖または「閉鎖の連鎖」

### ■ 平衡のための後方の連鎖

　立位では重力によって上半身が前に傾きがちになる。2つの受動的な（つまりエネルギー消費量の少ない）メカニズムがそれに対抗する。1つが膨張力を持つ胸膜と腹膜の空間、もう1つが前頭骨から仙骨までの靱帯と筋膜からなる連鎖である。

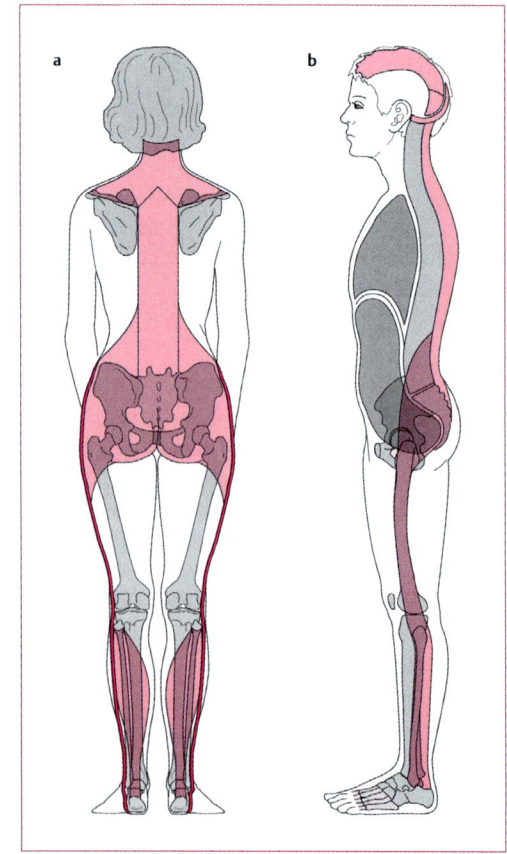

図2.11 a、b　ブスケの説による平衡のための後方の連鎖

レオポルド・ブスケ (Leopld Busquet)　21

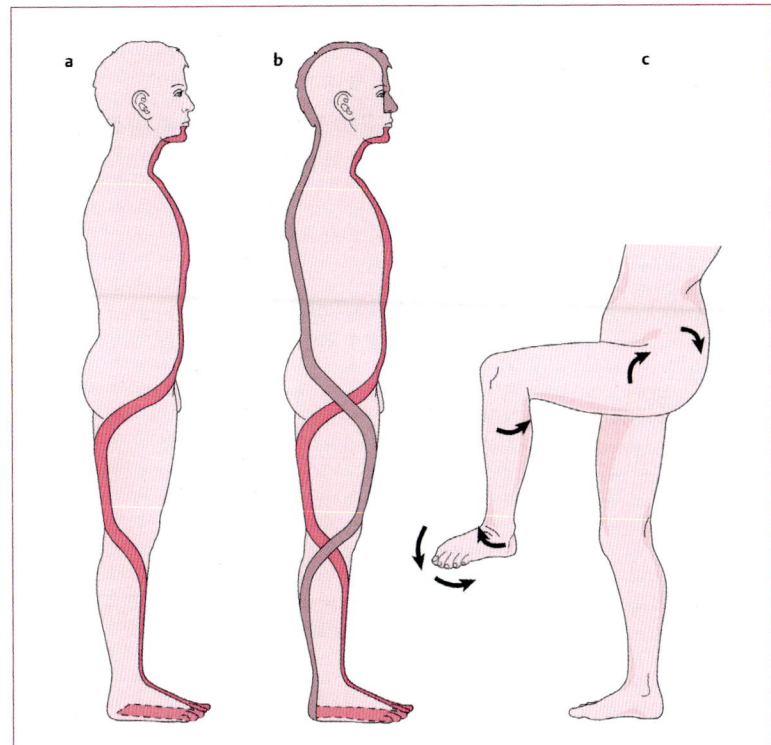

図2.12 a-c
ブスケの説による屈曲の連鎖または前方の直線の連鎖

　下肢ではその連鎖が脚の外側から足まで続く。それには理由がある。歩行時に体重が重力によって遊脚側へ偏る傾向があるからだ。

　**注釈**：系統発生を見て別の説明の仕方をしよう。進化の過程で下肢（後ろ脚）が内旋し、脚の背側にあった筋肉が外側にきた。その時に膝と足は移動して、前進する方向へ動くようになる。脚の背側の構造は外側に移動した。ここで進化の歴史においても構造が機能に順応したことがはっきりわかる。

　平衡のための後方の連鎖は頭側から尾側まで以下の構成となっている。
- 大脳鎌と小脳鎌
- 椎弓の靭帯組織
- 胸腰筋膜
- 仙結節靭帯と仙棘靭帯
- 梨状筋と外転筋群の筋膜
- 大腿筋膜張筋
- 腓骨と骨間膜
- 足底筋膜

### ■ 屈曲の連鎖または前方の直線の連鎖

　ブスケはこの連鎖に次のような役割があるという。
- 屈曲
- 体幹全体にわたる後湾
- 肉体的・精神的に「丸まる」こと
- 内向

以下の筋肉から構成されている。

**体　幹：**
- 肋間筋群の前部
- 腹直筋
- 骨盤底筋

**肩甲骨に接合**
- 胸横筋
- 小胸筋
- 僧帽筋の下行部（脊柱につながる）

**上腕に接合**
- 大胸筋
- 大円筋
- 菱形筋

**頚椎に接合**
- 斜角筋
- 頚板状筋

**頭部に接合**
- 鎖骨下筋
- 胸鎖乳突筋
- 頭板状筋

**下肢に接合**
- 腸腰筋

上　肢：
　ブスケによると上肢では屈曲と伸展の規則的な反転が起こらない。上肢の屈筋の連鎖はそのため前方の筋肉からなっている。
- 三角筋の前部
- 烏口腕筋
- 上腕二頭筋
- 上腕筋
- 手と指の屈筋

下　肢：
　脚の屈筋の連鎖が活性化して以下の運動が生じる。
- 腸骨の背側回旋
- 腰の屈曲
- 膝の屈曲
- 距腿関節の背屈
- 足弓の上昇

　脚の屈曲の連鎖は以下の筋肉から構成されている。

**腸骨の背側回旋**
- 腹直筋
- 小腰筋
- 半膜様筋

**腰の屈曲**
- 腸腰筋
- 内閉鎖筋と外閉鎖筋

**膝の屈曲**
- 半膜様筋
- 膝窩筋

**足の背屈**
- 長指伸筋

**足指の底屈と足弓の上昇**
- 足底方形筋
- 短母指屈筋
- 短小指屈筋
- 虫様筋

## 伸展の連鎖または後方の直線の連鎖

伸展の連鎖には次の機能がある。
- 伸展
- 体幹全体にわたる前湾
- 外側へ向かって開放
- 周囲のものとの触れ合い

以下の構成要素からなっている。

体　幹：
**深　層**
- 自所的筋群
- 背伸筋
- 腰方形筋の腸肋部

**中　層**
- 上後鋸筋と下後鋸筋

**肩甲骨に接合**
- 僧帽筋の水平部と下行部
- 小胸筋

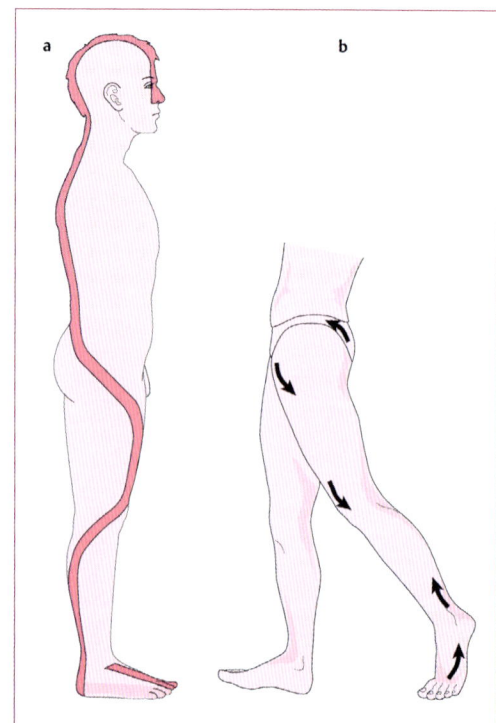

図2.13 a、b
ブスケの説による伸展の連鎖または後方の直線の連鎖

- 胸横筋

**腕に接合**
- 広背筋
- 大円筋
- 大胸筋

**頚椎に接合**
- 頚板状筋
- 斜角筋
- 横突棘筋

**頭部に接合**
- 頭板状筋
- 僧帽筋の上行部
- 胸鎖乳突筋

**下肢に接合**
- 大殿筋

**上　肢：**
　上肢の伸筋は後方の筋肉である。
- 三角筋の後部
- 上腕三頭筋
- 手と指の伸筋

**下　肢：**
　伸筋の連鎖は腸骨を前方へ回旋して、腰と膝を伸展し、足関節で底屈を行い、足弓を下げる。

**腸骨の前方回旋**
- 腰方形筋
- 大腿直筋

**腰の伸展**
- 大殿筋
- 大腿方形筋

**膝の伸展**
- 大腿四頭筋の中間広筋
- 足の底屈筋
- 足底筋

**足の前部の伸展**
- 短指屈筋

**足指の伸展**
- 骨間筋群
- 短指伸筋
- 短母指伸筋

### ■ 後方の対角線の連鎖または「開放の連鎖」

　対角線の連鎖は体幹の捻転の原因となる。前方の対角線の連鎖は前方捻転を、後方の対角線の連鎖は後方捻転をさせる。腹側にある両方の対角線の連鎖が優位であるなら、肩と両方の腸骨は前内側へ牽引される。背側にある両方の対角線の連鎖は肩と腸骨を後方へ牽引する。下肢でも似たような働きをする。

　背側の対角線の連鎖は脚の外転と外旋の原因となり、前方の対角線の連鎖で脚が内転・内旋する。

　後方の対角線の連鎖の構成：

> **注意**：ブスケは対角線の連鎖の起点を腸骨にしている。右対角線の連鎖は右の腸骨と左肩を結んでいる！

### 右対角線の開放の連鎖

**体　幹**
- 右側の脊柱起立筋の腸腰部線維
- 右側の腰方形筋の腸腰部線維
- 左側の腰方形筋の腸肋部線維
- 左側の内肋間筋群
- 左側の下後鋸筋

**左肩に接合**
- 左側の僧帽筋の上行部
- 左側の小胸筋
- 左側の胸横筋

**左腕に接合**
- 左側の広背筋
- 左側の大円筋
- 左側の大胸筋

**頚椎に接合**
- 左側の頚板状筋
- 左側の斜角筋群

**頭部に接合**
- 左側の頭板状筋
- 左側の胸鎖乳突筋
- 左側の僧帽筋

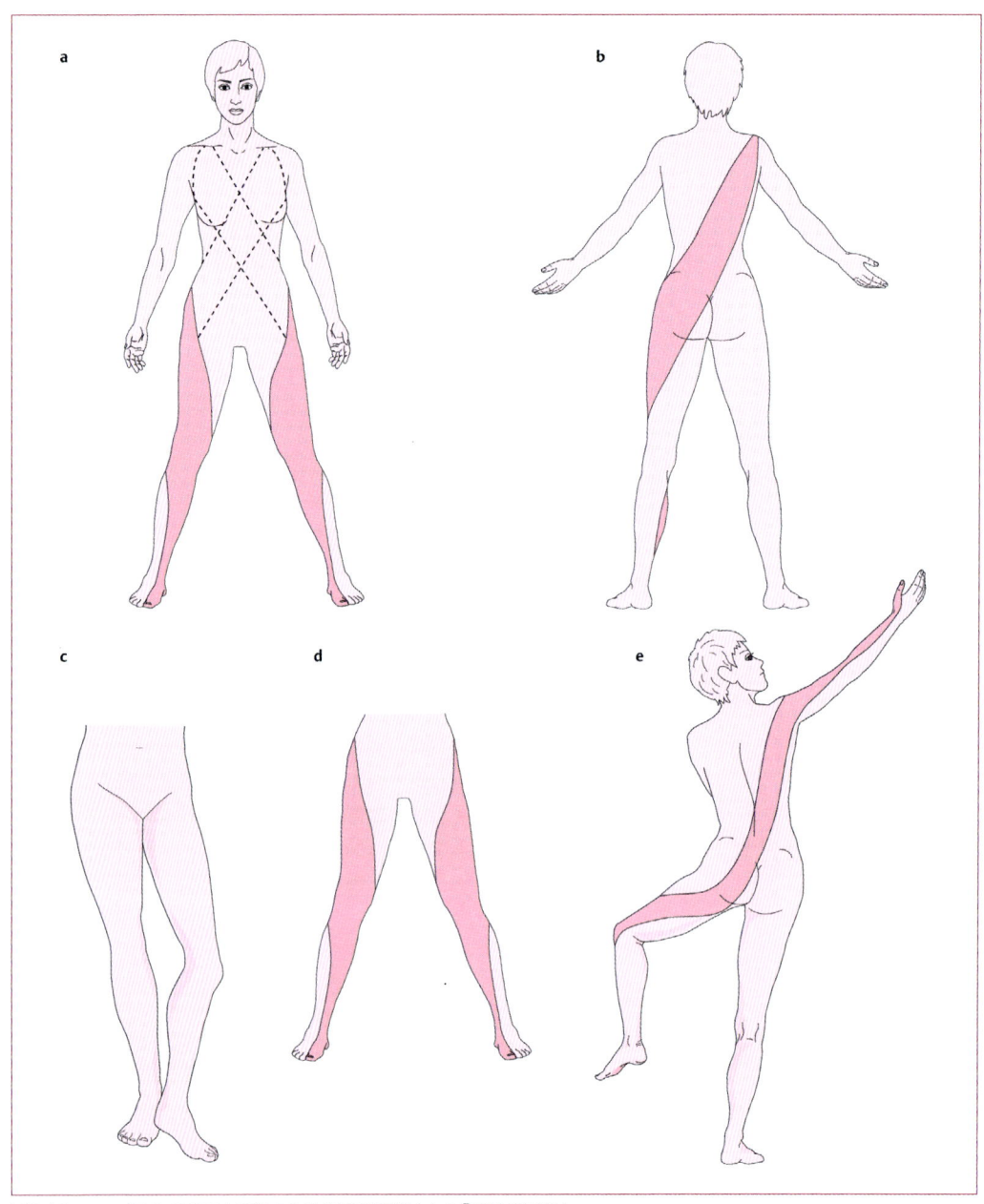

図2.14 a-e　ブスケの説による後方の対角線の連鎖または「開放の連鎖」

**右脚に接合**

- 大殿筋の表層部

　この連鎖では腸骨がアウトフレアをして、腰が外転と外旋をし、膝が内反位となり、足が回外する。

　その場合次の下肢の筋肉が働く。

**腸骨のアウトフレア**

- 肛門挙筋
- 坐骨尾骨筋
- 縫工筋
- 大腿筋膜張筋
- 殿筋群

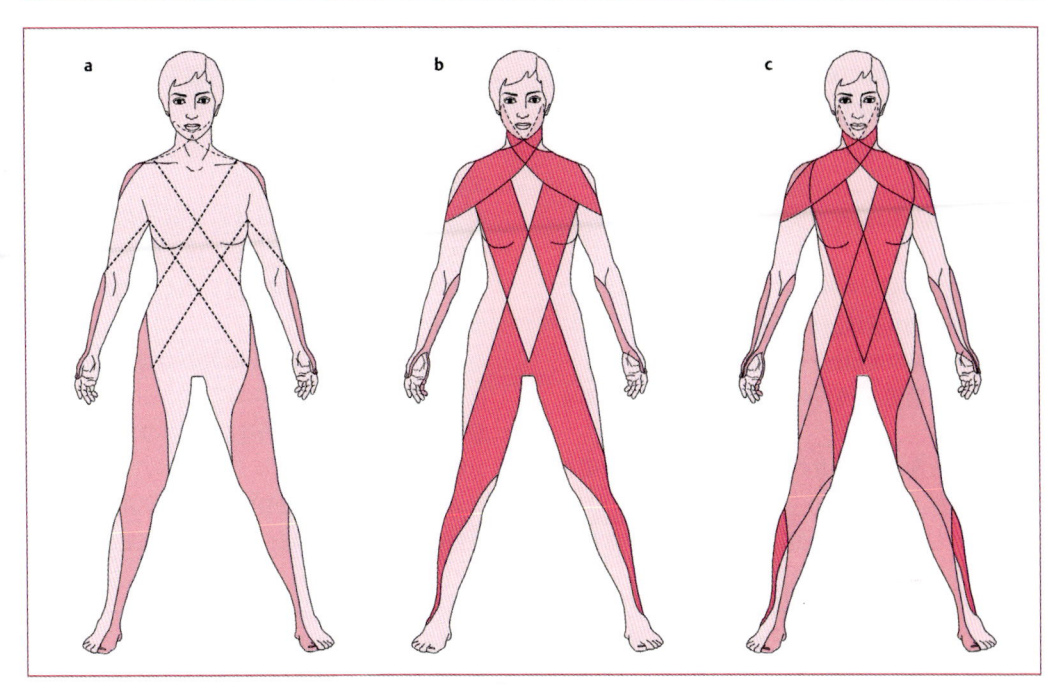

図2.15 a-c　ブスケの説による前方の対角線の連鎖または「閉鎖の連鎖」

腰の外転と外旋
- 梨状筋
- 大殿筋と中殿筋

膝の外旋と内反
- 大腿二頭筋
- 外側広筋

足の後部の内反と回外
- 前脛骨筋
- 後脛骨筋
- 長母指伸筋

## 前方の対角線の連鎖または「閉鎖の連鎖」

例として前方の左対角線の連鎖を取り上げる（左の腸骨から右肩まで）。

体　幹
- 深層：左側の内腹斜筋
- 表層：左側の外腹斜筋
　　　　右側の外肋間筋群
　　　　右側の上後鋸筋

右肩に接合
- 右側の胸横筋
- 右側の小胸筋
- 右側の僧帽筋の上行部
- 右側の前鋸筋
- 右側の菱形筋

右腕に接合
- 右側の大胸筋
- 右側の大円筋
- 右側の菱形筋

頚椎に接合
- 右側の斜角筋群
- 左側の頸板状筋

頭部に接合
- 右側の鎖骨下筋
- 右側の胸鎖乳突筋
- 左側の頭板状筋
- 左側の僧帽筋の下行部

下肢に接合
- 錐体筋

脚でこの筋肉連鎖が優位な場合は腸骨がインフレアをして、腰が内旋と内転をし、膝と足の後部が外反、足が回内して外反母趾となる。

次の筋肉が関連する。
- 腸骨のインフレア：内腹斜筋
- 大腿骨の内転と内旋：内転筋群、恥骨筋

- 脛骨の内旋：薄筋、半腱様筋、内側広筋
- 膝の外反：外側腓腹筋
- 踵骨の外反と足の回内：腓骨筋群、小指外転筋、母指外転筋

### 筋筋膜の筋肉連鎖の機能

- 5つの筋肉連鎖は体幹のすべての運動をつかさどる。
- 前方の直線の連鎖2つで屈曲が生じる。
- 後方の直線の連鎖2つで伸展が生じる。
- 右にある前方・後方の直線の連鎖は右側屈をさせる。
- 左にある前方・後方の直線の連鎖は左側屈をさせる。
- 前方の左対角線の連鎖は左前方へ体幹を捻転する。
- 前方の右対角線の連鎖は右前方へ体幹を捻転する。
- 後方の左対角線の連鎖は左後方へ体幹を捻転する。
- 後方の右対角線の連鎖は右後方へ体幹を捻転する。
- 前方の左対角線の連鎖と後方の左対角線の連鎖は体幹を右回旋する。
- 前方の左対角線の連鎖と後方の右対角線の連鎖は体幹を左回旋する。
- 前方・後方の左対角線の連鎖は左トランスレーションをする。
- 前方の対角線の連鎖2つは「身体を閉鎖する」。
- 後方の対角線の連鎖2つは「身体を開放する」。

## 2.5　ポール・ショフール (Paul chauffour) ―オステオパシーにおけるメカニカル・リンク―

### ポール・ショフールのバイオメカニカル連鎖

　フランスのオステオパス、ポール・ショフールは著書「オステオパシーにおけるメカニカル・リンク」[45]の中で、筋膜の局部解剖学や骨格との付着部、筋膜の機能をとてもわかりやすく説明している。さらに「骨・筋膜のバイオメカニクス（Biomécanique ostéo-faciale）」の章で、身体の4つの主要な運動時における筋筋膜連鎖を次のように表している。

- 屈曲＝丸まる
- 伸展＝伸びる
- 前方捻転
- 後方捻転

　彼はそこで脊柱、胸部、四肢、頭蓋それぞれの部位におけるバイオメカニカルなプロセスをたいへん詳細に示している。

**ショフールが頭蓋のバイオメカニクスと運動器のバイオメカニクスを関連づけているのは興味深い。**

　別の章ではショフール流の診断学と治療の説明をしている。とてもソフトな筋膜の圧迫・牽引テストである。

　オステオパスが一通りの診察をした後で、反射を起こすインパルスのようなものを用いて治療する。施術者は治療する分節で最大の抵抗があるのはどこか3次元の方向で探し、インパルスを起こすために軽く緊張させる。

　このモデルで興味深いのは、機能障害の発生を筋筋膜を使って説明しているところである。

　以下の項では1つ1つの連鎖ではなく、個々の分節における機能障害発生に対するショフールの解説だけを載せる。ショフールの筋筋膜連鎖はレオポルド・ブスケの連鎖とだいたいのところ一致している。

### 屈曲のパターン

- C1：軸椎歯突起がC1の屈曲を妨げている。
- C2：C1と頚椎下部があまり屈曲しないので、特にストレスがかかっている。
- C7：肋骨で固定されなくなり、腱中心によって筋膜で牽引されている。
- Th4：腱中心によって筋膜で牽引されている椎骨の中では一番下にある。

　僧帽筋の水平部はTh4に停止し、上行部の起始部はTh5にある。

- Th6：胸腰筋膜は広背筋を経てTh7にしっかりと付着している。そのため屈曲時にはTh6に負荷がかかる。
- Th12：腰筋群によって尾側へ牽引される。

- L1とL2：横隔膜脚はL1とL2を牽引する。

## ■ 伸展のパターン
- Th1－Th12の領域は、僧帽筋が上方へ、広背筋が下方へ牽引するため圧迫される。
- Th7はそのため特に圧迫されやすい。
- Th11もまた上記の理由により特に圧迫されている。
- L2は横隔膜に牽引されている。

## ■ 前方捻転
- C6：ショフールによると、C7は胸椎骨のような働き、C6は頚椎骨のような働きをするという。捻転時の反対方向への回旋はC6とC7間にストレスをかける。
- C7：C7は第1肋骨と関節でつながっていないので、あまり安定していない。
- Th4：腱中心はTh4まで延びていて、体幹の捻転時に胸椎上部の回旋を抑制する。
- Th6：広背筋の腱膜はTh7に付着している。Th6はその影響を受けやすい。
- Th10：第10肋骨はTh10を固定しているが、Th11とTh12は固定されていない。Th10とTh11間では捻転がはっきりと現れる。
- Th11：Th12は捻転の中心なので捻転時にはほとんど動かない。その分Th11にストレスがかかる。
- L2：横隔膜脚はL2を捻転に引き込む。

## ■ 後方捻転
- C1：C1とC2間の側屈が反対方向なのでストレスがかかる。
- C6：同じことがC6とC7にもあてはまる。
- Th6：胸腰筋膜はTh7までの脊柱下部をさらに牽引する。それによってTh6とTh7の間で対立が起こりうる。
- Th10：Th11はTh10より広い範囲で回旋するので、Th10とTh11の間にストレスが生じる。
- Th12：僧帽筋の停止部はTh12までなので、L1より捻転に引き込まれやすい。

## 2.6　筋筋膜連鎖のさまざまなモデルからの結論

わたしたちの知っているかぎりでは、弱化した筋肉を治療する際の連鎖の重要性を強調した最初の人間は、カバトであった。脳は運動の流れを知っているだけであって、個々の筋肉については知らないというのがその理由である。

カバトはいくつもの運動パターンの定義をしたが、手から足まで続いている連鎖には触れていない。彼の治療法は後に他のマッスルエナジーテクニックの基礎となった神経生理学的な知見に基づいている。

身体全体を網羅する筋肉連鎖について語った最初の人間は、ゴドリーブ・ストゥルイフ・デニスであった。彼女は、心的な要素が優位な筋肉連鎖の発生と展開の主な原因になるとしている。身体の内部の影響で外見が変わる。機能が構造を定める。ストゥルイフ・デニスが説いた筋肉連鎖は頭蓋でも続く。頭蓋の形状は筋肉連鎖の影響を受けている。筋肉連鎖の優位性には遺伝上の原因もあるので、優位な連鎖を解消するのは不可能だ。施術者は「不均衡中の均衡」を達成できるだけとなる。

一番複雑な筋肉連鎖系を発表したのは、トーマス・メイヤーズだろう。運動パターンを見分けるのが難しい。ロルファーはオステオパスとは重点の置き方が違うことを知っておかなければならない。

2人のフランス人オステオパス、ポール・ショフールとレオポルド・ブスケは面白いモデルを提示した。ポール・ショフールは異なった運動パターンにおける運動器と頭蓋のバイオメカニクスをたいへん詳細に説明している。頭蓋骨の運動も含む彼の全体的な運動パターンは興味深い。レオポルド・ブスケは筋肉連鎖で筋肉組織に的を絞っている。やはり彼も頭蓋系と関連づけたが、サザーランドが説いた機能障害を筋肉連鎖によってはっきりと説明していない。内臓からくる運動器の歪みの原因を、彼は筋膜のつながり、つまり臓器に付着している器官で説明した。臓器の機能障害の種類に合わせて、筋肉組織はその臓器の機能遂行のためできるだけ最適な環境を作り出すようにプログラムされている。ブスケは筋筋膜のアンバランスが脊柱の歪みや関節・関節周辺構造の機能障害と病変をもたらすことをわかりやすく説明している。

# 3 生 理 学

実践の場で肝心なのは、治療する組織の状態について施術者ができるかぎり正確な診断を下すことである。施術者が組織の構成要素の特性を知らなければ的確な治療はできない。

## 3.1 結合組織の構成要素

結合組織は発生学的には中胚葉に由来し、細胞間質とともに粗い網目状の細胞群を形成している。

### 細 胞

結合組織の細胞である固定細胞と、遊走細胞からなる。

#### ■ 固定細胞
- 線維芽細胞と線維嚢胞
- 細網細胞
- 脂肪細胞
- 軟骨芽細胞と軟骨細胞
- 骨芽細胞と骨細胞

#### ■ 遊走細胞

間葉に由来する固定細胞に対して、遊走細胞は骨髄細胞（造血幹細胞）に由来する。以下のものが含まれる。
- マクロファージ
- 単球
- 組織球
- マスト細胞
- 白血球
- リンパ球

遊走細胞は細胞の防御メカニズムの中で重要な役割を果たす。

### 細 胞 間 質

結合組織の細胞外すべての構成要素を細胞間質といい、基質とも呼ばれる。水分の他に結合組織細胞が産生する成分も含んでいる。

#### ■ 基礎物質

ムコ多糖類：基礎物質はプロテオグリカンとグリコサミノグリカンで、これらがコラーゲン線維を弾性線維と結合させて、自らは水分と結合する。結合組織を安定させ、組織に弾力性を持たせる。組織に影響をおよぼす力をある程度吸収し、負荷がかかった後で組織が原型に戻るのを助ける。プロテオグリカンとグリコサミノグリカンが結合すると組織内に緊張が生じる。

組織内の圧力比率の変化にしたがって、細胞が水分を吸収したり放出したりする。そのため組織内では緊張の度合いが変動することになる。これを**圧電効果**と呼ぶ。圧電効果は細胞を刺激し、コラーゲン分子の合成と調整を促す。この特性が筋膜の治療テクニックに活用されている[111]。

#### ■ 線 維

線維は次のように分類される。
- コラーゲン線維
- 弾性線維または細網線維
- 非コラーゲン性タンパク質

#### コラーゲン線維または膠原線維

コラーゲンを訳すと、膠を結合するという意味になる。コラーゲン線維は組織を白色にする。結合組織の成分の中では水分の次に存在量が多い。負荷（圧力や張力）に合わせて形を変えられる個々の線維がお互いにねじれ合い、らせん状になってコラーゲン線維を形成している。コラーゲン線維は靭帯、関節包、腱、腱膜、筋中隔、軟骨、椎間板に存在する。

**機　能**
- コラーゲンは組織を安定させる。
- 張力を吸収する。
- 圧迫力に抵抗する。

**特　性**
- コラーゲンの引張強度は高い。
- コラーゲン分子は張力や圧力がかかる方向に整列してこのような力に抵抗する。張力の方向が同じである場合、線維は互いに平行になる（腱、靭帯）。張力の方向が変わる場合には線維は縦や横になる（腱膜）。
- コラーゲン線維の太さと安定性は線維にかかる負荷によって決まる。集中的にトレーニングをするか負荷をかけるとコラーゲン線維は太くなり、耐性が高まる。
- コラーゲン線維のターンオーバーには約300日から500日かかる。

## 弾性線維

主に皮膚、血管、弾性軟骨といったゆるい結合組織内に存在するが、腱や靭帯にも見られる。弾性線維は黄色いエラスチンという成分を含んでいる。血管では50％、皮膚と腱では約5％を弾性線維が占める。

黄色靭帯はほとんど弾性線維からできているので黄色をしている。

**機　能**
- 弾性線維は組織に弾力性と可動性を与える。
- 弾性線維は腱と靭帯のコラーゲン線維がその波状の配列を維持するのを助ける。
- まず弾性線維が圧力と張力を受けとめてから、コラーゲン線維に均等に伝える。

**特　性**
- 弾性線維を構成するのは細線維に囲まれている不定形のエラスチンの塊である。弾性に富む細線維はたくさん枝分かれしていて、互いに頻繁に結びついている。そのためかなり伸縮性のある網状構造ができる。弾性線維は1.5倍以上もの伸張が可能だ。
- 弾性線維の抗張力は約300N/cm²である。
- 弾性線維の引張強度は伸張すればするほど高くなる。抵抗はだんだん大きくなる。

## 非コラーゲン性タンパク質

結合組織全体に存在する結合タンパク質である。結合組織の細胞すべてから産生される。

**機　能**
- 結合組織の細胞外の構成要素を結合させる役目がある。そうして結合組織の機能を果たす網状構造が生まれる。
- 新陳代謝のプロセスにかかわって、結合組織内の物質の運搬を可能にし、細胞の極性に影響を与える。
- プロテオグリカンとヒアルロン酸鎖を結合し、組織内の水分保持を可能にする。組織は圧力を吸収する機能を果たせるようになる。

## ■ 水　分

水分はわたしたちの体重の約60％を占める。そのうちの70％が細胞内にあり、30％が細胞外にある。細胞の外では、以下の部位に水分が分散している。
- 中間細胞組織に間質液として
- 血管に血液の成分として
- 髄液の成分として
- 神経内の軸索原形質の流体として

**機　能**
- 運搬と溶媒
- 水分によって組織の体積と形状が決まる
- 緩衝器として機能
- 体温調節に一役
- 水分で新陳代謝が可能になる

---

# 3.2　結合組織の補給

毛細血管は栄養分と酸素を組織へ運ぶ。老廃物は静脈とリンパ管を通って間質から運び出される。組織内では拡散と浸透を通して細胞への補給が行われる。

## 拡　散

ある物質が濃度の低い方へ移動することをいう。拡散する物質の量は濃度差、粒子の大きさ、拡散面積、組織の粘性と微粒子の拡散距離に左右される。

## 浸　透

　浸透は拡散の1つの形であり、物質が半透膜を通って濃度の高い方へ運ばれる。高い方の濃度の物質を形成する粒子は膜孔を通過するには大きすぎる。小さな粒子は自分より大きい粒子の方へ濃度が均一になるまで拡散する。

　自律神経系が浸透で重要な役割を果たす。自律神経細胞は細胞壁の浸透性を高める神経伝達物質を放出する。さらに神経ペプチドがアドレナリン、ノルアドレナリン、アセチルコリンの合成や、免疫グロブリン、ヒスタミンといった発痛物質の放出を活発にする。

　結合組織の構築と維持のためには生理的な欲求が必要である[12]。筋肉、腱、靭帯は緊張しなければならないし、最適に伸張しなければならない。軟骨と椎間板は圧迫・非圧迫を通して刺激を受けなければいけない。

　運動は組織全般の血行を改善し、圧電効果を促進する。血行も圧電効果も細胞の合成に寄与する。靭帯と腱が縦方向に伸張することがコラーゲン線維の整列を促すためには重要である。

## 3.3　「クリープ」現象

　クリープはコラーゲンの網状構造とコラーゲン線維の変形が原因で起こる。液体が組織から搾り出されることをいう。それはゆっくりと進行するので、負荷がどのくらいの期間かかるのかが決定的な要素である。組織内の液体の含有量が多いほど変形しやすいので、クリープ現象によって組織の柔軟性が失われることになる。

## 3.4　筋　肉

　筋肉の一番小さな構成要素は筋原線維で、横紋筋の特徴となる縞模様を伝えるアクチンフィラメントとミオシンフィラメントの2つがある。筋原線維は100から200で1束になっていて、骨格筋細胞や筋線維を形成する。その直径は10〜100$\mu$mである。

　筋線維の細胞膜を筋鞘といい、筋原線維の他に筋形質、いくつもの細胞核、ミトコンドリア、リソソーム、グリコーゲン粒子、脂肪滴を覆う。筋線維もまた線維の束になっている（100〜1000$\mu$m）。線維束は膜で覆われていて、他の線維束の膜とくっついて筋腱になる。

　筋肉には2種類ある。
- 平滑筋
- 横紋筋

　横紋筋とは異なる平滑筋の特徴は以下のものである。
1. 横紋がない。アクチンとミオシンからなっているが、太いフィラメントも筋節もない。
2. 平滑筋の興奮は自発的である。ほとんどの臓器の場合と同様にギャップ・ジャンクションを介する。平滑筋の収縮は外部の神経インパルスには全く左右されない。筋肉の伸張で極性がなくなり、マッスルトーンが高まる。＝筋原性のトーンまたは刺激が自律神経系からくる。例：虹彩、精管、血管（これらも筋原性のトーンを持つ）

## 3.5 筋膜

　筋膜は結合組織の一部である。筋膜の他にも皮下組織、皮膚、筋肉、腱、靭帯などたくさんの組織が結合組織に属する。

　結合組織はコラーゲン線維、弾性線維、細網線維、筋細胞、骨組織、軟骨細胞を含み、線維芽細胞、神経膠線維、コラーゲン線維、弾性線維から形成されている。

　筋膜はすべての体細胞を覆って、全細胞を結びつけている。筋膜が身体を支え、形作っている。

### 筋膜の機能

　これから説明する筋膜の機能は、英語ではPackaging、Protection、Posture、Passagewayで「4P」[82]と呼ばれている。

**Packaging（包装）**

　筋膜は身体の全構造を覆う。個々の構造を分けると同時に結びつけている。その部位で抵抗力を保つ。抵抗力が筋膜の可動性の決め手となる。

**Protection（保護機能）**

　筋膜が全器官を覆いながら構造を支えて保護している。組織の密度が異なっていることで構造に抵抗力がつく。その部位で抵抗力が保たれ、筋膜の可動性の決め手となる。

**Posture（支持機能）**

　姿勢つまり平衡状態は運動器が定める。固有受容器は身体の筋膜構造の中に存在する。筋肉中の筋紡錘とゴルジ腱受容器、靭帯と関節包の中にあるパチニ小体とゴルジ小体は体位性のトーンを調整して、必要に応じて外部からの誘因による姿勢の変化に順応させる。その際には筋肉が活動して、筋膜が結びつける役割を果たす。

　自由神経終末や痛み受容体は筋膜に多数存在する。何人もの著者（ベッカー（Becker）[8]、アプレジャー（Upledger）[148]）が組織の記憶機能を認めていて、特定の運動パターンや外傷、負傷が筋膜面で記憶されると推測している。

　これがどのように行われるかは今のところまだ解明されていない。生化学的、物質的、エネルギー論的なプロセスがその引き金となる要因と見られる。

　結合組織は負傷のエネルギーを「エネルギー嚢子」の形で記憶する。**この組織変化を施術者は感じ取**って治療することが可能だ。

**Passageway（通路）**

　筋膜は神経、動脈、静脈、リンパ管のための通路を作る。分泌管と排出管は結合組織から形成されている。したがって新陳代謝の全プロセスで筋膜は重要な役割を果たす。結合組織が臓器を形作り（肝臓、脳下垂体、副腎）、酵素とホルモンを含む小胞を作る（胆嚢、リンパ節）ので、筋膜の緊張は臓器の機能や新陳代謝に影響を与えることになる。

　生体のホメオスタシスが結合組織の状態に左右されるのは明らかである。

### 筋膜の障害の発現[40,41,82,111,113]

**体性機能障害**

　筋膜の緊張は受容体、血管、神経に影響を与えるため、オステオパシーでいう機能障害の始まりになる。

**新陳代謝異常**

　緊張は間質内の循環を阻害するので組織の新陳代謝を妨げる。組織内での組織変化が感じられるようになる（トリガーポイント、膨隆、線維症）。

**筋膜の機能障害**

　膨隆ができて気がつく。特に肩甲鎖骨三角、腋窩、鼠径部、膝窩、みぞおちといった特定のゾーンに膨隆ができやすい。

**呼吸の変化**

　筋筋膜が緊張すると、腹腔と胸腔内の平衡状態も圧力の比率も変わる。そのため胸腔ポンプの機能が直接影響を受ける。

## 歪み

平衡状態は安定性と可動性が折り合ったものであり、筋筋膜連鎖がそこでジェネレーターの役目を果たしている。偏った負荷や過負荷がかかると歪みや機能障害につながる。

### 筋膜のパターンの発生

健康な人にも病人にも特定の筋膜のパターンが見られる。その原因はわかっていない（先天的または後天的）

病気の症状がない人では筋膜の動きが交互になっている。

| | |
|---|---|
| 後頭骨・環椎・軸椎 | 右から左 |
| 頸胸移行部 | 左から右 |
| 胸腰移行部 | 右から左 |
| 腰仙移行部 | 左から右 |

ジンクは症例の80％でこのパターンを発見した。残りの20％では筋膜の動きが反対になっていた。

機能障害を抱えた人にはこのような筋膜の交互の動きが見られない。次の移行部でも筋筋膜の動きが同じことがわかる。

### 全身におよぶ変化

組織が緊張すると組織の血行が変わり、構造の機能を変化させる。機能と構造を損なう結果となる。

## 筋膜の緊張のアセスメント

問診で筋膜の緊張の手がかりが得られる。

姿勢の観察：歪み（3つの運動面において）があると筋膜が緊張しているのがわかる。

移行部で筋膜の優位度をテスト：一番はっきりと回旋が感じられる個所ではその機能障害も優位になっている。

組織の触診をして拘縮、線維症、膨隆を探す。

四肢を動かし、比較しながら筋肉のアンバランスを見つける。

> 注意：横隔膜は筋筋膜連鎖で特別な役割を担っている。筋肉組織のためにも循環ためにも働くからだ。身体のすべての腔における圧力比率を調整する主要器官でもある。

## 筋骨格の機能障害の原因

以下の要素が筋筋膜の変化の原因となる（重要度が高い順に並べているわけではない）。

- アンバランスな姿勢
- 生活習慣やストレス：仕事―休養
- 先天性の異常：脚長差、側湾症
- 周産期の外傷
- 感情的なストレス要素：内向的、外交的
- 仕事や趣味の場で繰り返される伸張、筋肉の過緊張
- 関節の低可動・過可動、リューマチによる変形
- 外傷、炎症性の病変
- 感染
- 病気
- 癒着
- 新陳代謝異常、間違った食事（ビタミンCの不足で、組織のコラーゲン線維の構造が変化する）。
- 神経の栄養機能が変化することによる神経の機能障害

## 筋筋膜の障害の発生

バイオケミカル的、バイオメカニクス的、心的な障害で筋筋膜構造がストレスを受ける状態に陥りかねない。

レオン・チャイトー（Leon Chaitow）[40]は、変化が次のように進展すると見ている。

1. 生体内に機能障害が起こると局所的にマッスルトーンが亢進することになる。
2. このマッスルトーンの亢進により除去される老廃物が減少して、局所的に酸素の供給不足が起こり、虚血につながる（これは筋肉がどれだけ働かなければならないかによる）。
3. トーンの亢進により局所的な浮腫ができることがある。
4. これらの要素（老廃物、虚血、膨隆）が緊張と痛みの原因になる。
5. 痛みと緊張は筋緊張亢進の原因となるか、それをさらに進行させる。
6. その結果、炎症か少なくとも慢性的な興奮状態が生じる。
7. 脊髄領域で分節が促通される。
8. マクロファージと線維芽細胞が活性化する。
9. いわゆる「リンク」が発生して結合組織の産生が高まり、硬化や短縮へとつながる。

10. 筋膜は連続しているので生体の別の部位にも緊張が広がり、リンパ液や血液の循環に影響を与える。
11. 筋肉組織は血管の障害のため線維化する。
12. 連鎖反応で姿勢筋が短縮し、相性筋が弱化する。
13. 筋肉が短縮すると骨膜の痛みを伴いながら腱が緊張する。
14. 筋肉のバランスが崩れた結果、協調運動障害が起こる。
15. このため関節に機能障害が出て、筋膜の変化がさらに進む。
16. 脊髄領域で徐々に分節の促通が進行し、筋肉内にトリガーポイントが発生する。
17. 筋肉の拘縮でエネルギーが失われる。
18. 呼吸機能や消化といった他の身体系統に筋緊張亢進による負荷がかかる。
19. そのうち筋緊張亢進、筋短縮、神経の促通によって交感神経活動が亢進して、中枢神経系にマイナスのフィードバックを行う。その結果体内の状態が不安定で過敏になり、緊張がさらに高まる。
20. この段階で他の機能障害も出てくる可能性がある。
21. いまや急性の病変への扉が開け放たれている。もはや自分の力ではこの不幸な状態から逃れることはできない。

このプロセスで痛みが起こるのは組織ホルモンの放出が原因である。ブラジキニン、ヒスタミン、セロトニン、プロスタグランジンがアルファ線維、デルタ線維、C線維を刺激する。また大脳辺縁系と大脳の前頭葉もこれにかかわる。

痛覚は人によって異なり、状況次第でさまざまに変化する。感染と同様に、感情的なストレスの状況も痛みの閾値を低下させることが研究[2,40,41,79,113]によってわかった。

微細外傷のような刺激が生体に徐々に与えられたなら、痛みの閾値はどちらかというと上昇する。それとは反対に急性の外傷では閾値は低下する。侵害受容性の刺激は悪影響を与えるため、身体はできるかぎりその効率が上がらないようにしようとするからである(組織ホルモンの放出、炎症、マクロファージの放出、線維化など)。これと関連して、痛みは早く伝わるが、関節からのインパルスはゆっくりと伝わることを述べておく。

### 痛みのパターン

身体の特定部位に痛みがある場合には、神経根性疼痛、関連痛症候群、偽性の神経根性疼痛、筋筋膜のトリガーポイント、テンダーポイント、内臓体性反射といった多くの症状の発現が考えられる。

### 神経根性疼痛

- 痛みの領域はその分節支配を受けている領域である。
- 支配を受けている領域における感受性異常
- 時にはその分節支配を受けている筋肉の力が低下し、萎縮にまで至る。
- 腱反射が低下

### 関連痛症候群

神経根によるものではなく、投射された痛み。たとえばヘッド氏帯。

### 偽性の神経根性疼痛

末梢神経の興奮によって皮膚の特定の領域に放散する痛み。たとえば腰筋の拘縮による大腿神経痛。

### テンダーポイント

運動器の特定の部位で圧痛があるポイント(凝り)をいう。テンダーポイントは運動器の過緊張や伸張、ストレス状態から発生すると思われる[40,43,82,145,156]。患者が痛みを訴える領域にテンダーポイントが必ずしもあるわけではない。このポイントは診断の目安となり、治療効果の指標としても役立つ。

### 内臓体性反射[82,35,46,79,156]

内臓の体性機能障害が脊髄後角に求心性インパルスを送り、そこで求心性インパルスは介在ニューロンと接触する。それから運動線維と交感線維が筋肉、皮膚、血管へこの刺激を伝える。

こういった異常な刺激は皮膚の過敏症、血管収縮や発汗の増加につながりかねない。同時にその分節から運動神経支配を受ける筋肉の筋緊張が亢進することがある。

この内臓体性反射はたいてい内臓にはっきりとした症状が現れる以前からある。皮膚の変化や発汗の変化、脊柱起立筋の筋緊張亢進は診断上たいへん重要なものだ。これらの病変が慢性になると組織が一変する。皮膚が「乾いてざらつき」、筋肉が線維化する。

臓器の病変の程度いかんによってこういった症状

が明白となる。

原因が内臓体性反射である場合、通常いくつもの分節に可動域制限が見られる。

### トリガーポイント[38,40,43,82,145,156]

トリガーポイントとは筋肉組織内で触知できる塊で、圧痛がある。どの人でもその痛みは局所的で、痛みが放散する領域は予見できる。トリガーポイントは脊柱分節のように筋肉組織内の「促通された」領域である。つまりサブリミナル刺激の影響を受けることが多い。

通常トリガーポイントは当該筋肉の硬化している線維内に存在する。ほとんどが筋肉の停止部付近にある。当該筋線維をギターの弦のように指で爪弾くことができる。

> **注意**：視野の障害、呼吸障害、運動障害、感覚障害を伴った多くのヒステリーは、トリガーポイントから流れるインパルスが起因かもしれない。ヒステリー症状のある人がトリガーポイントを持っていることが多いのは事実である。

無症状のトリガーポイントや潜在性のトリガーポイントが、活動性のトリガーポイントの痛みが放散される方向にある筋部位に発生する現象も見られる。雪だるま式に痛みを伴った症候群が現れるのはこのためかもしれない。

**注釈：**

- メルザック(Melzack)とウォール(Wall)によると、鍼を打つツボの80％前後は活動性か非活動性のトリガーポイントだという[38,40]。
- ローレンス・ジョーンズ(Lawrence Jones)のいうテンダーポイントとは、多くの著者が書いている非活動性のトリガーポイントに他ならない[40,145]。
- 感情的な要素がトリガーポイントの発生と活性化に一番強い刺激を与える。
- 特定の筋肉(たとえば僧帽筋、胸筋、梨状筋)にトリガーポイントができやすい。
- 治療は多岐にわたる。
    - 注射
    - 鍼
    - 冷却スプレー
    - 摩擦、指圧療法
    - 筋筋膜リリース
    - マッスルエナジーテクニック
    - ストレイン・カウンターストレイン法
    - ポジショナル・リリース・テクニック(ポジションを探り出して緊張を緩和)

これらの治療テクニックのいくつかは後ほど詳しく取り上げる。

## 3.6　臓器の自律神経支配

この節では臓器の分節性の神経支配を簡単にまとめる。内臓体性反射による臓器の障害が平衡バランスの崩れや運動制限の始まりとなりうる。

| 臓器 | 分節 |
|---|---|
| 目 | T1-T4 |
| 涙腺と唾液腺 | T1-T4 |
| 副鼻腔 | T1-T4 |
| 頸動脈洞、頸動脈小体 | T1-T4 |
| 甲状腺 | T1-T4 |
| 気管 | T1-T6 |
| 気管支 | T1-T6 |
| 食道 | T1-T6 |
| 噴門 | T5-T6 |
| 乳腺 | T1-T6 |
| 大動脈 | T1-T6 |
| 心臓 | T1-T6 |
| 肺 | T1-T6 |
| 胃 | T6-T9 |
| 幽門 | T9 |
| 肝臓 | T5-T9 |
| 胆嚢と胆管 | T6-T9 |
| 脾臓 | T6-T9 |
| 膵臓 | T6-T10 |
| 十二指腸の上部 | T6-T9 |
| 十二指腸の下部 | T10-T11 |
| 小腸 | T9-T11 |
| 大腸全体 | T10-L2 |
| 盲腸 | T11-T12 |
| 結腸上行部 | T11-L1 |
| 結腸下行部 | L1-L2 |
| 副腎 | T10-T11 |
| 腎臓 | T10-T11 |
| 尿管 | T11-L1 |
| 膀胱 | T12-L2 |
| 前立腺 | T12-L2 |
| S状結腸 | L1-L2 |
| 直腸 | L1-L2 |
| 子宮 | T12-L2 |
| 卵巣 | T10-T11 |
| 精巣 | T10-T11 |
| 上肢 | T2-T8 |
| 下肢 | T9-L2 |

## 3.7　アービン・M・コール (Irvin M.Korr)

オステオパシーがオステオパス以外の人間に恩義を感じてその功績を認めるとしたら、それはアービン・M・コールに対してであろう。ルイザ・バーンズ(Louisa Burns)とジョン・ステッドマン・デンスロー(John Stedman Denslow)と並ぶコールは、50年以上にもわたって研究を続け、オステオパシーでいう機能障害が起こる原因とその影響の学術的根拠の立証に貢献した。椎骨の可動域制限が1つの関節の可動域制限ととらえられるだけではなく、神経・筋肉・関節の機能障害と今日見られるようになったのはおおむね彼の功績である。

たとえ概論だけであれ、コールの業績を紹介するのは本書の枠内では不可能なので、本書のテーマに重要と思われる研究結果のみを紹介する。興味のある読者には「アービン・M・コール論文集」("The collected papers of Irvin M.Korr")の第1巻と第2巻をお勧めする[79]。

### 脊柱の体性機能障害の生体全体にとっての重要性

脊柱の体性機能障害は、
- 当該分節の周囲にある脊柱起立筋の筋緊張亢進につながる。
- 分節の交感神経活動亢進を招く。
- 神経伝導に影響を与える。
- この分節に依存する全受容体の刺激閾値を低下させる。

コールは「促通された分節」と「神経のフォーカス」

(neurologic lens)という概念を生み出した。

**促通された分節**

　脊柱の体性機能障害は、当該分節に属するすべての中枢神経核の刺激閾値を低下させる。

**神経のフォーカス（neurologic lens）**

　受容体の刺激閾値が低下したことにより、促通された分節は弱い刺激にも反応しやすくなる。その結果は2通り考えられる。

- 脳からのインパルス（感情、ストレス、不安、怒り）がこの分節の刺激閾値に到達するのが容易になり、症状も早く出てくる（ストレスによる胃痛を見よ）。
- 通常は隣の分節に到達する刺激が促通された分節にも影響を与えることがある。

## 脊髄の重要性

### ■ 情報・スイッチ切り替えの中枢である脊髄

　脳からも末梢部からも髄節に情報が届く。同様に脊髄から脳と末梢構造への通路がある。脊髄領域ではすべての中枢神経核が介在ニューロンによって結びついている。入力がある度にお互いが刺激、抑制し合い、目下の欲求に合わせた出力を行う。

　脊髄はほとんどの求心性線維が集まる中枢神経系に属する。髄節に到達する求心性線維は介在ニューロンを通じて隣の分節とも連絡がある。これが調和を取りながらの運動をするような場合に重要となる。この作用で主動筋、共同筋、安定筋が活性化されると同時に拮抗筋が抑制される。

### ■ 反射中枢である脊髄

　生命にとって重要な反射の多くは脊髄反射（屈曲反射、交差性伸展反射、腱反射など）である。日常生活の躍動的な運動パターン（走る、踊る、泳ぐなど）に含まれる。脊髄反射は脳に負担をかけない。

### ■ 機能の出発点である髄節

　運動を行うためには、筋肉がそれに応じて活性化され、血行も十分でなければならない。これは複数の分節領域で調整される。

## 自律神経系の重要性

　交感神経活動の亢進が持続すると人間の健康にマイナスの影響を与えることを、コールは多くの実験によって証明できた。

- 交感神経は筋力を高め、筋肉疲労をやわらげる。
- 受容体の感受性が高まり、刺激閾値は低下する。
- 交感神経がニューロンの過敏性と脳の活動に影響を与える。
- 交感神経が新陳代謝を調節する。骨の成長、脂肪分解、赤血球生成が**刺激される**。
- 内分泌系全体が交感神経の影響下にある。

　こういったことは生命体にとって重要なプロセスだが、交感神経活動の亢進が持続する事態になると悪い影響が出てしまう。

## 栄養機能に対する神経の重要性

　神経は神経インパルスを伝える他に、組織の成長に必要なペプチドの移送路でもある。コールは実験によって神経切除がどのように萎縮につながるかを示した。

　コールの研究班はまた、平衡バランスの崩れがいかに速く脊柱の特定の部位における交感神経を刺激するかを他の実験によって解明している。バランスが崩れた1時間後には、最初の自律神経症状の発現が確かめられた。

　筋紡錘が極度に敏感であることを確認しよう。1gの張力と1/1000㎜の伸張で反応する。このように筋紡錘は人間の身体の中で最も感受性が高い器官の1つである。

　他の研究者たちもまた「体性機能障害」のテーマで研究をしている。

　J.S.デンスロー[2]は、可動域制限がある分節の脊柱起立筋がさらに過敏になり、小さな刺激にも反応することを証明した。こういった脊柱起立筋は刺激に対してより強く収縮して反応する。

　ルイザ・バーンズ[2]は体性機能障害が筋肉と臓器におよぼす影響を研究した。彼女は96時間後には組織変化が起こることを顕微鏡で確認している。

　マイケル・パターソン（Michael Patterson）[112]は促通が続くと慢性的な機能障害に陥ると説いた。

　佐藤昭夫[82,112]は体性内臓反射の経路を実験によって示した。体性機能障害は臓器の機能障害につながる。

　まとめてみよう。脊柱の体性機能障害が分節の

刺激閾値を下げるため、交感神経が刺激されて、とりわけ内臓の機能障害を引き起こすことを上記の研究者たちは証明した。この促通状態が長く続くと障害の慢性化につながりかねない。筋紡錘が敏感なため、筋肉の働きが決め手となる。

スイッチ切り替えと調整の器官である神経系が重要なのは明確だ。中枢神経系は生体全体の機能も、機能障害がある場合の順応も調整する。脊柱が診断や治療の中心となるのはこのためである。

## 3.8　チャールズ・シェリントン卿（Sir charles sherrington）

チャールズ・シェリントン卿は、20世紀の半ば（1947年）に多くの興味深い研究結果（The integrative action of the nervous system, Yale University Press, New Haven）を発表した神経生理学者である。運動パターンの発生を理解するのに彼の知見が役立っただけではない。特定の筋テクニックの有効性を**神経生理学的に説明できる**のは彼のおかげなのだ。

### 拮抗筋の抑制または
### 相反性神経支配（または抑制）

主動筋を刺激すると同時に拮抗筋が抑制され、共同筋は活性化する。

### 等尺性収縮後リラクゼーション

筋線維は緊張の後で弛緩、伸張しやすくなる。この弛緩期は最高15秒続く。

### 時間的加算と空間的加算

閾値下・閾値上のいくつもの刺激を時間的、または空間的に加算していったもの。個々の刺激では生じることがないインパルスや作用をもたらす。

### 継時誘導

主動筋の収縮後すぐに拮抗筋の過敏度が高まる。

シェリントンが説いた生理学的事象の中から、筋テクニックを適用する場合に念頭に置くものをいくつかだけ挙げてみた。

姿勢と運動のパターンではもう1つの生理学的原理が重要になる。それが**交差性伸展反射**である。

これは防御反射や逃避反射のことをいう。たとえば右の足底が痛みのインパルスで刺激を受けると、腰、膝、足の屈曲が起こる。同時に介在ニューロンが左脚の伸筋を刺激する。

歩行パターンのような特定の運動パターンでも同じ現象が見られる。ミッチェル.jr.は体性機能障害の事例で似たような現象の説明をしている[107]。

例：前方右側にある腸骨の場合、腸骨を前方回旋する右側にある筋肉が優位になる。交差性伸展反射で腸骨を背側回旋する左側にある筋肉が活性化される。こうして変位がますますはっきりとわかるようになる。

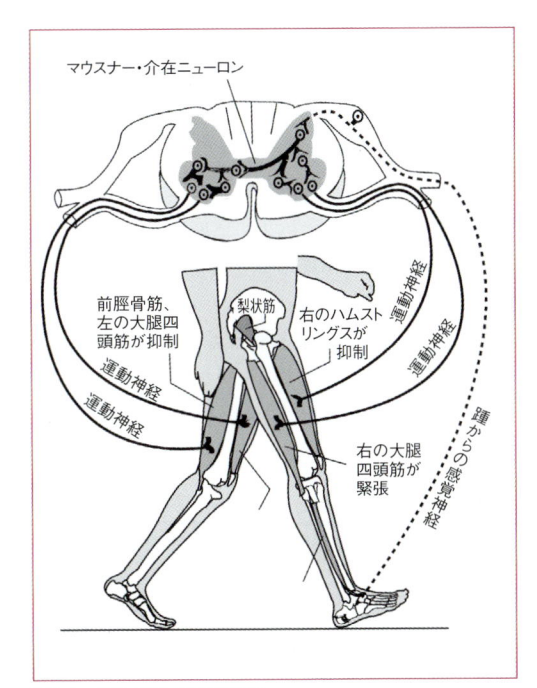

図3.1　筋肉間の反射の関係

## 3.9　ハリソン・H・フライエット (Harrison H. Fryette)[56,121,125]

　スティルの優秀な弟子であったハリソン・H・フライエットは、オステオパシー界では脊柱のバイオメカニクスの分析で有名である。「フライエットの法則」は1920年代に発表されて以来、脊柱の生理学の説明モデルそのものになっている。手技療法の多くの権威たちはフライエットの法則の正当性を疑問視している。しかし、オステオパシーでいう機能障害の発生を説明する、実践の場でも有用なモデルを作ったので、フライエットを非難するにあたらない。その当時には研究のために画像を使うといった手段がなかったことを考えると、フライエットの功績はそれだけ大きい。

　オステオパシーでいう機能障害とは、力学的な要素と並んで別の要因も重要視されるたいへん複雑な事象である。それには特性（伸縮性、加水分解の特性、圧電位）を持った生きている組織がかかわっている。このことと、すべての運動は3次元の運動であり、運動の振幅はそれぞれの次元で異なることがあるという事実からフライエットの法則の正当性が危ぶまれる。それにもかかわらず、少なくとも純粋な力学的見地に立つと、フライエットのモデルは実践の場で役立つ思考モデルといえる。

　患者を診察していると、Dr.フライエットが説明しているような分節の機能障害や機能障害群が見つかる。運動テストの際に椎骨の働きを触診で探ると、フライエットの法則を再発見できる。フライエットの法則を見つけられないことが頻繁にあってもおかしいとは思わない。先天性の異常か、外傷のような後天性の異常がよくあるからだ。

### ロベットの法則

　1907年に別の医師、ロバート・A.ロベット (Robert A.Lovett) が脊柱の生理学についての論文を発表している。ロベットは研究にあたって椎体から椎弓を分離し、負荷をかけて両方の縦列の働きを分析後、以下の法則を導き出した。
- **腰椎**　腰椎を側屈させると、腰椎骨が凹側へ回旋する。
- **胸椎**　胸椎が側屈すると、胸椎骨はいつも凸側へ回旋する。
- **頚椎**　側屈の後で凹側へ回旋する。

　フライエットはこのことを実際に実証できなかったので、別の方法で脊柱の力学を研究してみた。
　椎弓関節の関節面が接触し合っているかどうかによって、椎骨の働きに違いがあるかを確かめる。関節面が接触している場合には、C2以下の椎骨全体が同側に側屈・回旋することを発見した。関節面の接触がないと、椎骨は反対側に回旋・側屈する。
　椎弓関節の関節面が接触し合うかどうかは運動に対する基本肢位によって決まる。その場合、脊柱曲線と関節面の向きも決定要因となる。

### 腰椎
- 腰椎は前湾している。
- 関節面は矢状面にほぼ垂直である。
- そのため回旋と側屈は単独では限られた範囲でのみ可能であり、その場合かなり早い段階で関節面が接触する。
- 腰椎が屈曲すると早い段階で関節面は接触する。それとは反対に伸展による接触はやや後になる。

### 胸椎
- 胸椎は後湾している。
- 関節面は後外側を向いていて、ほぼ前額面上にある。
- 関節面の位置や胸椎が後湾していることから、関節面はまず伸展で接触する。

### 頚椎
- 頚椎は前湾している。
- 関節面は後外側を向いていて、その位置は前湾による影響を受けている。頚椎下部 (C5-C7) はかなり垂直で、頚椎中部と上部では明らかに下部ほど垂直になっていない。
- 鉤状突起があり、椎骨終板が鞍形をしているため、頚椎は同側にだけ回旋・側屈ができる。
- 後頭骨・環椎・軸椎複合体には独自の生理学がある (特殊な椎骨)

## フライエットの法則

### 第1の法則：
### 中間位—側屈—回旋

　フライエットは中間位を「ゆるやかな屈曲（"Easy-flexion"）」と名づけた。矢状面における運動領域のことをいっていて、それは屈曲と伸展で関節面が接触する点の間にある。

　脊柱が中間位から側屈をすると、いくつもの椎骨は側屈によってできた凸側へ回旋する。

### 第2の法則：
### 屈曲または伸展—回旋—側屈

　関節面が接触している屈曲位か伸展位から脊柱が側屈すると、関節面の向きの関係から椎骨は同側回旋しなければならない。この運動は椎骨群で行うことも、単独の椎骨が行うこともある。

　わたしたちが日常行っている脊柱の生理的運動は以下のものである。

- 1歩進むごとに腰椎と胸椎は中間位—側屈—回旋運動をし、頸椎は伸展—回旋—側屈運動をする。
- 身をかがめた姿勢から横への運動をする時はいつも、少なくとも1つの椎骨が屈曲—回旋—側屈をする。側屈か回旋を伴った体幹の伸展では、同じように少なくとも1つの椎骨が伸展—回旋—側屈する。

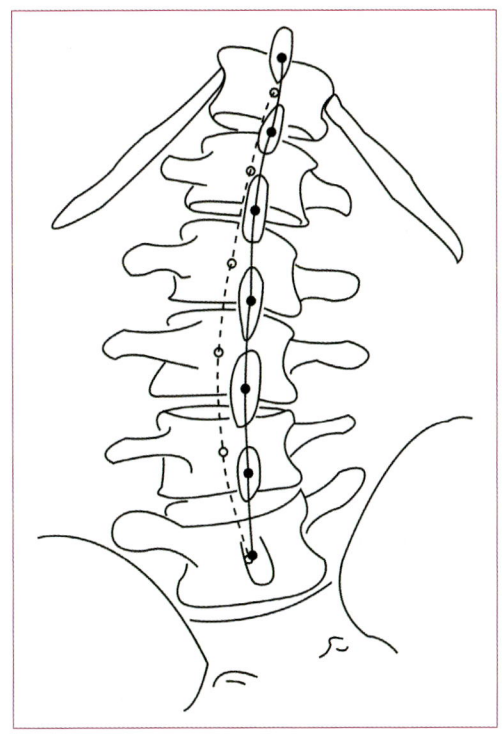

図3.2　中間位から側屈した時の腰椎の働き（中間位—側屈—回旋）。順応可能な腰椎の湾曲

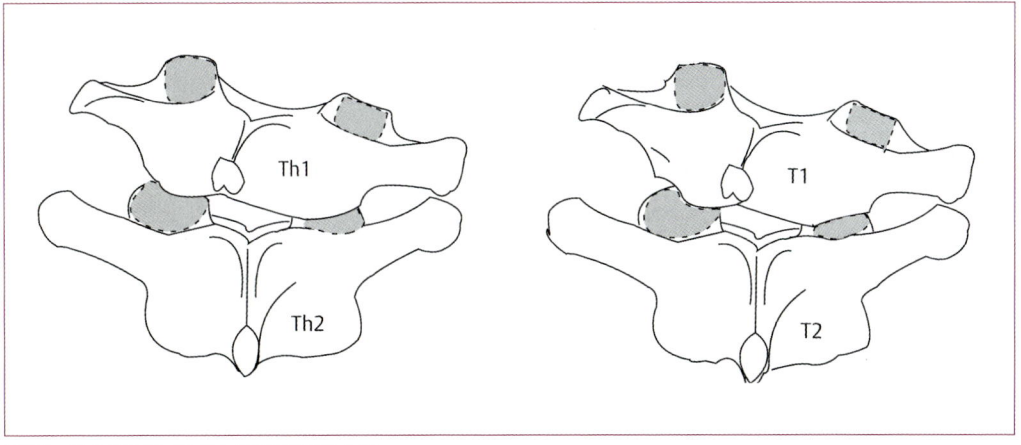

図3.3　屈曲位や伸展位における関節面の位置

## 3.10　全体的で機能的な運動パターンである歩行

　歩行は全身運動の一番よい例であろう。歩行時には運動器全体がどのようにある特定のパターン（運動パターン）にしたがうのかがはっきりとわかる[10,19,63,107]。

　筋筋膜構造全体とすべての関節は、歩行を推進する器官としても緩衝器としても働く。

　特定のパターンにしたがって足と体幹が生理的に捻転し、また戻る。歩行時に前進の指令を出すインパルスが流れると、筋肉の活動から生じる化学的なエネルギーが身体を前に進める運動エネルギーへと転換する[155]。この運動パターンをスプリングにたとえることができる。遊脚相の度に伸び、踵に新たに体重がかかる時にまた縮む。踵が地面に触れて体重が前にかかり、脚の筋肉が骨盤を経て脊柱の方向へ動きを伝えると歩行時のインパルスが生じる。

　ほとんどすべての関節で3次元の運動ができ、足底から鼻根まで前湾と後湾が交互に続いていて、筋肉が連珠形に配列しているからこそ、調和が取れて効率的な移動が可能になるのだ。**ここで機能がいかに構造に依存しているかがはっきりとする。**

　**注釈**：グレコベツキー（Gracovetsky）[155の文献中]は、脊柱の前後方向のカーブが重力に順応しているだけではなく、前進運動を効率よく行うのに役立っているという仮説を興味深い論文の中で述べている。脊柱の湾曲は前から後ろに伸びる重ね板ばねのように作用する。足を踏み出すと押しつぶされ、その後の遊脚相では弾みがついて伸びる。

　整体療法士で、アメリカ、ニューハンプシャーのウォーキング・クリニックの院長であるハワード・J・ダナンバーグ（Howard.J.Dananberg）は、「歩行による反復運動損傷である腰痛（"Lower back pain as a gaitrelated repetitive motioninjury"）」[155の文献中]という論文の中で、足の母指の中足指節関節における伸展不足がどのように腰痛の始まりになるかをわかりやすく説明している。

　母指の伸展が足りないと歩行時に足が完全に接地しない。これを代償するために生体は足をさらに背屈して、膝と腰を屈曲させる。その結果、腰の屈筋と伸筋の間のバランスが崩れて歩幅が短くなる。腸腰筋と腰方形筋が骨盤をもっと回旋させて再バランスを取る。

　足の機能不全が特定の筋肉連鎖でいかに代償されるのか、そしてそれが後に機能障害へとつながっていくのがこの事例でわかる。

### 歩行分析

　ここでほとんどの歩行の専門家にならって、歩行パターンの説明をしてみる。

　歩行パターンはいくつもの相に分けることができるが、2つの相だけに限定する。

- 遊脚相
- 立脚相

　2つの相は同時に起こる。1本の足は立脚で、もう片方は遊脚である。片方の足が前進できるように、体重は立脚にかかってバランスが取られる。

　片方の脚を前へ振ると骨盤は立脚側へ回旋する。胸腰移行部は反対に遊脚側へ回旋する。これは腕の動きが脚の動きと反対になることからもわかる。

　遊脚相では腰が屈曲して足は背屈する。膝はそれとは反対に前半は屈曲して、後半は踵が地面に触れる前に伸展する。

　立脚相で伸展するのは腰である。膝は最初軽く屈曲してから完全に伸展する。立脚相は踵が地面に触れる瞬間に始まる。その後で足の踵から母指までが接地する。

　ここで距腿関節下部が重要となる。この個所で機能障害が起きると歩行パターン全体が変わってしまうだろう。骨盤帯と肩帯が反対方向に運動するため、頭部はほとんど動くことなく視線をまっすぐに保つことができる。

　脊柱は歩行時にくねくねと動くか「側湾気味」になり、腰椎が遊脚側へ凸になり、胸椎は立脚側に凸になる。

　骨盤全体は立脚側へ回旋し、遊脚側へ少し傾斜する。骨盤内では歩行周期中に仙骨と腸骨の間でやはり変化がある。そこでは恥骨結合が半可動式の回旋軸となる。腸骨の回旋に合わせて恥骨結合も回旋する。

　右脚の遊脚相を例に取ってみよう。この周期は左足の踵が地面に触れ、右足の母指が地面から離れる瞬間に始まる。左の腸骨が背側へ、右の腸骨

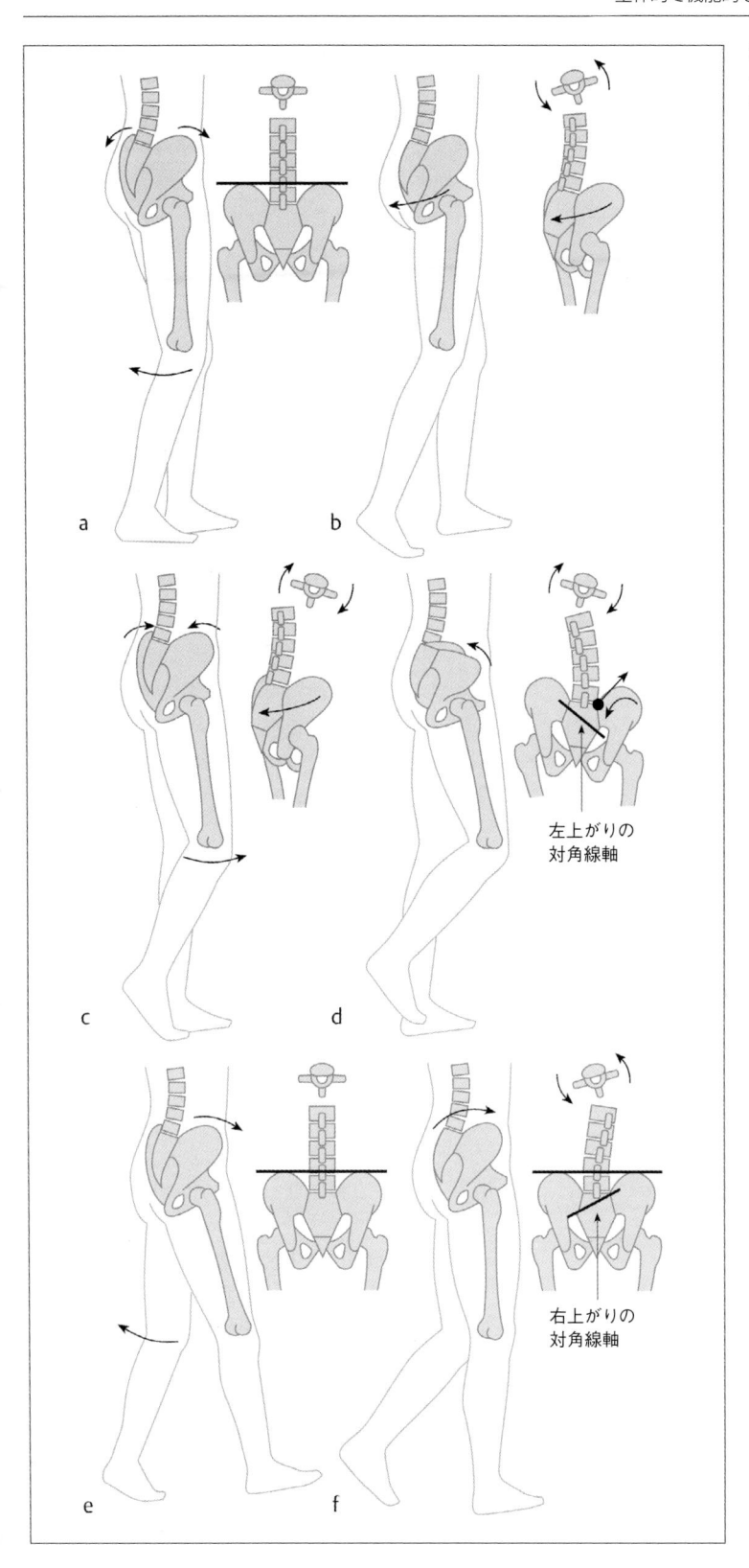

図3.4a-f
それぞれの歩行相での
バイオメカニクスと骨盤の動き

左上がりの
対角線軸

右上がりの
対角線軸

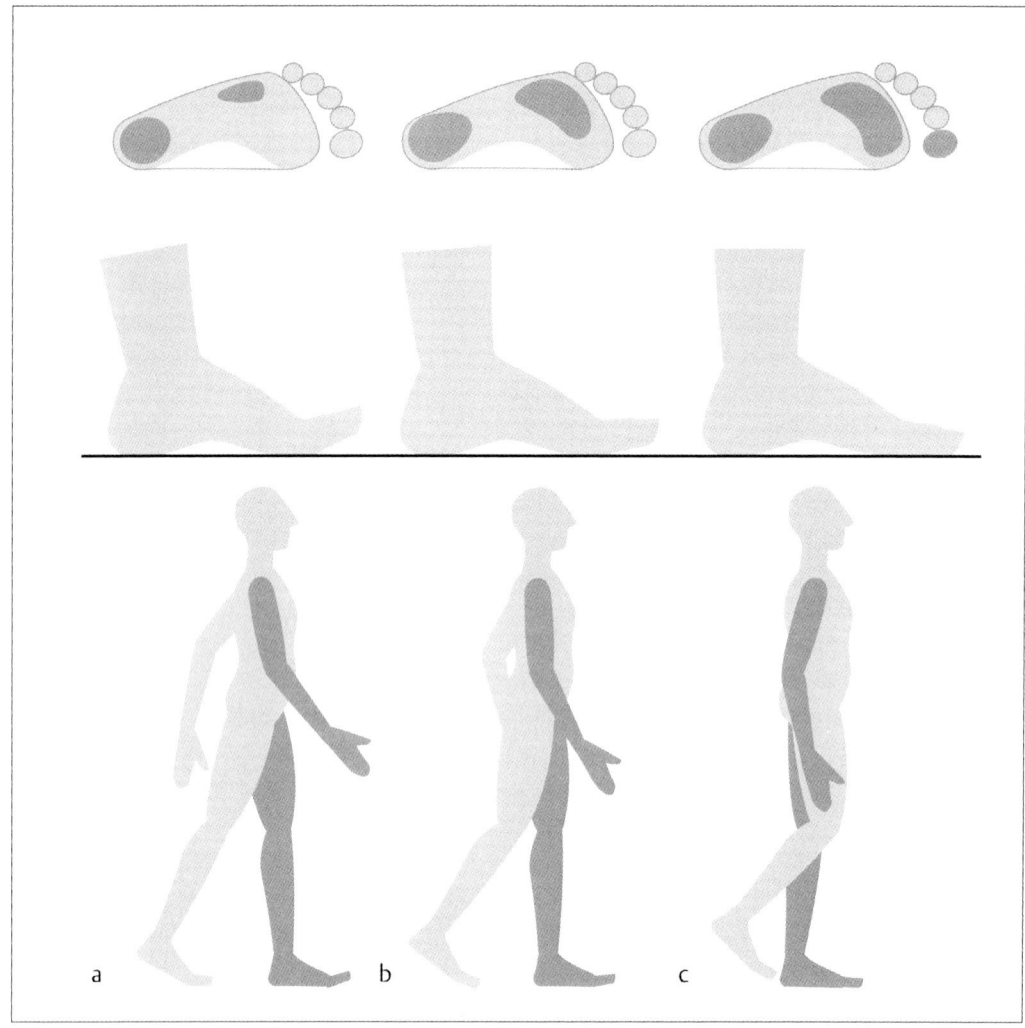

図3.5a-c　歩行相での体重の分散

が腹側へ回旋する。仙骨は両方の腸骨の間で中間位にある。右足が地面から離れるとすぐ左脚に負荷がかかり、安定させようとして靱帯（または筋肉）が左の仙腸関節を固定する。

体重を左脚にかけるために、腰椎は左側屈して左の仙腸関節の短枝に圧力が移る。同時に骨盤が右へ傾斜する（シオヴィッツ（Schiowitz）[49]によると5度）。右脚の重みによって筋緊張が起こるので、右の仙腸関節の下端は圧迫される。そこで左上がりの対角線軸ができる。腰椎は左側屈と右回旋を伴った中間位にある（フライエットのいう中間位—側屈—回旋）。その下の仙骨は左上がりの対角線軸のまわりを左回旋する（ミッチェルの説[107]）。腸骨は脊柱といっしょに回旋し、常に靱帯の緊張が保たれる。

右脚が遊脚相で左脚が推進期にあると、腸骨が反対方向へ回旋する。右の腸骨は後方へ、左は前方へ回旋する。この運動を始めるのは筋肉で、遊脚の運動によって終わりとなる（効率性の原則は守られる）。

**注釈：** 仙骨は腸骨といっしょに動いて同じ回旋と側屈をするが、腸骨よりゆっくり動く。脊柱と両方の腸骨間の重力線を維持する玉軸受けの機能を仙骨は担っている。

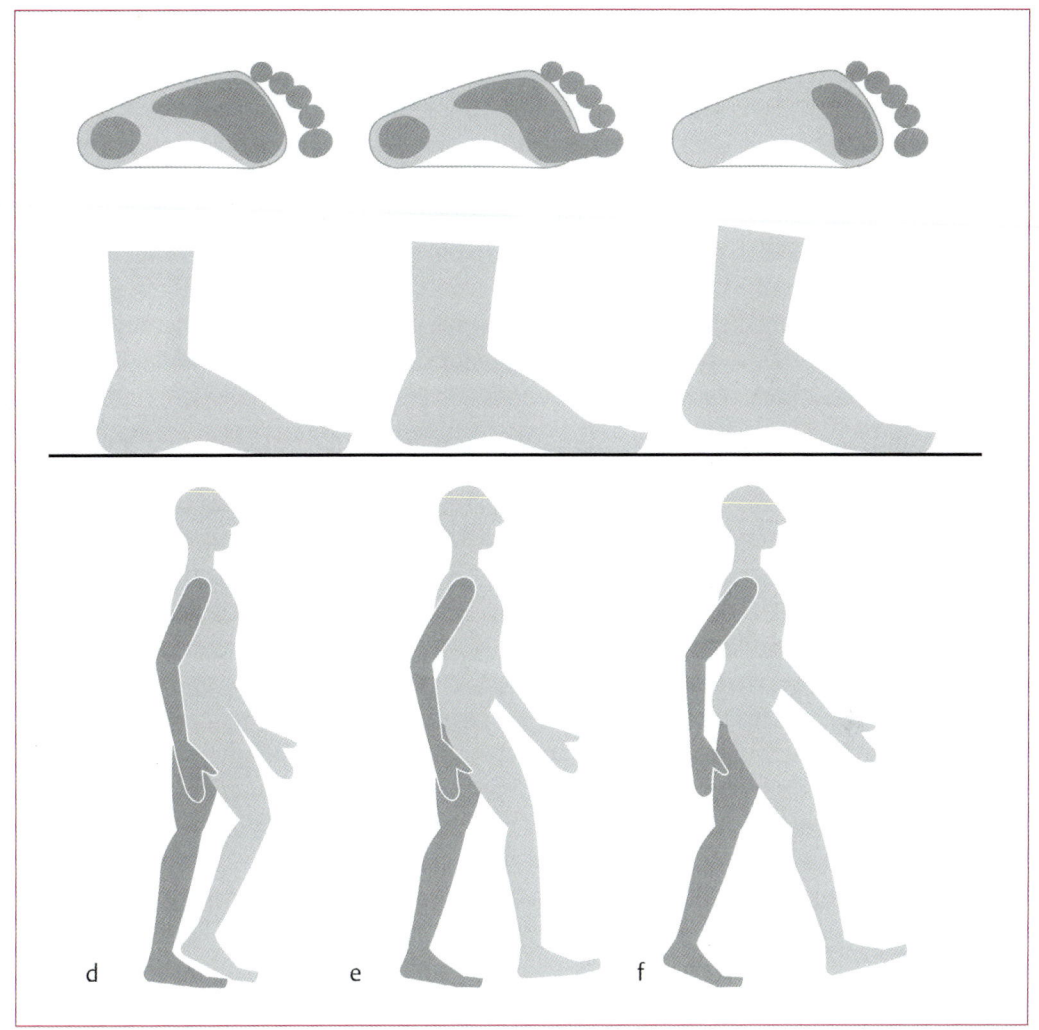

図3.5d-f　歩行相での体重の分散

## 歩行時の筋肉の活動

ここでは当然のことながら筋肉の働きを詳しく書くことができない。その理由の1つは、個々の筋肉の活動に関する文献での記述にかなり相違が見られるからである。別の理由として、わたしたちは筋肉連鎖の方が単独の筋肉よりも重要だという意見を持つからだ。さらに、分析をするには多くの関節をいくつもの領域で固定しなければならなく、運動が3次元で行われることも分析を難しくしている。しかしトリガーポイントに関する本書の第Ⅱ部では個々の筋肉の機能についての説明がある。

筋肉の活動が見られる典型的な例は立脚相初期の膝関節である。坐骨筋群と大腿四頭筋は矢状面で膝を安定さる。鶩足についている筋肉は膝の外反を防ぐ。大腿筋膜張筋が腰の内転を防ぐ手助けをするので、腸脛靱帯は緊張している。

### ■ 遊脚相

遊脚相の初めに足の母指が地面から離れると、腸腰筋と大腿直筋が腰を、ハムストリングスが膝を屈曲する。前脛骨筋が足指の伸筋といっしょに足を持ち上げる。遊脚相の終わりには大腿四頭筋が膝を伸展する。踵が地面に触れる直前とその瞬間、膝の安定筋が活性化する（上を参照）。遊脚相はこのように脚の屈筋が活性化することで成り立っている。

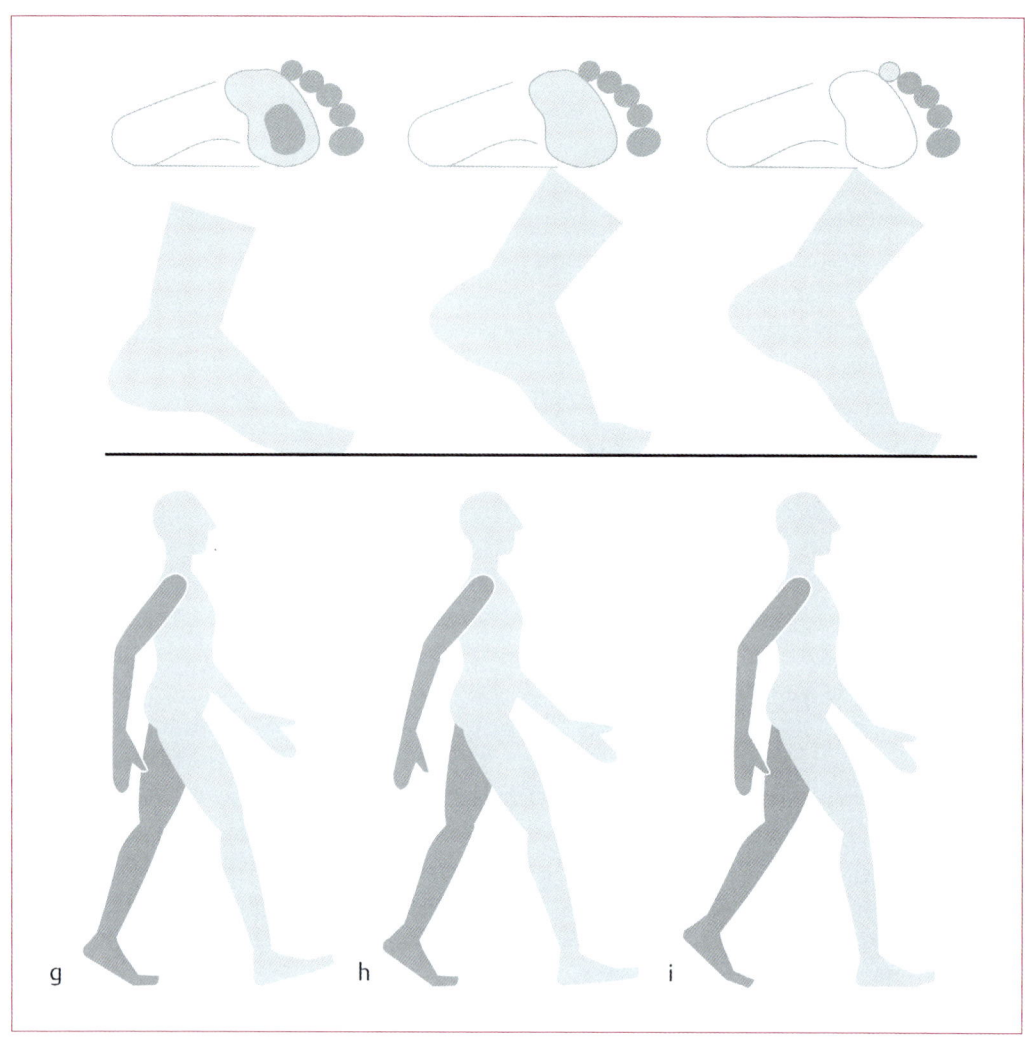

図3.5g-i　歩行相での体重の分散

### ■ 立脚相

踵が地面に触れて立脚相が始まる。腰は屈曲位にあり、膝は伸展して、足と足指は背屈位にある。
- 立脚には2つの役割がある。
- 脚と骨盤の安定性を維持すること(外転筋)
- 上半身を前に進めること(伸筋)

殿筋群、大腿筋膜張筋、腸脛靭帯が骨盤を安定させている。膝の外反は鷲足についている筋肉と大殿筋—外側広筋—膝蓋支帯の連鎖によって起こる。腓骨筋が足の内反を制限する。連鎖は殿筋群を経て反対側にある広背筋まで頭側へ続いていく。

腰、膝、足が伸展すると上半身は前へ動く。その場合には大殿筋、大腿四頭筋、下腿三頭筋、後脛骨筋、腓骨筋群、足指の屈筋が主に働いている。

ある運動をする段階で活性化される筋肉がその前の段階で最適な位置につく、つまり伸展位にあることが面白い。これは骨盤帯と肩帯が対側に回旋し、腕と脚が反対の動きをすることからもはっきりとわかる。

右側の腸腰筋が右腰を前方へ牽引すると、左側の広背筋が左腕を後方へ牽引して脊柱が安定する。その結果腰筋の停止部も安定することになる。

セッカルディ(Ceccaldi)とファーブル(Favre)[36]はその著書「オステオパシー療法の回旋軸("Les pivots ostéopathiques")」の中で、歩行を筋肉連鎖の調

和の取れたチームワークと表現している。運動器全体は1歩ごとに繰り返される同じパターンにしたがって働いている。骨盤と脊柱はその時J.M.リトルジョンの説による回旋軸（Pivots）のまわりで特定の運動をする。セッカルディとファーブルはリトルジョン・モデルを四肢にも広げ、胸肋鎖関節、膝関節、距腿関節下部における回旋軸の説明をしている。

前述したように、骨盤が遊脚相に傾斜すると脊柱は側湾気味になる。湾曲の頂点L3とTh6で腰椎骨は遊脚側へ、胸椎骨は立脚側へそれぞれ回旋する。頚椎は遊脚側へトランスレーションして反対側へ回旋する（フライエットの第2法則）。

この働きはヒップドロップ・テストによって具体的に示すことができる。このテストでは歩行周期を模倣する。筋肉連鎖についての節（p.78ページ以降）に四肢の働きの説明がある。

W.G.サザーランドの頭蓋仙骨モデルを見てみると、蝶形骨間軟骨結合部と頭蓋骨全体が1歩ごとにどのような運動をするのか逆方向に推論できる。

## 結　論

歩行は運動器全体の生理的な機能である。生体は歩行時にスプリングのような働きをする。足底から頭部まで前湾と後湾が交互に続いていて、靭帯、腱、筋膜に弾力性があるため、立脚相で得たエネルギーを遊脚相で放出することができる。このように効率性の原則が守られている。

**歩行時では2つの運動パターンがはっきりと見えてくる。屈曲と伸展がリズミカルに交互する。**

一方の側で伸筋の連鎖が働いている間、他方では屈筋の連鎖が優位である（シェリントンの第2法則）。これが脊柱捻転のパターンへとつながる（骨盤帯と肩帯の反対回旋）。頭蓋仙骨に目を移すと、脊柱の捻転から蝶形骨間軟骨結合部の捻転が起こる。

調和の取れた運動をするには構造が正常に機能していることが前提である。低可動でも、過可動でも運動パターンを変えてしまう。平衡状態でも、運動時でも歪みが生じる（たとえば、第一中足骨の頭側方向や距骨の前方で機能障害が起こると足の接地が妨げられ、長期的には下肢を曲げてしまう。その結果腰筋が短縮して、脊柱全体が影響を受ける）。

**施術者が見つける運動パターンは、患者の生体全体が機能障害に順応しているパターンである。**

機能障害に順応するこの現象は、効率性の原則や、痛みから解放する原則、また全体性の原則に即したことなのだ。

注釈：

- フレーミング（Vleeming）たち[155]は、ゆっくりと歩行する時、たとえばウィンドウショッピングでぶらぶらするような時には早く疲労する理由を、スプリングの原則が効力を発揮しないためだと推測している。ゆっくり歩行すると筋肉にもっと働いてもらうことになってしまう。特に歪みやアンバランスによって既に重い負担がかかっている筋肉が働くことになる。

- H.J.ダナンバーグは論文[155の文献中]の中で歩行について面白い記述をしている。歩行は日常的な運動である。1人の人間が1日に平均80分歩くとすると、約2500歩になる。1年では100万歩である。特定の職業やスポーツ活動ではこの数字が2倍にも3倍にもなる。ささいなアンバランスからも痛みの症状が現れかねない。

- グレコベッキーは別の論文[155の文献中]の中で、頚椎に特殊なバイオメカニクス（フライエットの第2法則）があるのは、視線が前を向いているように頚椎が肩帯の回旋を相殺しているのが原因だという仮説を立てている。

# 4 頭蓋仙骨モデル

## 4.1 ウィリアム・G・サザーランド (William G. Sutherland) [54,89,101,102,136,142,143,144]

ウィリアム・G・サザーランドをオステオパスに紹介する必要はないだろう。頭蓋オステオパシーを治療に活用している他の療法士たちも彼について聞いたことがあるかもしれない。ここではサザーランドの生涯や業績ではなく、本書の趣旨に合ったものだけを紹介したい。

ウィリアム・G・サザーランドは、その影響力からスティルの一番弟子といえよう。機能障害の発生と治療の際、解剖学とバイオメカニクスが重要になることが彼にはわかった。しかし他方では、健康に影響をおよぼすそれ以上の何かがあることも意識していた。スティルと同様サザーランドも信心深い人間で、彼の治療にもこれが伺える。彼の命名による「命の息吹」は、髄液や間質液を媒体にして身体中に流れている。これがサザーランド式治療法の重要な観点であった。

サザーランドはオステオパスとして活動している間に目覚しい成長を遂げている。もともと彼の治療は明らかに力学的な観点から行われていた。彼は駆け出し時代に頭蓋の機能障害を力学的な要因による変位とみなし、それを念頭に治療していたことからもわかる。頭蓋の特定の部位に圧力をかけるためにターバンやヘルメットのようなものを開発したのは理由があってのことだった。また彼は頭

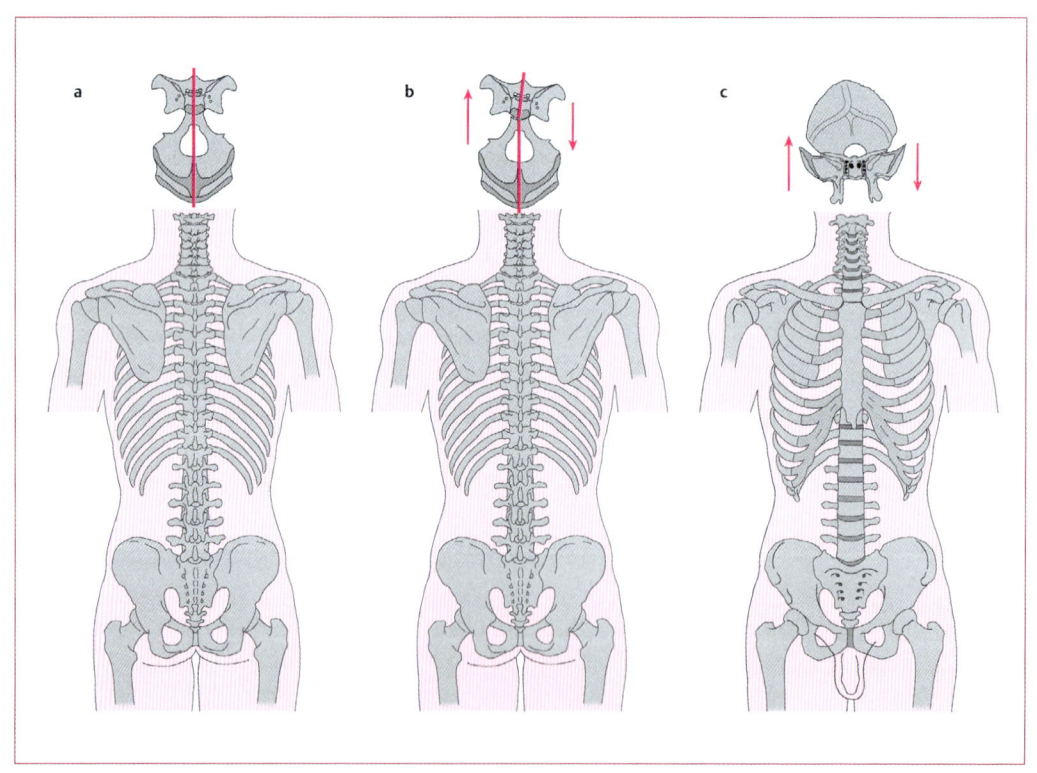

図4.1a 頭蓋の「椎骨」、b 蝶形骨の右傾、c 蝶形骨の右回旋

蓋底骨を椎骨と、頭蓋冠を椎骨の横突起・棘突起と比較した。

棘突起と横突起の位置によって椎体の位置がわかるように、頭蓋冠が蝶形骨と後頭骨の位置を知るヒントとなる。

発生学的に頭蓋骨は椎骨3つが構造変化してできたと見ることが可能だ。後頭骨、蝶形骨、蝶形骨の前方（篩骨）は脊柱を頭側へ延長したものである。後頭骨と蝶形骨は前方凹の湾曲をしていて、胸椎の後湾と比較ができる。

サザーランドは脊柱と頭蓋骨の運動を表すのに同じ専門用語（屈曲、伸展、捻転、側屈―回旋）を使った。ここでの側屈―回旋は、伸展―回旋―側屈と屈曲―回旋―側屈にあたる。

蝶形骨間軟骨結合部の回旋と側屈がそれぞれ異なった運動面で行われるのは、脳と頭部が発生学的にそのように成長するからである。系統発生の過程で、まっすぐの位置で視線が前を向くように頭部が前方に傾いた。

蝶形骨と後頭骨は前額面で回旋して、横断面の垂直軸のまわりでの側屈―回旋時には傾く。矢状面で屈曲と伸展をする。

Dr.サザーランドは実践的な経験と実験を長年重ねていくうちに、治療法を変えて徐々にソフトな療法をするようになった。治療する関節や骨をできるかぎり緊張が緩和する位置へ持っていき、矯正の仕事を身体にゆだねるというように、機能障害は間接的にも治療できると彼は確信する。

サザーランドはキャリアの晩年に髄液またはその波動を治療目的に利用している。髄液の流れを誘導し、それに加えて呼吸と四肢の運動の助けも借りた。

## 4.2　頭蓋仙骨系のバイオメカニクス

頭蓋仙骨メカニズム理論は5つの要素に基づいている。

1. 神経系の能動性
2. 脳脊髄液の波動
3. 相互緊張膜の大脳・小脳鎌、小脳テント、脊髄硬膜（図4.2）
4. 頭蓋骨の可動性
5. 腸骨の間にある仙骨の不随意運動

頭蓋オステオパシーのこの5つの構成要素をここで詳細に記述するつもりはなく、適切な専門文献を挙げておきたい[37,54,57,67,89,90,91,101,102,117,142,143,144,148,150]。しかしこの理論をよく理解するために、いくつかの観点についてはいささか詳細に説明しなくてはならない。

神経系の動きと髄液の波動が共同で頭蓋仙骨系の運動をつかさどっている、つまりモーターの役割をしているのはかなり確実である。他方では、運動パターンの調和にとってつながり合っている膜と骨が極めて重要となる。

脳硬膜はその外葉で頭蓋骨内側に付着していて、縫合線を経て骨膜とつながっている。そのかたわら、部分的に外葉から分離している内葉が脳膜を形成している。こうした脳膜の配置になっているため、頭蓋のインパルスが流れている間、頭蓋骨は特定の運動をするよう強いられる。

大脳鎌と小脳鎌は矢状面に垂直で、鎌の形をしている。前頭縫合に沿った篩骨の隆起部から、矢状縫合に沿って内後頭隆起までと、そこから大孔まで延びている。それぞれが大脳半球、小脳半球を左右に隔てる。したがって大脳・小脳鎌は篩骨、前頭骨、両方の頭頂骨、後頭骨を互いに結んでいる。

小脳テントは前・中・後床突起から、岩様骨上縁、

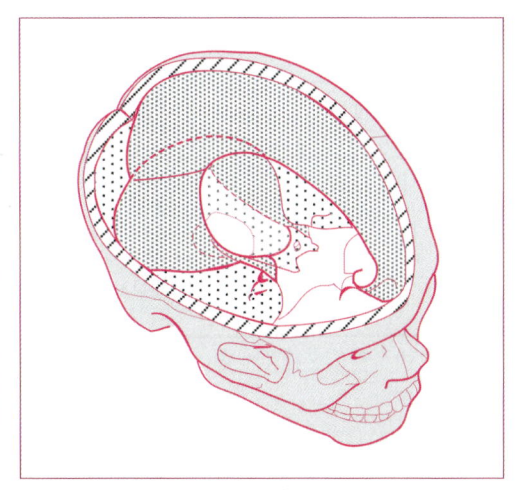

図4.2　頭蓋内の膜：大脳・小脳鎌と小脳テント

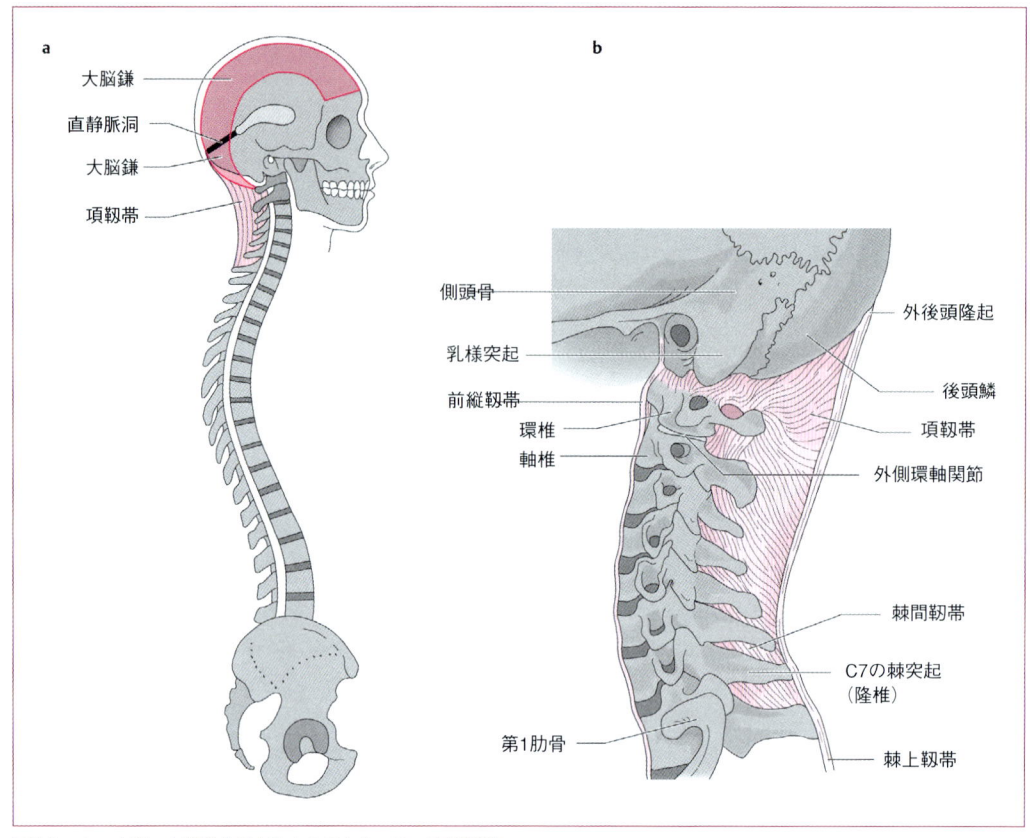

図4.3a、b　大脳・小脳鎌を延長したものとなっている項靱帯

アステリオン内側に沿って広がり、それから後頭骨に沿って内後頭隆起まで至る。小脳テントはいうならば大脳と小脳を隔てている。大脳・小脳鎌と小脳テントの自由縁は大脳・小脳鎌側が脳梁に、小脳テント側が中脳に接する。小脳テントは蝶形骨、側頭骨、頭頂骨、後頭骨を結ぶ。

頭蓋内の膜が脳の静脈血が流れる静脈洞を形成している事実は重要だ。これらの膜が緊張すると、頭部からの静脈血の流れに影響を与えかねない。大脳・小脳鎌と小脳テントはサザーランドが支点と名づけた直静脈洞で融合する。

頭蓋内では内後頭隆起にあたる、後頭骨外側の外後頭隆起が項靱帯に付着しているのに注目していただきたい。

ちょうど同じように、後頭骨内側で小脳テントが形成している横静脈洞は、僧帽筋の停止部である上項線と同じ線上にある。

頭蓋骨外部で項靱帯は大脳・小脳鎌の延長上にあり、僧帽筋の筋膜は小脳テントの延長上にある。

小脳鎌は大孔にしっかりと付着していて、そこから脊髄硬膜に移行する。脊髄硬膜は大脳・小脳鎌や小脳テントのように内葉のみから形成されている。外葉は骨膜に移行する（むしろ骨膜を形成しているといえる）。脊髄硬膜は脊椎管内全体に比較的ゆるく付着していて、特定の部位だけが椎骨にしっかりと根を下ろしている。

しっかりと付着している個所は、頭蓋部で大孔と第2頸椎、仙骨部ではS1/S2の高さである。

脊髄硬膜は脊髄を覆い、末梢神経に沿って椎間孔に至り神経上膜に移行する。椎間孔の中でも骨に固着している。

さらに歯状靱帯を経て椎体に比較的ゆるく付着している個所もある。

硬膜は中枢神経系を包む3つの髄膜の中で外側にある。軟膜は神経塊に密着している。他方クモ膜は軟膜と硬膜の間の空間、いわゆるクモ膜下腔

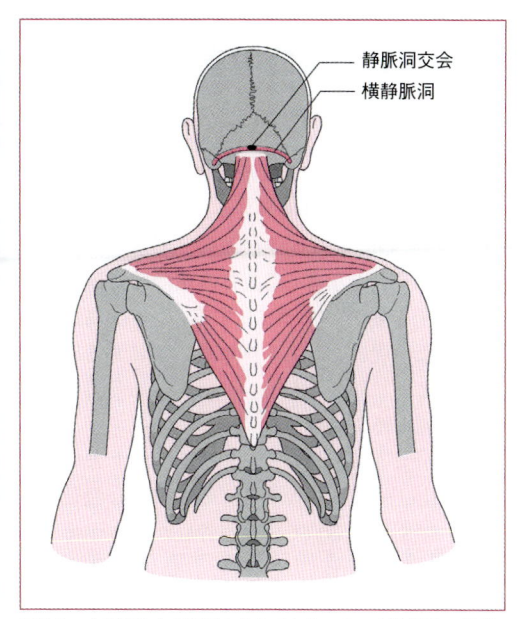

**図4.4** 小脳テントを延長したものとなっている僧帽筋の筋膜

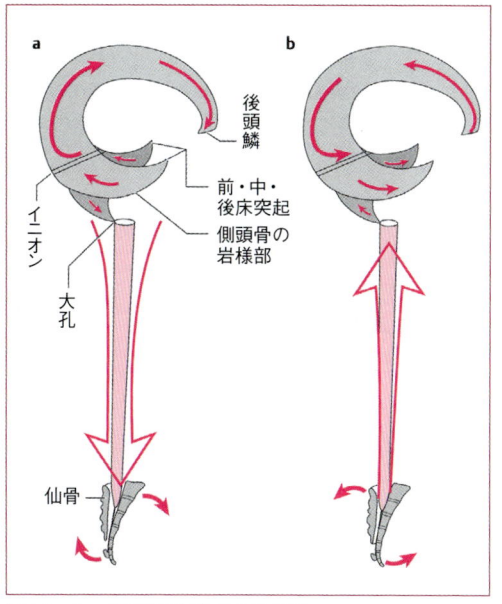

**図4.5a、b** 相互緊張膜とその付着部

をふさいでいる。クモ膜下腔は髄液で充たされていて、脳と脊髄のためのいわばウォーターベットである。

クモ膜下腔は髄液が産生される脳室（脈絡叢）につながっている。静脈洞のクモ膜絨毛で95％の髄液が再吸収され、残りの5％はリンパ系が再び取り込む。

硬膜系が特定の部位に付着している強靭な膜組織であり、管状に延びて体液（脳髄液）と神経塊を包んでいるという事実から、一個所での圧迫や緊張が系統全体に広がることがわかる。比較するために風船の一個所を押してみるとよい。風船のどの部分でもこの圧迫が感じられる。硬膜系全体では5つの付着部があるが、これらに共通する支えはサザーランドが支点と呼ぶところである。

- 隆起部と前・中・後床突起の前
- 両方の側頭骨の外側
- 後頭骨の後ろ
- 仙骨の下

このうちの1つをサザーランドのいう支点を通して牽引すると、他の個所もいっしょに影響を受けるという事実が実践上重要となる。別の言葉で説明しよう。仙骨が変位すると、後頭骨・環椎・軸椎複合体にも側頭骨や蝶形骨にも影響を与えるだろう。脊柱周辺の筋紡錘の感度が鋭いだけに、脊柱への影響はその分大きくなるであろう。

四肢や脊柱を動かすようには頭蓋の縫合線を動かせないが、形状を変えることはできる。頭蓋仙骨の運動であるインパルスによって頭蓋の体積は変化しないが、水圧系全体が形状を変え、脊柱と骨盤も変形する。こういった運動は互いに調和を取りながら行われるので、この系の中の一個所に制限があるとそれがあちこちでも現れてくる。

障害が重大化すると、機能を遂行できるように系統全体が障害に順応する。こうして構造が順応して、最終的には構造変化や変位をもたらす。これが「**相互緊張膜**」という概念の意味である。

**注釈**：頭蓋仙骨の運動の誘因については見解が一致していない。髄液の波動が硬膜系を緊張させ、その緊張が骨にまでおよぶと一般的に考えられている。頭蓋の縫合線の独特な解剖学的構造と硬膜が付着している個所が原因で特殊な運動パターンになる。

## 4.3　頭蓋仙骨メカニズムの運動と機能障害

もう一度述べるが、詳細については適切な専門文献をご覧になっていただきたい。ここではさらに理解を深めるために重要な叙述だけにとどめてある。

### 屈曲―伸展

サザーランドが頭蓋仙骨リズムの2つの相を定義した時、彼の考えでは蝶形骨間軟骨結合部が運動の中心であったために屈曲と伸展と名づけた。後頭骨底部と蝶形骨体底部がなす角の縮小が蝶形骨間軟骨結合部の屈曲になることからこの専門用語はきている。伸展部はこの角を拡大したものになる。

### 屈　曲

後頭骨は後方回旋、蝶形骨は前方回旋して、蝶形骨間軟骨結合部は上昇する。全体として両方の骨は前方へ動く。これは後頭骨と環椎の関係を見る場合に重要となる。**頭蓋骨の屈曲時には後頭骨が環椎上を前方へスライドする**。これは後頭骨の機械的な伸展にあたる。蝶形骨の前にある篩骨は後頭骨と同じ回旋を行う。一対ずつある外側の頭蓋骨は屈曲時に外旋する。

後頭骨が前方へ動いてその底部が上方へ動くと、大孔は前方へ移動する。その結果脊髄硬膜が頭側へ牽引される。そして仙骨底が上方へ牽引さ

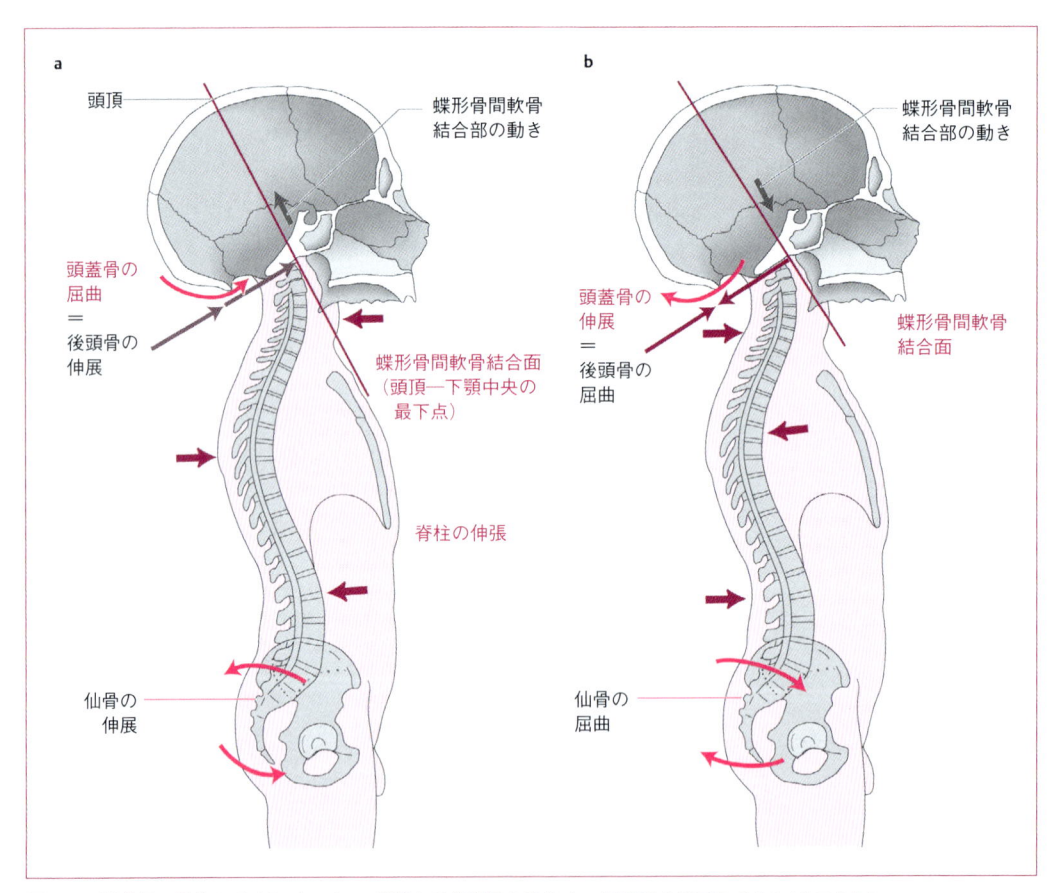

図4.6a　頭蓋骨の屈曲のバイオメカニクス：環椎上の後頭骨の動き、b　頭蓋骨の伸展のバイオメカニクス：環椎上の後頭骨の動き

れ、仙骨が伸展運動をして脊柱が伸張する。

## 伸 展

頭蓋仙骨メカニズムが伸展する時には、今度は反対方向への運動となる。蝶形骨間軟骨結合部は下がり、後頭骨は前方へ、蝶形骨は後方へ回旋する。**後頭骨底部と大孔は後方へ動く**。それは後頭骨の機械的な屈曲にあたる。

硬膜管は下がり、仙骨は前方へ動いてうなずき運動をする。篩骨は後頭骨のように前方回旋し、外側の頭蓋骨は内旋する。

生体固有の力である第一次呼吸メカニズムが誘導する、屈曲と伸展という生理的運動以外の運動（捻転、側屈―回旋、垂直ストレイン、左・右側方ストレイン）についてもサザーランドは論じている。これらを続けて解説しよう。

## 捻 転

捻転も屈曲や伸展と同じように生理的運動である。捻転時には後頭骨と蝶形骨は前後軸のまわりを反対方向へまわる。その動きは蝶形骨の回旋にしたがっている（頭側の椎骨の回旋運動にしたがって脊柱が動いているのと同様）。

右捻転を例に取ってみよう。蝶形骨は右回旋し、右側の大翼は上昇する。蝶形骨間軟骨結合部の関節面は垂直面上ではなく、頭頂から下顎中央の最下点を結んだ斜面上にあるので、関節同士はこの斜面で動く。その結果、右捻転時では後頭骨底部の右側が前下方へ、蝶形骨体が上後方へ動き、左側ではその反対の動きとなる。

これが後頭骨・環椎関節に影響をおよぼす。**右側では後頭骨は前方へ動き、左側では後方へ動く。したがって後頭骨は環椎上で左回旋位と右側屈位になる**。

外側の頭蓋骨は中央にある骨の動きにしたがうので、右捻転時には次のとおりになる。

- 後頭骨底部の右側が前下方：右側の側頭骨は外旋位（＝右後方の四分円が外旋位）
- 後頭骨底部の左側が後上方：左側の側頭骨は内旋位（＝左後方の四分円が内旋位）
- 蝶形骨体と右側の大翼が上方：右前方の四分円は外旋位
- 蝶形骨体と左側の大翼が下方：左前方の四分円は内旋位

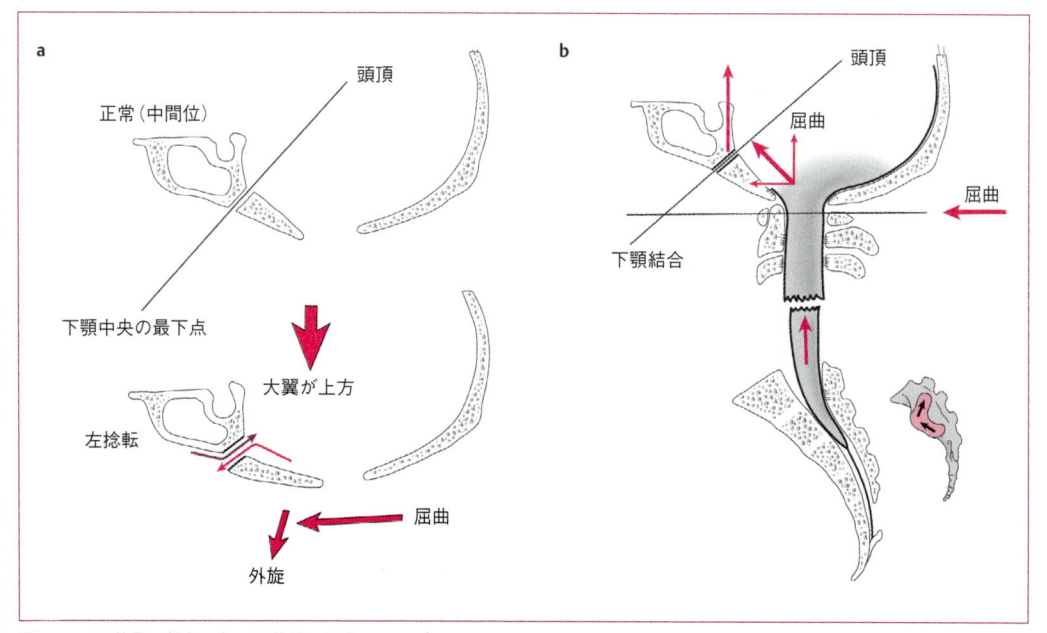

図4.7a　頭蓋骨の捻転、b　頭蓋骨の屈曲

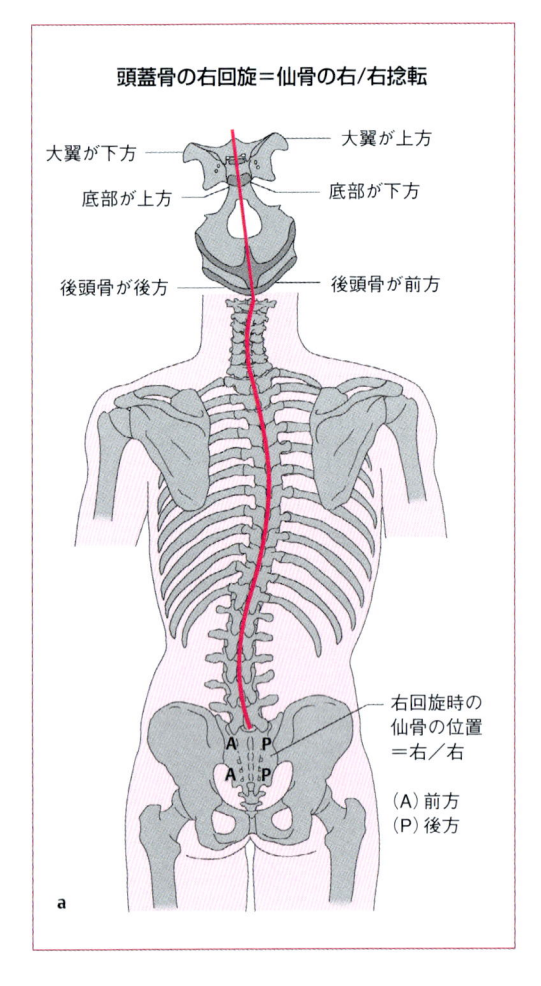

図4.8a、b　右捻転と脊柱・仙骨への影響、c　右捻転

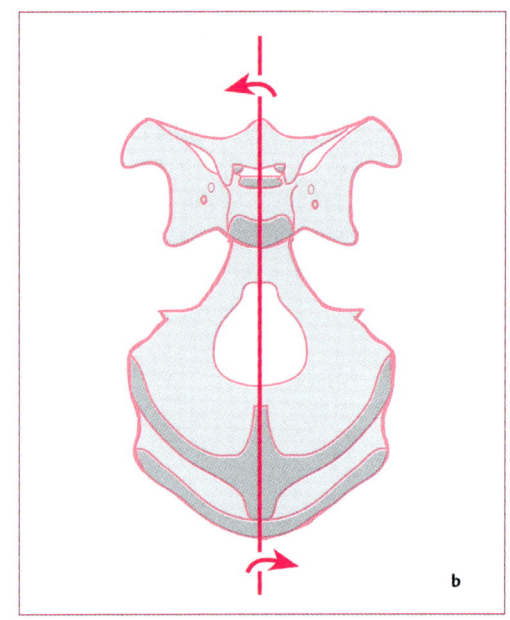

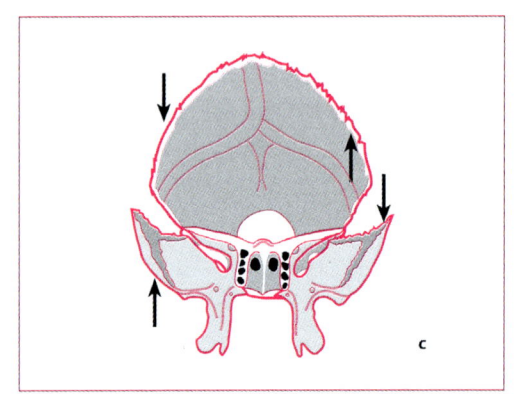

## 骨盤への影響

　頭蓋骨の右捻転時には、後頭骨底部の右側が屈曲位、つまり前方にある。左側は後方で伸展位にある（頭蓋仙骨の見地から）。それによって硬膜の右側が牽引され、左側は比較的緊張が緩む。そのため仙骨底の左側が下がり、右側が上がる。この位置はミッチェルのモデルにある右の軸のまわりを右捻転した時の位置と同じである。

　**注釈**：サザーランドの時代にはミッチェル・モデル[107]はなかったので[156]、仙骨の機能障害に次のターミノロジーが使われた。

1. 仙骨が屈曲位。仙骨底は前方へ—仙骨角下縁は後方へ
2. 仙骨が伸展位。仙骨底は後方へ—仙骨角下縁は前方へ
3. 捻転。仙骨底と仙骨角下縁は同側が前方へ、または後方へ
4. 側屈—回旋。仙骨底の片側が前方へ、仙骨角下縁の片側は後方へ、反対側ではこの逆。これは仙骨片側前屈または片側後屈にあたる。

　仙骨底の後方は回旋を、下がった仙骨角下縁は側屈をさせる。

## 側屈―回旋

　サザーランドによると、側屈―回旋もまた蝶形骨間軟骨結合部の生理的な運動だという。蝶形骨は後頭骨の片側へ側屈し、両方の骨はいっしょに同側回旋する。その運動は大翼が下がっている側にしたがう。

　例：側屈―左回旋

　側屈すると蝶形骨と後頭骨は右側で接近する。左回旋すると蝶形骨体も後頭骨底部も左側に傾く。頭蓋冠はこのため独特な形状になる。

　頭の周囲長は右側の方が短くて頭の形に丸みがなく、左側の方が長く丸みがある。

　蝶形骨間軟骨結合部の右側屈によって「関節の左側が開き」、それが環椎上の後頭骨の位置に影響をおよぼす。

　左側では後頭骨が後方へスライドする。

　右側では側屈によって前方へ牽引される。

　**したがって後頭骨は環椎上で左回旋位と右側屈位にある**（そのようにまた水平になる）。

　蝶形骨間軟骨結合部の左側が下がっても、後頭骨が右側屈して調整される。

　外側にある頭蓋骨はこの場合次のように順応する。

　後頭骨底部の左側が下方：左の側頭骨が外旋位＝左後方の頭蓋骨の四分円は外旋位。

　後頭骨底部の右側が上方：右の側頭骨が内旋位＝右後方の頭蓋骨の四分円は内旋位。

　左側の大翼が下方：左前方の四分円は内旋位

　右側の大翼が上方：右前方の四分円は外旋位

　頭蓋骨が他と調和を取るために順応を強いられるように、脊柱と生体の他の部位も同じことを強いられる。環椎上の後頭骨が左回旋―右側屈すると、後頭骨・環椎・軸椎複合体や脊髄硬膜、腰仙移行部にも影響がおよぶ。

　後頭骨が左後方にあると、頭蓋仙骨領域で後頭骨は伸展位にあることになる。

　硬膜管の左側の緊張が緩和すると、仙骨底の左側が下前方へ下がることができる。右前方には後

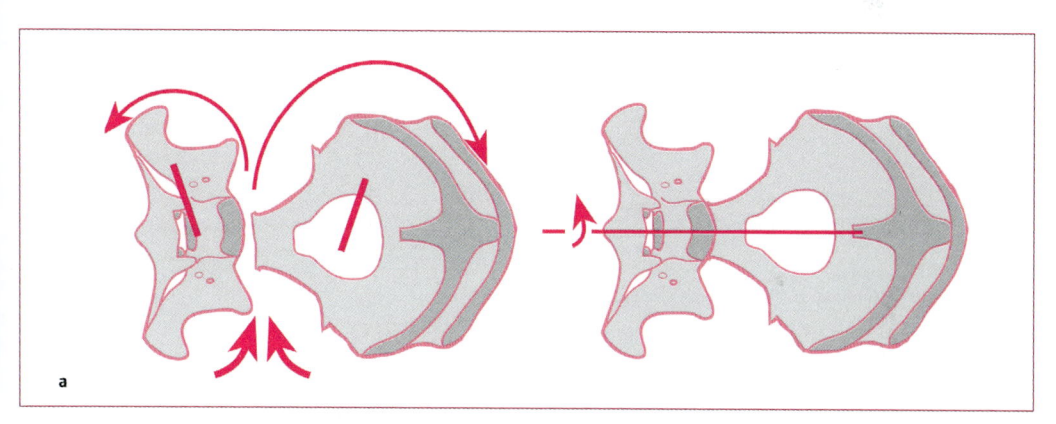

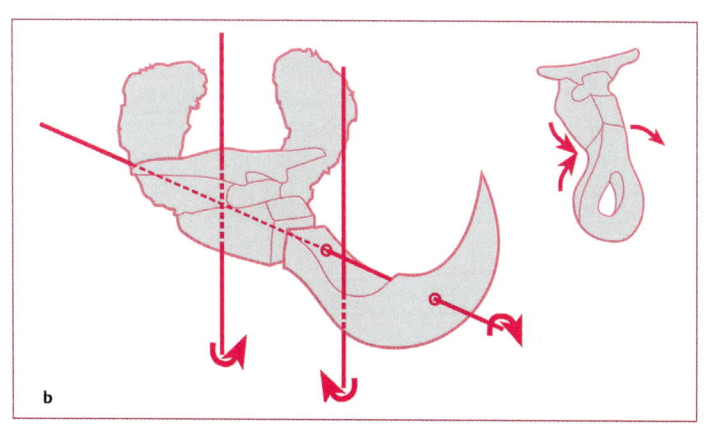

図4.9a、b　側屈―右回旋

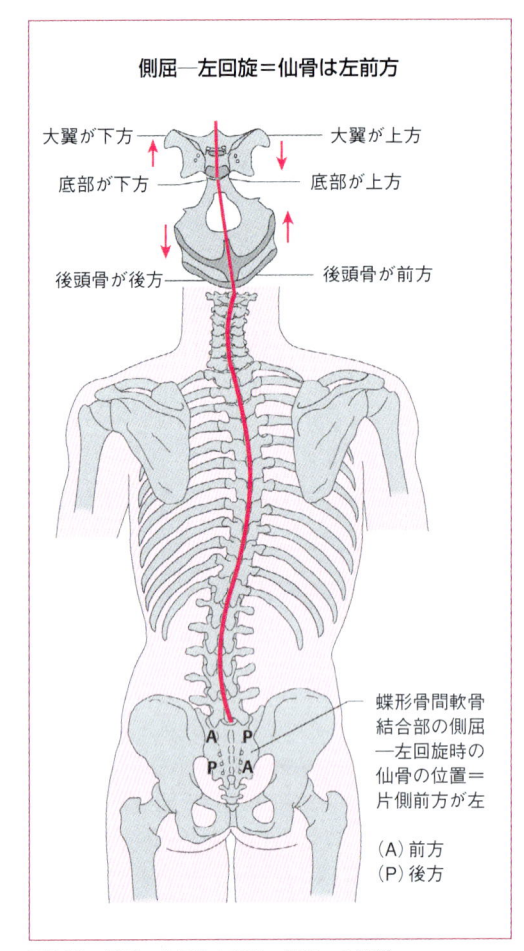

**図4.10** 側屈―左回旋と脊柱・骨盤への影響

（図中ラベル）
側屈―左回旋＝仙骨は左前方
- 大翼が下方
- 大翼が上方
- 底部が下方
- 底部が上方
- 後頭骨が後方
- 後頭骨が前方
- 蝶形骨間軟骨結合部の側屈―左回旋時の仙骨の位置＝片側前方が左
- （A）前方
- （P）後方

頭骨がある。つまり頭蓋仙骨の見地からいうと屈曲位にある。硬膜管が緊張すると、仙骨底は頭側後方にとどまる。仙骨は右回旋する。これは蝶形骨間軟骨結合部の屈曲―左回旋時に後頭骨と蝶形骨が右回旋することにあたる。

**注釈**：平衡器官が機能するためには、平衡器官（水準器にたとえることができる）と両目は水平面になければならない。また眼筋に負担がかかりすぎないように、両目は同じ前額面にないといけない。主に頭部の関節がその順応を行う。

## 垂直ストレインと左・右側方ストレイン

前述した4つの生理的な運動と並んで、蝶形骨間軟骨結合部のいわば非生理的な運動がある。

垂直ストレインでは蝶形骨間軟骨結合部で頭尾側へのシフトが起こる。蝶形骨体は後頭骨底部との兼ね合いで上方または下方へシフトする。それに応じて顔面頭蓋、または脊柱、骨盤にも影響が出てくる（屈曲―外旋位または伸展―内旋位）。

左・右側方ストレインでは後頭骨と蝶形骨は水平面でシフトする。この場合脊柱にはっきりとした影響をおよぼすことはない。

ストレインはたいてい屈曲、伸展、捻転、側屈―回旋といった他の頭蓋骨の機能障害といっしょに見つかる。蝶形骨や後頭骨の影響がおよぶ領域に外傷があるか、緊張が続いている場合が多い。

- 殿部からの転倒、後頭部への打撃、脊髄硬膜におよぶ緊張は後頭骨に負担をかける。
- 顔面に外傷を負うか、腹側の筋膜の牽引が続けば、反対に蝶形骨が影響を受け、蝶形骨のストレインを招く。

### 蝶形骨間軟骨結合部の圧迫性機能障害

圧迫性機能障害は歪みを誘発しないという点では、脊柱や他の頭蓋骨に重大な影響をおよぼさないといえる。ただ第一次呼吸メカニズムの動きにかなりマイナスの影響を与えるだけに、圧迫性機能障害がある場合は最初に治療しなければならない。これは外傷性の機能障害で、後頭骨と蝶形骨に明らかな運動制限がある。

殿部からの転倒、後頭骨・眉間・鼻根点への打撃が原因として考えられる。

圧迫は出産時によく起こる。頭が産道でひっかかり、陣痛によって胎児に圧力がかかる場合である。

## 骨組織の障害

### 頭蓋冠の骨組織の障害

骨は化骨点から末梢へと成長していくので、縫合線の圧迫が頭蓋冠の骨組織の障害で一番に考えられる原因である。脳膜の緊張もまた原因として挙げられる。

主に子宮内や周産期に出てきた要因が縫合線を圧迫する。この障害が成長期にだけ現れるのはオステオパシーの考えではしごく当然のことだ。

### 頭蓋底の骨組織の障害

四肢の骨と同様に頭蓋骨でも成長する個所が外傷、圧迫、緊張の持続にさらされると奇形を招くおそれがある。蝶形骨、側頭骨、後頭骨、あるいは仙

骨がこれに見舞われると特にひどい事態となる。

　上記の骨はみな出生時にはいくつもの部分に分かれているが、8歳から12歳になってから最終的に接合する。これらの骨の奇形は、蝶形骨間軟骨結合部や頭蓋頸椎移行部の変位をもたらすため、運動器に影響を与えかねない。

　こういった骨組織の障害が身体の特定の部位での特殊な障害の原因になることがある。

- 蝶形骨の前後に障害があると顔面頭蓋（特に目）にその影響が現れる。
- 側頭骨の障害は耳、平衡器官、顎関節に悪影響をおよぼしかねない。
- 仙骨の骨組織の障害は脊柱や下肢の平衡状態と運動能力にマイナスの影響を与えることがある。
- 後頭骨・環椎部位の障害は、平衡状態だけにとどまらずに一番広範囲に影響をおよぼすと思われる。
- サザーランドは後頭骨底部と顆部の奇形が多くの症状にかかわっていると見た[101,102]。
  ○ 孔部の圧迫や膜組織の緊張による第6～第12頭蓋神経の障害／硬膜は自らがしっかりと付着している孔まで、頭蓋神経に付随していることを忘れてはならない。
  ○ 血行障害／95％の静脈血は頸静脈孔を通って頭部から出ていく。後頭骨底部や顆部がずれるとこの開口部が変化する可能性がある。他方、頭蓋底の変位は蝶形骨間軟骨結合部の機能障害の原因となり、膜組織の緊張を招く。それに静脈洞がかかわると脳の血行に影響が出ることになる。
  ○ 大孔の内腔の変化で脳幹に圧力がかかり、広範囲に影響がおよぶ。髄質と橋は後頭骨底部と蝶形骨間軟骨結合部にある。錐体路の損傷はしばしば脳の痙性不全麻痺の原因となる。後頭骨底部の変位がそれに関係する。

**注釈**：神経塊が圧迫されなくとも神経機能に障害が現れる。血液補給に障害が生じているだけで十分である。圧力がかかるか膜組織が緊張すると、神経に補給をする血管を刺激する。

　前述したように、脳膜の一個所での緊張は硬膜系全体におよぶ。硬膜が大孔とS2にしっかりと付着しているので、この部位に奇形があると支持器官全体に影響をおよぼすことになる。このことから後頭骨の骨組織の障害をもう少し詳しく見てみよう。

**後頭骨の骨組織の障害**

　頭蓋底は軟骨、頭蓋冠は膜組織に由来していることにもう一度言及した方がよいだろう。したがって頭蓋冠は頭蓋底よりも順応しやすい。

　出生時や乳幼児期には膜組織は骨よりも抵抗力がある。膜組織はいくつもの部分からなる骨を結びつけている。

　よって周産期の外傷や緊張、乳幼児期の事故もまた、骨が成長する個所に影響をおよぼすことになる。その影響は直ちに現れるか、よくあることだが後の急激に成長する時期になってから現れる可能性がある（側湾症、前湾・後湾症、交差咬合など）

　出生時には後頭骨は4つの部分に分かれていて、硬膜と頭蓋骨膜に支えられている。

1. 後頭鱗
2. 両方の外側塊または顆部
3. 2と同上
4. 底部
5. これら4つの部位が大孔の縁部を形成する。

　両方の後頭顆は出生時にはまだ十分に発達しておらず、3分の2は顆部から、3分の1は底部から形成されている。環椎もまたいくつかの部分に分かれている。

　後頭骨とは反対に関節面は早くから形成される。その上、強い靭帯である環椎横靱帯が環椎の椎弓を固定している。このため後頭顆や大孔の方が環椎より変形しやすい。後頭顆と環椎の関節面が前内側を向いていることは重要な事実である。

　両方の関節の長軸は前方で蝶形骨間軟骨結合部の下の1点に収束し、30度前後の角度をなしている。強制的な屈曲・伸展運動があると顆部が「脱線しそうになる」ので、成長する個所の圧迫を招くおそれがある。

　頭蓋底の変形が一番よく起こるのはおそらく出生時だろう。

　正常な自然分娩では、産道を通ってくる時に特定のパターンで新生児の頭に圧力がかかる。また頸椎が回旋や屈曲・伸展運動をする。産道が何らかの理由でその子供の頭には狭すぎると、母親の陣痛で弱い構造が負けてしまうほどの圧力が頸・後頭部の移行部にかかる。その時児頭がどういう位置にあるか次第で圧力が特定の個所にかかるこ

とになり、ある種の障害へとつながる。

矢状面で圧迫されると（上後頭骨への均等な圧力）、顆部が強く前方へ押し出される可能性がある。それによって顆部の位置が変わりかねない。

大孔と頸静脈孔の内腔は縮小する可能性がある。後頭骨と側頭骨の間にある縫合線が圧迫される結果となる。その圧力で後頭骨底部がシフトすることもある。ここから垂直ストレインが生じる（後頭骨底部を尾側へシフト）。

特に上後頭骨の形状とイニオンの位置を見て、こういった位置関係を施術者は触診で探り出せる。児頭が環椎上での回旋位にあり、後頭骨に斜めから圧力がかかるのなら、顆部が前方へ押される可能性がある。その後この顆部が前内側へ移動して、反対側にある顆部は外側へ移動する。捻転、側屈―回旋または左・右側方ストレイン（後頭骨底部を外側へシフト）は、蝶形骨間軟骨結合部に影響を与えかねない。

大孔と頸静脈孔は変化する可能性がある。後頭骨と側頭骨の間にある縫合線が圧迫されることもある。施術者が後頭骨と環椎外側塊の関係を診たり、項線（または上後頭骨）の左右を比較するとこの変位に気がつく。どちらの場合でも脊柱の状態とマッスルトーンに影響がおよぶ。

- 顆部の位置次第で仙骨までの硬膜管と、前方は鶏冠までの硬膜管の緊張に影響が出る。
- 屈曲・伸展する度合いが上昇するため、左右対称の変位が明らかになる。
- 後頭顆の位置が左右不対称であれば骨盤と硬膜管の捻転につながる。
- 後頭下筋とマッスルトーンの間には特別な関係がある。
- 筋紡錘は感受性が高い。項部の短筋である後頭下筋部にはその筋紡錘が極度に多いので、一般的な筋緊張の調整やとりわけ平衡状態のために重要な部位となっている。

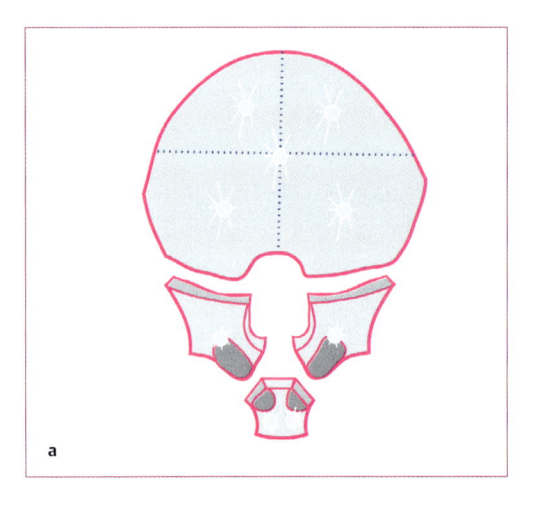

図4.11　新生児の a 後頭骨、b 環椎と軸椎

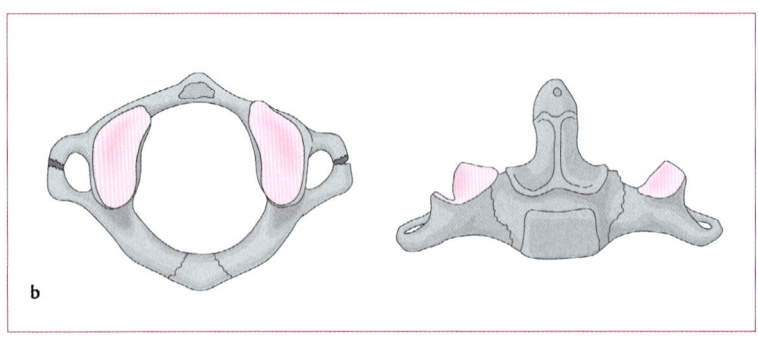

注釈：
- 整体療法士が行った両足にかかる体重を計測する実験で、C2に手技を施すと大脳・小脳鎌の緊張が緩和することや、顎関節の治療で体重の分散にはっきりとした改善が見られることがわかった[153,154]。オステオパスにはこの3つの構造と項部の短筋との関係がわかることだろう。
- 項部の短筋には筋肉1㎠あたりの筋紡錘が殿筋群の6倍前後もあることが、顕微鏡による調査で証明された。
- フィオラ・フライマンは頭蓋骨をたくさん収集して、頭蓋底の変形はよくあり、顆部の変位や奇形、また大孔、頸静脈孔、舌下神経管の変形がしばしばいっしょに現れることを示した[57]。ほとんどの症例で頭蓋冠が不均衡に歪んでいる。頭蓋骨が側方へ歪んでいると、頭頂もそのようになっている。それがどの程度の症状になるかは、生体の順応力次第である。
- コールとM.パターソンの研究結果から、筋筋膜の緊張やアンバランスが長く続くと構造変化を招くことが十分に推測できる[79,112]。
- 斜台と蝶形骨間軟骨結合部面が、垂直面に対して仙骨の長軸や岬角と同じ傾き方をしているのを観察できるのは興味深い。

## 仙骨の機能障害

頭蓋仙骨メカニズムが「コアリンク」である脊髄硬膜を介して仙骨の機能障害に影響をおよぼしている。

1. 仙骨のうなずき運動：頭蓋骨の伸展
2. 仙骨の起き上がり運動：頭蓋骨の屈曲
3. 仙骨の捻転：蝶形骨間軟骨結合部の捻転
4. 仙骨の片側屈曲：側屈―回旋

仙骨の機能障害の誘因には外傷、歪んだ姿勢を続けること、腰椎の機能障害、内臓障害が考えられる。小さな子供がよく殿部から転ぶことを忘れてはならない。

膜組織の緊張が不均衡になって筋肉がアンバランスになるという考えをもう少し進めていくと、この問題を治療しないまま放置しておけば、脊柱側湾症や他の部位の不均衡の原因になることが容易に考えられる。

ハロルド・マグーン（Harold Magoun）を始めとする何人もの著者は、硬膜の不均衡な緊張は成長にマイナスの作用をおよぼすと推測している。子供や青少年に見られる脚長差は大人になっても完全に解消されないようだ（トラベル（Travell）とサイモンズ（Simons）[145]）。神経が神経インパルスを伝える他に支配している構造の栄養機能になくてはならない分子も運搬することを考えると、筋膜や膜組織の緊張は成長期の組織の栄養機能に影響を与えることになり、そこから不均衡が生じかねない。

> 最適で調和の取れた成長を可能にするためにも、新生児にぜひオステオパシーの診察と場合によっては治療を受けさせるべきだというのが、今まで述べたことからの結論である。

## 4.4　頭蓋の機能障害と変位の末梢への影響

頭蓋仙骨の機能障害はその軸骨格にだけではなく四肢にも障害を与える。内臓器官さえも影響をこうむる。

サザーランドはまぎれもなくすばらしいオステオパスであった。彼のようにスティルの考え方を吸収した者はいなく、その上すばらしい観察力を持っていた。彼は自身の観察力、触覚、実験好きな性質を基に頭蓋仙骨メカニズムの「鍵を解く」のに成功しただけではない。この頭蓋仙骨メカニズムが身体全体におよぼす影響を見抜いたのだ。彼は生体全体が頭蓋仙骨メカニズムと似た動きをすると確信していた。

胸式呼吸の吸気時には、頭蓋骨はその屈曲相にあるように広がり、呼気時には伸展相にあるような運動をする。サザーランドはまた、胸式呼吸の吸気時や頭蓋骨の屈曲相では身体全体が外旋をし、

反対の場合は内旋をすると確信した。そこから2つの運動パターンがあるという結論が出る。
- 外旋と外転が関連する屈曲のパターン
- 内旋と内転が含まれる伸展のパターン

腕と脚を完全に内旋させた場合と、完全に外旋させた場合の吸気を比較する簡単な実験でこれが確かめられる。四肢を外旋させた場合の吸気の方がずっと深い。

筋肉連鎖の説明(第8章、p.77ページ参照)はサザーランドのモデルにしたがった。わたしたちは半身ごとに2つずつ筋筋膜連鎖があると考えている。
- 屈曲の連鎖
- 伸展の連鎖

伸展の連鎖が両側で優位であるなら脊柱は伸張し、頭部と四肢は屈曲位、外旋位にある(そして四肢にとっては外転)。

屈曲の連鎖が優位であるなら脊柱がさらに湾曲し、四肢と頭蓋骨は伸展位、内旋位にある(そして四肢にとっては内転)。

優位な連鎖が左右で異なれば、半身は屈曲のパターン、もう半身は伸展のパターンを取る。

筋肉連鎖の章で、1つの連鎖が優位の際に骨と関節がどのように働くかの詳細がある。そこから発生すると考えられる機能障害についての説明もする。

四肢も内臓も、また頭蓋底も1つの筋肉連鎖が優位となる誘因になりうる。どちらにしても、蝶形骨間軟骨結合部、また後頭骨・環椎・軸椎複合体はしかるべく位置にあり、腰仙移行部もそれに合わせた位置に見られるだろう。

# 5　ジョン・マーチン・リトルジョン(John Martin Littlejohn)のバイオメカニクス・モデル—脊柱の力学 [36,51,52,53,88,94,97,126]

## 5.1　歩み

　ジョン・マーチン・リトルジョンは健康上の理由から英国を去って、アメリカに移住した。頸部の疾患が治癒不能であるといわれていたのだ。アメリカに到着してから、ドクター・スティルという医師が治療で驚くべき成果を上げていると聞き、訪れる決心をした。

　スティルは彼を疾患から解放しただけではない。スティルのおかげでリトルジョンはオステオパシーに魅せられ、カークスビルで教育を受けるまでになった。リトルジョンは何年かスティルのそばにいて、アメリカン・スクール・オブ・オステオパシーで講義をし、学部長の地位にあった。20世紀の初めに2人の兄弟といっしょに、シカゴで「アメリカン・カレッジ・オブ・オステオパシー・アンド・サージェリー」を創立する。

　シカゴで医学過程を終了、博士号を取得してから、彼はイギリスに戻ってきた。1917年にロンドンで「ブリティッシュ・スクール・オブ・オステオパシー」を創立する。ジョン・マーチン・リトルジョンはアメリカからイギリスへ渡った最初のオステオパスではなかった。それ以前にも、ダナム(Dunham)、ウィラード・ウォーカー(Willard-Walker)、ホーン(Horn)といった何人かがイギリスへ渡り、「ブリティッシュ・オステオパシー・アソシエーション」を1911年に設立していた。それでもオステオパシーはリトルジョンとともにヨーロッパにきたといってもよい。何十年にもわたってイギリスの(そしてヨーロッパの)オステオパシーを形作ってきたのは彼の脊柱のバイオメカニクス理論なのだ。

　リトルジョンはオステオパシー界の**機械工**そのものといわれている。彼の脊柱の機能に対する見方はかなり力学的であるのは確かだが、機能性重視で全体観に貫かれている。彼の考えでは、脊柱(また脊柱と運動器)は特定の力学の法則に支配されている1つのユニットである。たとえば脊柱はいつも重力の影響下にある。個々の脊柱の部位も単独で働くのではなく、体幹全体が1つのユニットとして内外からの影響に反応している。

　彼もまたすべてのオステオパスと同様に、同一パターンが度々患者に見つかり、機能障害が同じ領域で、しばしば同じ症状で起こることに気がついた。それがこのパターンを力学的に解明しようとするきっかけとなる。今日ヨーロッパで知られているような頭蓋オステオパシーも内臓オステオパシーも初期の何年かは浸透していなかったと、ここで触れておかなければならない。

　スティルもリトルジョンも、病気の発生とその治療の際に決定的に重要なのは脊柱だと信じていた。熱心な生理学者であったリトルジョンは、脊柱のバイオメカニクスを説明するために生理学の法則の助けを借りた。

　彼は著書「脊柱の力学("The mechanics of the spine")」の中で面白い思考モデルを紹介しており、重力線、回旋軸、脊柱曲線、カーブ、湾曲で機能障害と姿勢のパターンを解説している。

## 5.2　「脊柱の力学」と身体の重力線

　物理学では圧力と張力が重要な役割を果たしている。人体生理学でも同様である。細胞の新陳代謝はかかる緊張の度合いに左右される(関節症の発生や椎間板と軟骨への補給などを見よ)。

　カパンディ(Kapandji)[74]は脊柱の安定のために脊柱曲線が重要であると書いている($R = N^2 + 1$、

R＝抵抗、N＝曲線の数)。

この他にも、1つの湾曲を片側に曲げると湾曲の凸側が曲げられた方向へ回旋する傾向を持つという生理学的法則がある(中間位—側屈—回旋を参照)。

**注釈**：人間の体幹が膨張力を持った2つの腔から成り立っているのに気づくと面白い。肺も腸も空気を含んでいて膨らむ傾向がある。胸腔も腹腔も内側に向けて作用する筋肉に囲まれている。

どの位置にあっても同じ緊張の基盤を維持する性質が筋肉にはある。通常では内側に向かう力と緊張を維持する力、両方の力は相殺されている。

こういった力が相殺される現象を硬膜管でも見ることができる。硬膜管は髄液が通ると水の柱となり、1つのユニットとして機能する。体幹全体が1つになって働く。

リトルジョンは6本の重力線を挙げていて、それらを使って重力下にある脊柱の働きや、パターンが繰り返される機能障害がいつも発生することの説明を試みている。

## 中央の重力線 (central gravity line)

実際には左右にある2本のラインである。次のように走行している。
- トルコ鞍の1cm前後後方
- 環椎の関節面の1cm前後前方
- C3‐C6の横突起の中央を通る
- Th4の椎体の前
- K2‐K10の肋椎関節を通る

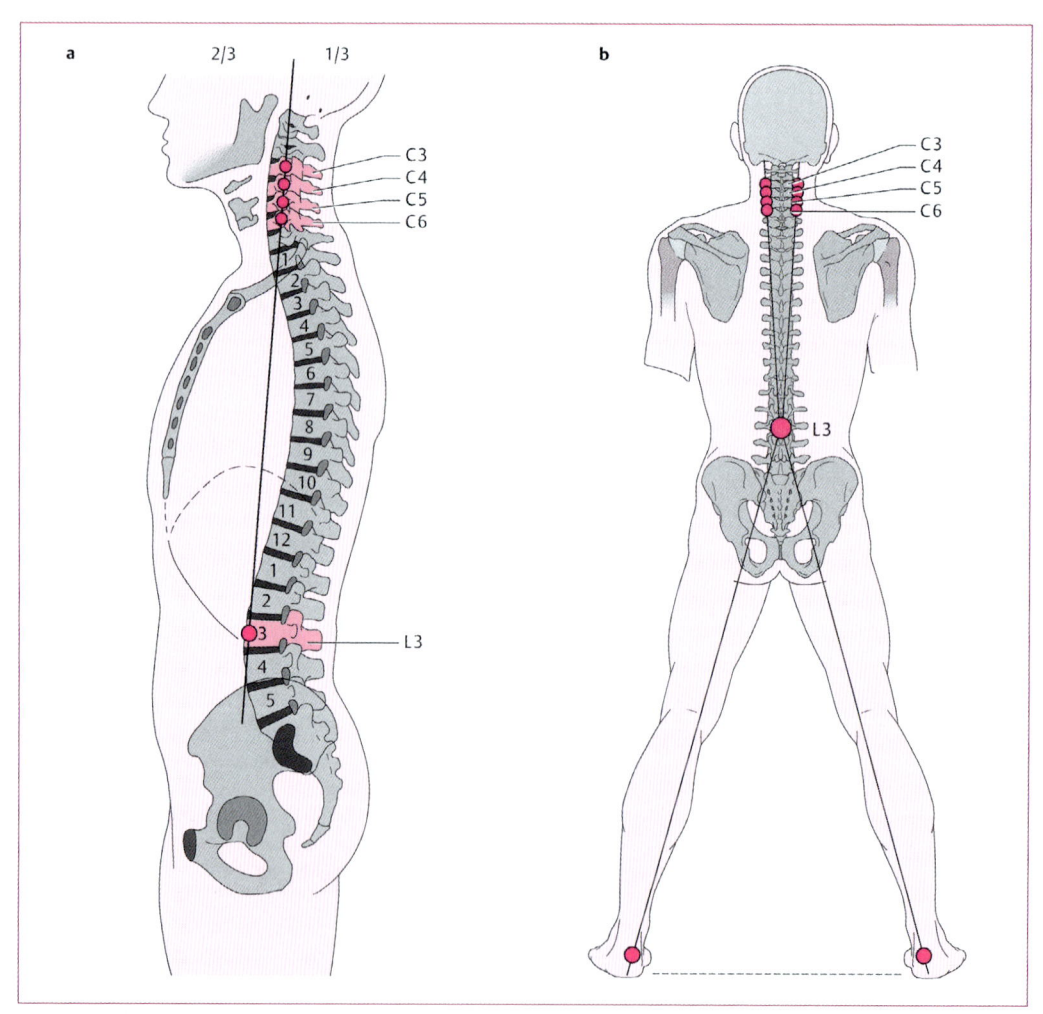

図5.1a、b　中央の重力線の走行

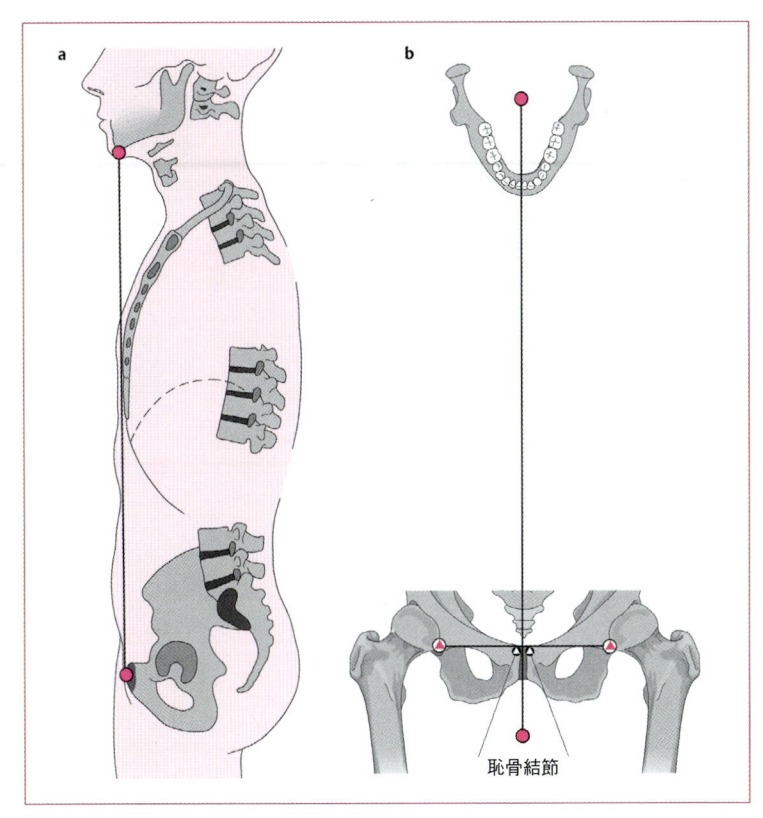

図5.2a、b
身体前方のラインの走行

- L3の椎体を通る
- L3の高さで2本のラインは別れ、両脚を通って足首の中央まで走行

このラインは変化のあるラインで、姿勢に順応するために走行を変えることがある。

## 身体前方のライン(anterior body line)

　中央の重力線に平行で、下顎結合から恥骨結合まで走行している。その走行は胸腔と腹腔の圧力比率によって変化する。身体前方のラインは腔内の平衡状態と圧力比率の間の相互関係を知るヒントになる。平衡状態が変化すると、腹腔と胸腔内での圧力比率が変わってそれに順応しようとする。

　たとえば腹部で圧力が高まると身体前方のラインの走行が変化し、それにしたがって中央の重力線の走行も変わる。

　隔膜が腔内の圧力均衡にとって重要なので、身体前方のラインは隔膜と密な関係にある。腹壁の緊張は横隔膜の緊張と関連する。考えられるシナリオは次の2つである。

### 身体前方のラインが恥骨結合の前へ走行

- 腹壁にかかる圧力が高まる
- 鼠径靭帯の緊張が高まり、鼠径ヘルニアになる可能性がある
- 頸椎の前湾が進む
- 顎が前上方へ突き出る
- 頸胸移行部、胸腰移行部、腰仙移行部が緊張
- 膝の反張
- 耳鼻咽喉系の病気にかかりやすくなる

### 身体前方のラインが恥骨結合の後ろへ走行

- 腹腔の圧力が後方に移動し、下腹部の器官、大動脈、腸骨部の血管にかかる
- 頸椎が伸張し、顎が引っ込む
- 胸椎が後湾し、肩甲骨の間が緊張
- 肩が下がる
- 腰椎の過度の前湾を招く傾向
- 胸部が平らになる
- 内臓下垂の傾向
- 仙腸関節部位が緊張
- 膝の伸展拘縮

- ハムストリングスが牽引される
- 踵に体重がかかる

### 前後方向のライン

　後頭点から出発して環椎の前結節を通り、Th11とTh12の椎体、L4‐L5の椎弓関節を経てS1を横切り、尾骨の先端で停止する。

　このラインによって脊柱全体が1つのユニットとして働き、Th11とTh12が前後方向の平衡と体幹の捻転の鍵となる。腕や脚に偏った負荷がかかるか、体幹が捻転する、あるいは脊柱がまっすぐになるとTh11とTh12に負担がかかる。これらの椎骨は腹部の血行にも関与する。

### 後前方向の2本のライン

　2本のラインは大孔後縁から出て第2肋骨を通り、L2とL3の椎体を経て股関節で停止する。前後方向のライン同様Th4の前を走行している。

　2本のラインは後頭骨・環椎関節を第2肋骨、Th2と結んでいるので、頚椎を均等に緊張させる。立位時には股関節にかかり、座位時には恥骨結節にかかる圧力の比率を調節する。これらのラインの主な機能は、項部、体幹、両脚の間、また腹部と胸部の間の緊張関係を最適に維持することである。

　前後方向のラインと後前方向への2本のラインでいわば力の多角形ができる。

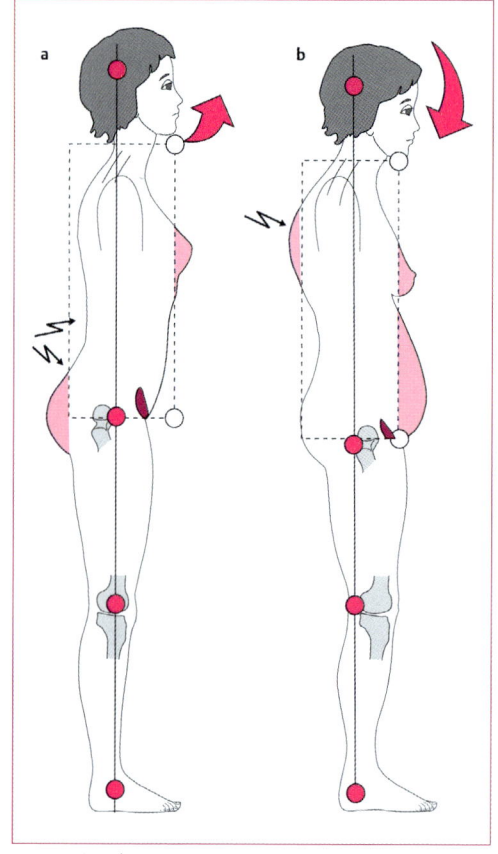

図5.3a、b　身体前方のラインの前後方向への移動

## 5.3　力の多角形

　力の多角形は2つの三角錐から形成されていて、Th4の椎体の前にその頂点がくる。後前方向の2本のラインと前後方向のラインは互いにバランスを取り、Th4の前で交差する。3本のラインのベクトルの和はL3を通る中央の重力線となる。

　下の三角錐は股関節と尾骨からなる丈夫な基盤を持っている。上の三角錐の基盤は大孔で、筋筋膜構造によって安定している。骨盤の機能障害や後頭骨・環椎・軸椎の変位はTh3-Th4に影響をおよぼす。

　歩行時に2つの三角錐は反対方向へ回旋する。これは腕と脚の動きが反対になることからわかる。

　左脚が立脚で右脚が遊脚の場合、下の三角錐は右回旋で凸に、上の三角錐は左回旋で凸になる。中央の重力線はL3と股関節を結ぶ。

　前後方向のラインはL3を経て、環椎と尾骨を結んでいる。そこに第3の三角錐ができる。やはり骨盤が丈夫な基盤となり、L3を頂点としている。

　3つの三角錐は下の2つが直接的に、上の三角錐は筋筋膜の緊張を通して間接的に腔内の圧力比率によって変化する。

　吸気と呼気は胸部と腹部の圧力を変えるだけではない。吸気時には脊柱が伸張する。

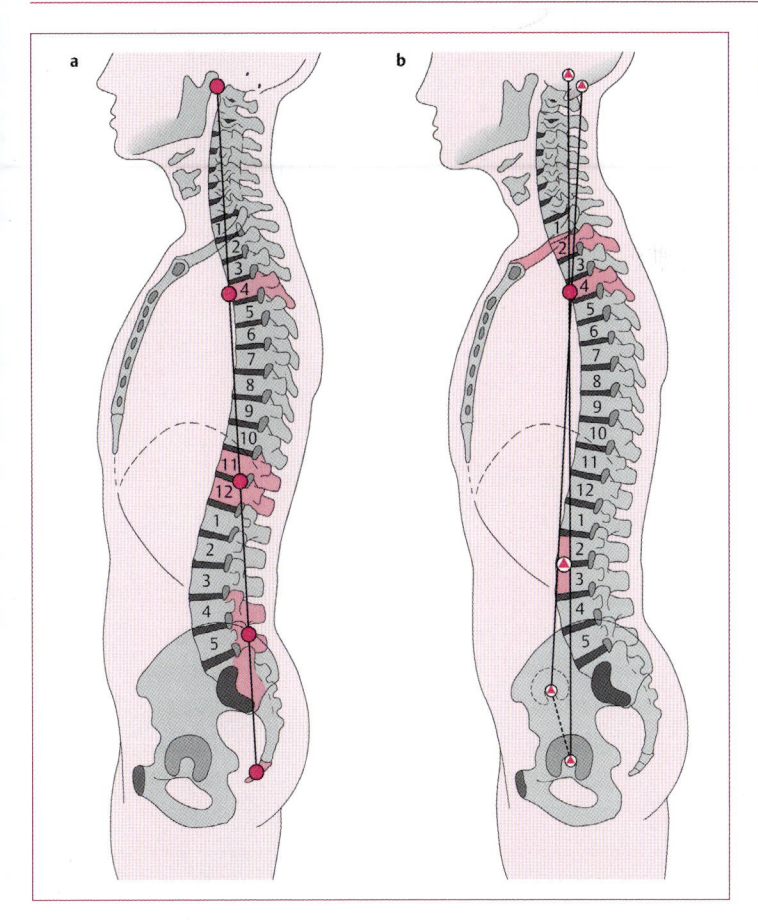

図5.4a、b 力の多角形を形成する前後方向のラインと後前方向の2本のライン

## 5.4 湾曲、回旋軸、2重湾曲

### 湾 曲

解剖学的に見ると脊柱は4つの湾曲からできている。

- 頸椎部：環椎-Th1
- 胸椎部：Th2-Th12
- 腰椎部：L1-L5
- 仙骨部：仙骨-尾骨

リトルジョンも脊柱を4つの湾曲に分けたが、機能に視点を置いている。彼は湾曲をいわば回旋軸で区切られた脊柱の部位と定義している。4つの湾曲は全体で動く。

機能という観点から見た湾曲は次のとおりである。

- 上部の湾曲：C1-C4
- 中部の湾曲：C6-Th8
- 下部の湾曲：Th10-L4
- 仙骨

湾曲を機能で分類するこの方法で、それぞれの脊柱の部位が互いにどのように働くか表すことができる。リトルジョンの重力線のモデルは受け入れられるものであり、それぞれの筋群の働きを理解した上で個々の椎骨の解剖学的特性を考えると、ある特定の椎骨が回旋軸となることは理解できる。

### 回 旋 軸

解剖学的、生理的、機能的な回旋軸がある。
**解剖学的な回旋軸**は特殊な椎骨である。独自な解剖学的形状をしているため、その脊柱の部位は特殊な働きを強いられる。解剖学的な回旋軸は、

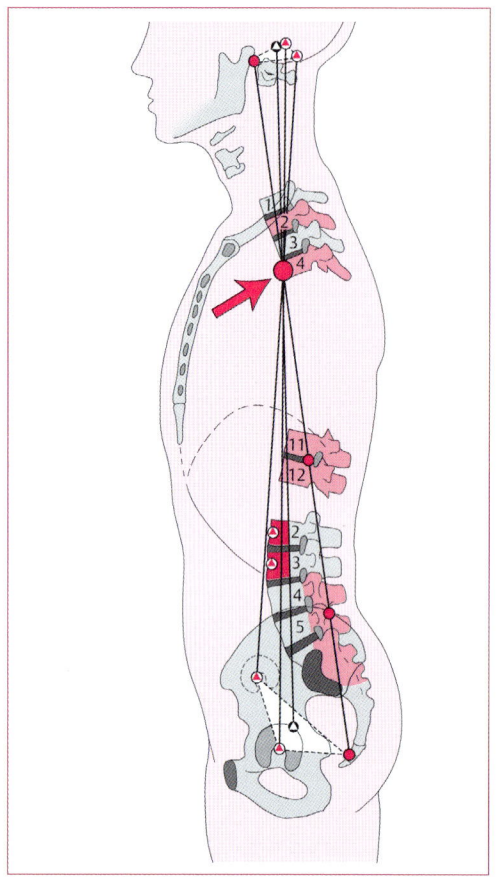

図5.5　リトルジョンの説による力の多角形

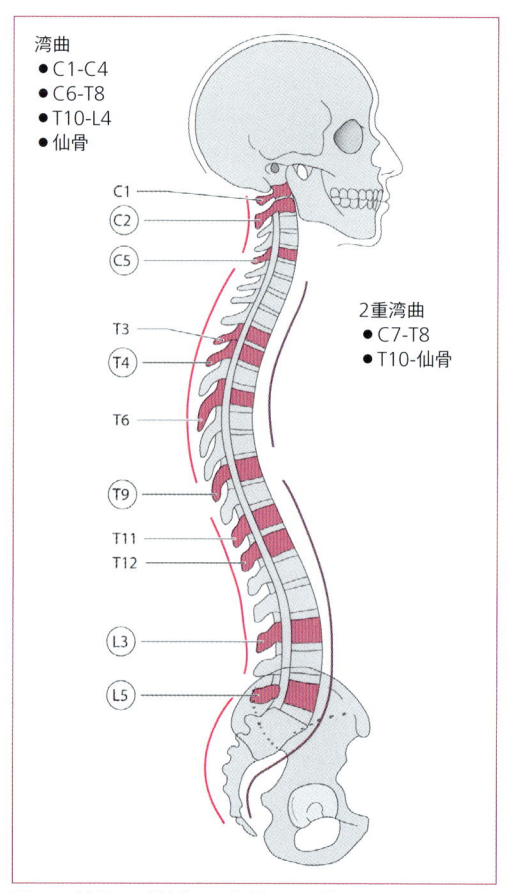

図5.6　湾曲、2重湾曲、回旋軸となる椎骨

C2、L5、仙骨である。
　リトルジョンは環椎が頭部に属すると考えたので、回旋軸にしていない。
　**生理的な回旋軸**は脊柱曲線の間、つまり前湾と後湾の境にあるC5、Th9、L5である。
　**機能的な回旋軸**は力学的な機能があるため特別に重要な椎骨といえるC2、Th4、L3である。
- C2は頭部のための回旋軸である。極度に感受性が高い後頭下筋が後頭骨・環椎・軸椎複合体を結びつけている。
- Th4は頭部の回旋がTh4-Th5にまでおよんでいるため回旋軸になっている。また、Th4はリトルジョンの重力線の重要な交点である。
- L3は骨盤とは靭帯で直接につながっていない腰椎骨のうちで一番下にある。
　L4とL5は腸腰靭帯でつながっているため骨盤に属する(C1とC2が頭部に属するのと似ている)。リトルジョンはL3を身体全体にかかる重力の中心としている。回旋軸となるこのような椎骨の機能障害は非常によく見られる。しかしそれらに単独で手技を施すことはほとんどない。必ず属している湾曲もいっしょに治療するべきであろう。

## 2重湾曲

　リトルジョンは2つの2重湾曲を挙げている。
- C7-Th8の上後方の湾曲
- Th10-仙骨の下前方の湾曲

　力学的見地に立って観察すると面白い。上後方の湾曲が頭部、胸部、上肢の重量を背負い込んで背側に移動させ、今度は下前方の湾曲がバランスを取って、腰部の方向で調整する。
　2重湾曲の頂点は上部の湾曲ではTh4-Th5の高さ、下部の湾曲ではL2-L3の高さにある。これら両方の分節は機能障害を非常に起こしやすい。リト

ルジョンがこの系統で弱い個所と見ているのが、C7、第5肋骨、Th9、Th11、Th12、L2、L3である。
- C7は脊柱の可動性のある部位と固定された部位の境に位置している。
- Th9は2つの湾曲の間と、前方と後方の2重湾曲の間にある機能的な回旋軸である。
- Th11とTh12は脊柱の捻転の中心である。
- 第5肋骨は胸部上部・頚椎と胸部下部・腰椎の移行部にある。
- L2とL3には全体重がかかるため、脊柱の中で一番弱い個所である。体幹の重量はL2とL3に上方からのしかかり、下肢は歩行時にL2とL3を下方へ牽引する。

平衡状態が崩れていると、多くの場合脊柱のこの弱い個所で代償される。

リトルジョンや、のちに彼の弟子となったジョン・ワーナム（John.Wernham）とT.E.ホール（T.E.Hall）はその著書の中で、臓器、自律神経系、内分泌系との関係を論じている。さらにリトルジョンは治療方法についても説明している。当然のことながら、わたしたちは本書の文脈に合うものだけに限定して伝える。

このモデルがオステオパシーの面白い治療法に発展した。それがSAT（特定調整テクニック）である。この方法は次の節で紹介する。

## 5.5　特定調整テクニック—ダマーによるSAT[53,88]

### 歩み

どうやらSATは偶然の産物らしい。1950年代に流感が大流行していた時、オステオパスでカイロプラクターのパーノール・ブラットベリ（Parnall Bradbury）が1人で診療所の勤務についていた。治療を受ける患者の数が非常に多かったため、ブラットベリは1回の治療にあまり時間をかけられなかった。そのため、もっぱらそれぞれの患者の一番目についた分節だけに手技を施すことにする。

あまりに治療効果が大きかったので、その方法をさらに分析してみた。特殊な椎骨に手技を行っ

た治療が特に効果的であった。パーノール・ブラットベリはリトルジョンの弟子だったので、重力線モデルについて知っており、カイロプラクティックの教育課程では「頚椎上部のホールインワン」を習得していた。

主要な機能障害が見られる分節の治療は、スティルの原則である「見つけよ、そしてそれを矯正し、後はそっとしておけ（"Find it, fix it and leave it alone"）」に忠実に行った。

医師のダドリー・ティー（Dudley Tee）といっしょに、主要な機能障害に対する手技の効果を分析す

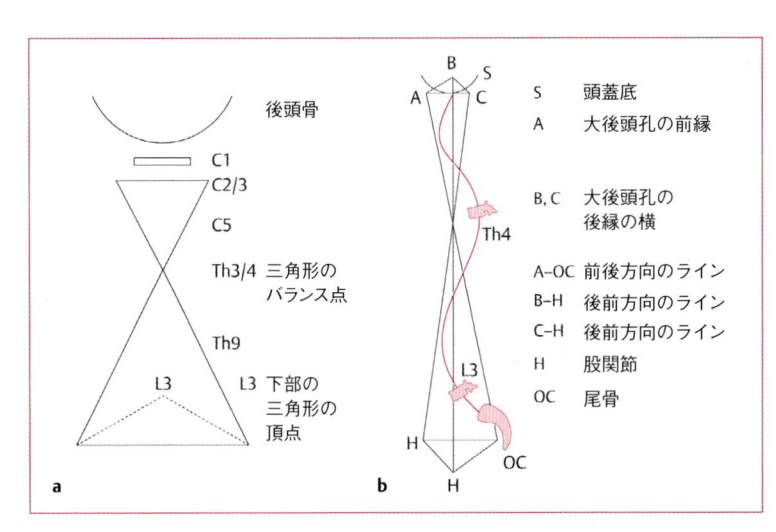

図5.7a、b　(a)リトルジョン・モデル。カーブの中間、回旋軸はC5、Th9、L5で、特殊な椎骨はC1、C2、C3とL5/S1　(b)リトルジョンの説による力学的な関係と脊柱の機能を示す力の多角形

る目的で多くの診察を行い、この方法を著書「脊柱学（Spinology）」の中で紹介した。その中で「位置の障害」という概念の定義をしている。それはたいていの場合、たとえばむちうち症で現れるような、特殊な椎骨の外傷による可動域制限のことである。ブラットベリによると、こういった椎骨を刺激法で元通りにしなければならないという。この場合、可動域制限の原因となっている力のベクトルのちょうど反対方向を刺激する。ブラットベリの死後、この方法を弟子のトム・ダマー（Tom Dummer）が発展させ、改良した。この方法は外傷性の障害以外にも適用される。

「原発巣」（頸部または仙骨部）の特定をしてから、主要な分節に決められた手順で手技を行う。1回の治療では1つの分節だけに手技を施す。

## その方法

施術者は治療をする主要な分節を探し、そこで運動器を3つのユニットに分ける。1つのユニットごとに特殊なテストを一通り行う。優位なユニットを見つけることが目的である。

どのユニットにも特別に重要な椎骨がある。C1、C2、C3、C5、T3、T4、T9、T11、T12、L3、L5、仙骨といったリトルジョン・モデルの回旋軸である。

**注釈:**
- 外傷性、または順応できる症例かどうかによって、該当する回旋軸が異なる。
- 回旋軸となる椎骨に手技を施すかどうかについては意見が分かれている。

椎骨群の中の必ず1つが回旋軸になっている。そのため椎骨群をまとめて治療することが望ましく、ソフトな治療テクニックが適している。

## 3つのユニット

リトルジョン・モデルにしたがって生体を3つのユニットに分けることは神経学的にも力学的にもかなっているので、たいへん説得力があり実践的である。力の多角形の三角錐3つから3つのユニットが生まれる。

### ユニット1

下肢、骨盤、L3以下の腰椎下部
このユニットは移動のためにある。

### ユニット2

頭蓋、頸椎、Th4までの胸椎上部、肩、腕、胸部上部
頭部、頸部、胸部の自律神経機能

### ユニット3

胸部下部、Th4-L3の椎骨
腹腔の自律神経機能

**注釈**：面白いことに、この3つのユニットはジンク・モデルの下から3つの関連部位とだいたいのところ一致している。リトルジョン・モデルでは頸・後頭部の移行部が個別のユニットになっていない。この部分はユニット2として頸胸移行部に含まれる。

わたしたちの考えでは、頸・後頭部の移行部はその特性（特殊な椎骨、副交感神経ゾーン）から頭蓋仙骨系にとって特別重要な独自のユニットとみなすことができると思う。

# 6 姿勢筋、相性筋とクロスシンドロームに関連する姿勢パターン、ウラジミール・ヤンダ(Vladimir Jandas)の筋筋膜治療法への貢献 [40,41,86,87,107]

運動器はさまざまな機能を有する他に2つの重要な課題を持つ。

● 安定性＝平衡状態
● 可動性＝運動能力、運動

## 6.1 平衡状態

運動器の崇高な機能の1つが平衡を保つことである。この課題を果たすために、生体は体内の受容体からたくさんの情報を受け取る。

平衡器官と並んで、筋肉、腱、筋膜、関節内の固有受容器が重要になる。目や耳にも大きな役割がある。顎関節と臓器が筋肉組織に影響を与えて、間接的に平衡状態や運動能力にも影響をおよぼすことはあまり知られていない。

## 6.2 運動能力

運動能力は人間の欲求を満たしている。筋肉が運動能力を持つ。それぞれの筋群がうまくバランスを取り、協調運動をすると(拮抗筋の抑制、共同筋の協調活性化)筋肉は最適な活動ができる。平衡と協調運動の両方の機能は中枢神経系がコントロールしている。個体発生の過程で得られた特定の姿勢や動作のパターンがそこで重要になる。このパターンが運動パターンと呼ばれる。

運動パターンの例はその人独自の歩き方や姿勢である。既に乳幼児期からそれぞれの筋群間のバランスが崩れる、つまり最適な運動パターンからはずれ始めることが多い(多くは周産期に何らかの原因があったと思われる)。

運動パターンの形成には大小の外傷や生活習慣がかかわってくる。パターンの平衡状態が乱されるか調整がうまくいかないと、筋肉に過負荷がかかりバランスが崩れる。関節の機能障害は反射的に筋緊張をもたらす。それがまた姿勢・運動パターンを阻害することになる。

痛みの果たす役割は大きい。関節の機能障害が病気の発症へつながるかどうかは痛みの閾値によって決まる。病気が発症すると、運動器全体はその状態に耐えながら生体の機能力を維持するために順応し、代償しようとする。

痙性麻痺の場合、筋肉は麻痺していなかったにもかかわらず抑制されることがわかった。トリガーポイントでも同じ現象が見られる。痛みは筋肉を弱化させる。そして歪みが進行する。

チェコ人の医師であるウラジミール・ヤンダは、手技医学、特に筋肉の機能の分野で面白い研究を行った。彼の観察結果のいくつかは運動器の機能障害の治療でたいへん注目されている。**運動パターンに問題があり、筋肉がアンバランスな患者には、神経の欠損も見られることを彼は発見した**。運動はうまく調整されていなく、ぎこちないものであった。特に固有受容器の感受性に障害があってストレス状態への順応がうまくいかないと、運動のコントロールができなくなる。ヤンダは子供にも大人にもこういった徴候を見つけたが、大人にはそれに加えて椎骨の機能障害と痛みがあった。

運動パターンや筋群の相互作用の中でそれぞれの筋肉が果たす機能がわかると、施術者は病理的パターンをねらった治療ができる。

例：大腿四頭筋とハムストリングスは膝を伸ばし

て動かす場合の拮抗筋である。しかし歩行時に膝を安定させる場合には共同筋となる。歩行時には足の背屈筋、膝屈筋、腰屈筋が共同で働く。

病変が起こっている状態では筋肉が共同で活動するようすがもっとはっきりとわかる。ある筋肉を単独で見るのではなく、運動パターン全体のつながりでとらえることが大事だ。

その他にも、弱化して短縮（拘縮）している筋群の割合は偶然ではなく、ある法則に則っているとヤンダが断定しているところが興味深い。

顕微鏡を使い、電気生理学的な研究を行った結果、機能上の観点から2種類の横紋筋線維があることがわかった。赤筋線維と白筋線維である。すべての筋肉には両方のタイプの筋線維が見られるが分量が異なっている。どちらのタイプの筋線維がどれだけ存在するかによって筋肉の性質が決まる。

以下、2つの筋線維タイプの特性を記述する。

## 6.3 姿勢筋線維（赤筋線維）

**タイプⅠ線維（遅筋線維）**
- 直径が50nm前後
- ミオグロビン（赤い色）含有量が多い
- Z盤が厚い
- ミトコンドリアが豊富
- 中性脂肪が豊富
- 酸化的代謝が優位
- グリコーゲン分解と解糖が不活発
- ミトコンドリア酵素の活動が活発
- 収縮速度が遅い
- 持久的な運動と支持機能に適する
- 短縮する傾向にある
- 伸張による治療

## 6.4 相性筋線維（白筋線維）

**タイプⅡ線維（速筋線維）**
- 直径が80〜100nm
- 筋小胞体が高度に発達
- Z盤が薄い
- ミトコンドリア、脂質、グリコーゲンの含有量が少ない
- ミオシンとアクトミオシンのATPアーゼの活動が活発
- 嫌気的代謝が優位
- グリコーゲンの消費量が大きい
- 短時間の速い運動に適する
- インパルスの周波数が上昇することによって力が増加
- 弱化する傾向にある
- 強化による治療

主に赤筋線維を含む筋肉では運動過剰、硬化、短縮、筋緊張亢進が起こる傾向にある。白筋線維が多い筋肉ではどちらかといえば弱化や弛緩が起こる傾向が見られる。

2つの筋肉のタイプにはいろいろな名称が使われているが、赤筋線維を多く含む筋肉を**姿勢筋**、白筋線維を多く含む筋肉を**相性筋**と名づけたヤンダの用語を用いる。

ヤンダは診察をしていて、ほとんどの人間にいつも特定の筋肉で短縮や弱化が起こる傾向が見られることを確かめた。

## 6.5 短縮する傾向にある筋肉

- 頭部の関節の短伸筋
- 肩甲挙筋
- 僧帽筋の中部と上部
- 脊柱起立筋の腰部

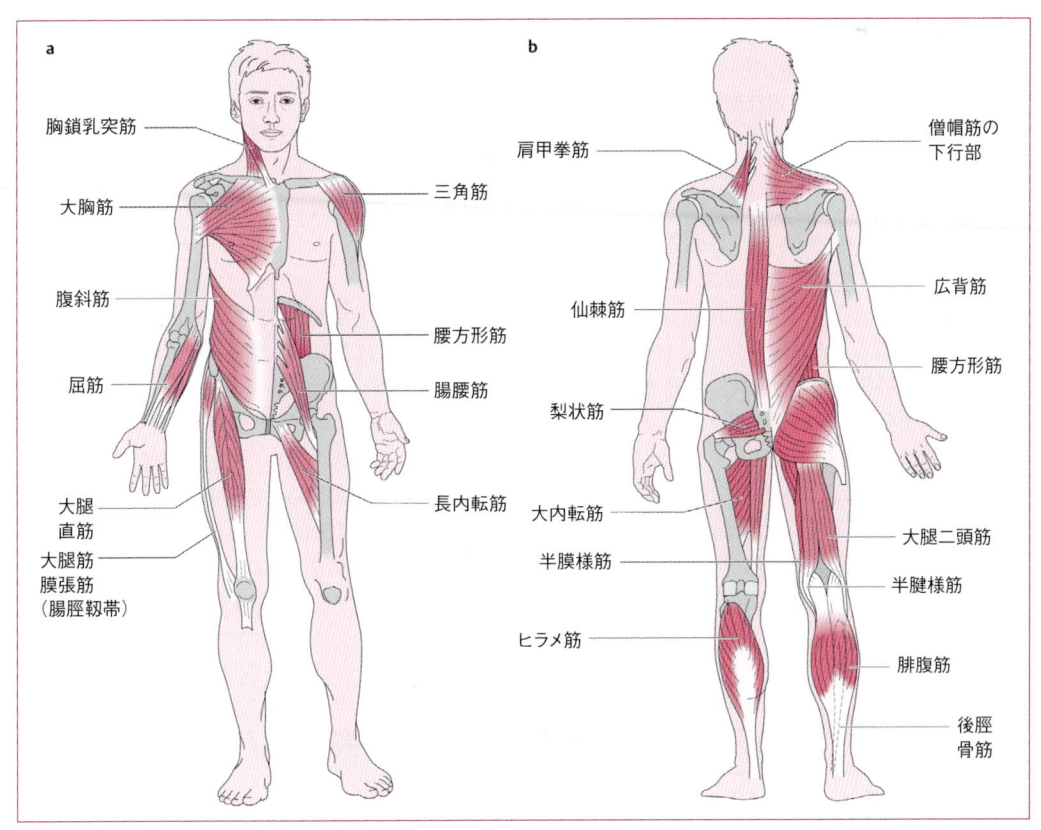

図6.1a、b　ヤンダの説による姿勢筋と相性筋

- 腰方形筋
- 咬筋
- 胸鎖乳突筋
- 斜角筋群
- 肩甲下筋
- 小胸筋と大胸筋
- 腹斜筋
- 坐骨筋
- 大腿直筋
- 大腿筋膜張筋（腸脛靭帯）
- 腸腰筋
- 腰の短内転筋
- 下腿三頭筋
- 上肢の屈筋

## 6.6　弱化する傾向にある筋肉

- 三角筋
- 僧帽筋の下部
- 前鋸筋
- 殿筋群
- 腹直筋
- 深層にある頸部の屈筋
- 口腔底筋
- 広筋群
- 前脛骨筋
- 足指の伸筋
- 腓骨筋群
- 上肢の伸筋

姿勢筋であっても相性筋であっても、筋線維の機能はどうやら遺伝性のものではなく、その筋肉が行

う活動と関係があるようだ。

イギリス人の理学療法士であるクリス・ノリス(Cris Norris)[41の文献中]は、相性筋線維や姿勢筋線維の数はトレーニング次第だと書いている。

リン(Lin)たち[41の文献中]は、ある筋肉の姿勢筋的、または相性筋的な性質はその支配神経によって(その筋肉が受け取るインパルスによって)決まることを示した。姿勢筋に相性筋の神経を移植してこれが証明された。

このことは、歪みがある場合(たとえば脚長差)や、特定の筋群に過負荷がかかっている場合(たとえば仕事で単調な運動パターンを繰り返す)に、異なった筋肉の特性が見られる説明にもなるであろう。

いくつかの筋肉は姿勢筋と相性筋のどちらに分類されるのかはっきりしない。斜角筋群、腹斜筋、殿筋群、深層にある項部筋、腓骨筋群がこれに該当する。

姿勢筋が脊柱や四肢のくぼみに見られるのも注目に値する。

頭側から尾側へ列挙してみる。
- 項部伸筋
- 大胸筋と小胸筋
- 腰部の脊柱起立筋
- 腰の腸腰筋
- 膝の坐骨筋
- 足の腓骨筋
- 上肢の屈筋

運動パターンの発生をヤンダは進化の歴史で説明している。ほとんどの場合、歩行パターンを支持する機能を持つ筋肉が関連する。

ワデル(Waddell)[41の文献中]は姿勢筋とは支持機能を持っている筋肉だといっている。静的筋である。常に緊張状態を続けられる筋肉といえる。相性筋はどちらかといえば動的で、運動を担当する。ワデル(上記参照)は姿勢筋と相性筋を拮抗筋としている。

以上をふまえて、ヤンダの別の説、交差性症候群を見てみる。

## 6.7 クロスシンドロームに関連する姿勢のパターン

肩帯と骨盤帯では特別な姿勢パターンがよく見られる。

### アッパークロスシンドロームに関連する姿勢パターン
- 後頭骨とC1-C2が過伸展
- 顎が突き出す
- 頚椎下部と胸椎上部が緊張
- 肩甲骨の回旋と外転
- 肩関節臼が前方を向いている
- 肩甲拳筋と僧帽筋の下行部が肩を挙上

以下の筋肉がかかわっている。

#### 筋緊張が亢進する筋肉
- 大胸筋と小胸筋
- 僧帽筋の下行部
- 肩甲拳筋
- 胸鎖乳突筋

#### 筋緊張低下が見られる筋肉
- 僧帽筋の上行部
- 前鋸筋
- 菱形筋

この結果、頚椎が緊張し、肩や腕が痛む。

### ロウアークロスシンドロームに関連する姿勢パターン
- 骨盤の前傾
- 腰の屈曲
- 腰椎の前湾
- L5-S1にストレス

以下の筋肉がかかわっている。

#### 筋緊張が亢進する筋肉
- 腸腰筋
- 大腿直筋
- 大腿筋膜張筋
- 内転筋群
- 腰椎の脊柱起立筋

#### 筋緊張低下が見られる筋肉
- 腹筋
- 殿筋

両方のシンドロームがいっしょになると脊柱が湾曲する。

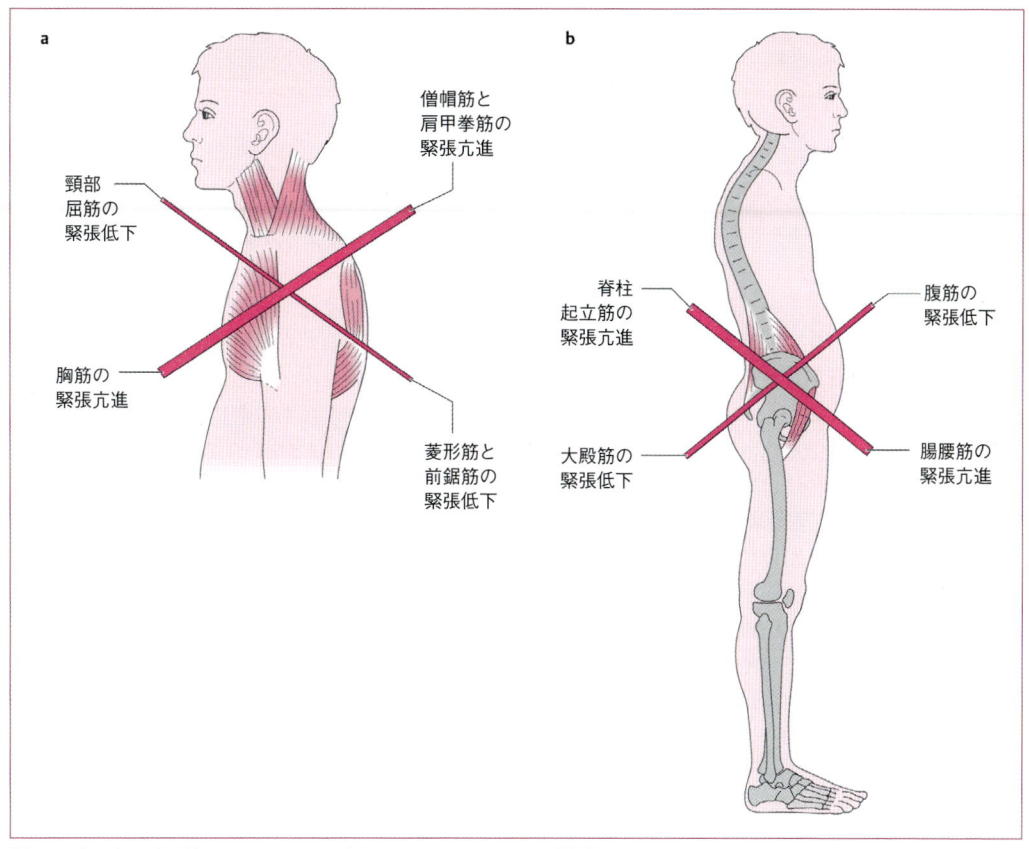

図6.2a、b　ヤンダの説によるアッパー/ロウアークロスシンドロームに関連するパターン

**注釈**：この「クロスシンドローム」は他の部位にも伝染することがある。

例：大腿四頭筋と下腿三頭筋の筋緊張低下を伴ったハムストリングスと足の背屈筋の緊張亢進で膝が屈曲位になる。短内転筋と腰方形筋の緊張亢進は外転筋と大腿二頭筋の筋緊張低下を伴う。

## 6.8　実用的な結論

　いくつもの筋肉に緊張亢進や短縮する傾向がある。その筋肉の機能上の拮抗筋は、それとは反対に筋緊張低下や弱化する傾向にある。これが歪みにつながるのだ。平衡状態を分析すると、筋緊張が亢進、また低下している筋肉を知る手がかりが得られる。

　筋緊張低下が見られる筋肉を強化するには、その前に緊張が亢進している筋肉を適切な治療で弛緩させ、伸張しなければならない。単独の筋肉や運動より、筋群や運動パターンで考えた方がよい。

　主動筋と拮抗筋は運動パターンに依存している。

　適切なトレーニングで筋肉の特性（姿勢筋的、相性筋的）に影響を与えることができる。赤筋線維と白筋線維の数は機能に左右される。

　運動パターンが発達するのは子供の頃である。外傷、精神的なストレスや生活習慣が運動パターンの発生にかかわってくる。長期にわたって活動しないと相性筋は姿勢筋に変化する。

# 7　ジンク・パターン [40,41,81,82]

　アメリカのオステオパスであり、長年アイオワ州デモイン大学オステオパシー学部で講義していた**J.ゴードン・ジンク**は、その生涯の大半を筋膜の研究と、筋膜のアンバランスが姿勢と循環におよぼす影響についての研究に捧げた。

　ジンクといっしょに働いていたマイケル・クチェラ（Michael Kuchera）(2004年5月にベルリンで継続教育を担当)によると、ジンクは晩年短い治療で早い効果をもたらすことで有名なオステオパスだったという。

　ジンクは少し触れただけで機能障害を起こしている部位を診断し、治療がどの程度効果を上げるか直ちに判断できるような診断法を開発した。

　ジンクの研究では、姿勢や筋膜の緊張と、特にその緊張がリンパ液の循環に与える影響に重点が置かれた。そして特定の姿勢パターンには筋膜のある種の緊張パターンが根底にあることを確かめて、これを診断や治療の参考にした。

　ジンクは研究目的で**身体に不調を感じていない人**と**不調のある人**の両方を診察し、面白い発見をしている。自分は全くの健康体であると思い、何の不調も訴えていない人に、ジンクは筋膜のある捻転のパターンを見つけた。筋膜の捻転パターンが見られない人は極めてまれである。

　他方、ジンクは**歪みがある**の人たち全員に特別な捻転のパターンを見つけ出した。筋膜パターンの向きが変わるのは、後頭骨・環椎・軸椎、頸胸、胸腰、腰仙といった脊柱の機能上の移行部であることに気がついた。

　筋膜パターンとはある部位で回旋ができる容易度（easy-bind）のことをいっている。これは同時に筋膜がどのくらい自由に動くかの指標となる。

　**身体に不調を感じていない人**の80%にジンクは次のパターンを発見した。
- 後頭骨・環椎・軸椎：左捻転
- 胸郭上口：右捻転
- 胸郭下口：左捻転
- 骨盤：右捻転

　これが健康な人に一番多く見られる筋膜パターンであったことから、ジンクは「一般的な代償性パターン（"common compensatory pattern"、CCP）」と名づけた。

　残り20%の**病気の症状がない**の人たちには反対のパターンが見られた。
- 後頭骨・環椎・軸椎：右捻転
- 胸郭上口：左捻転
- 胸郭下口：右捻転

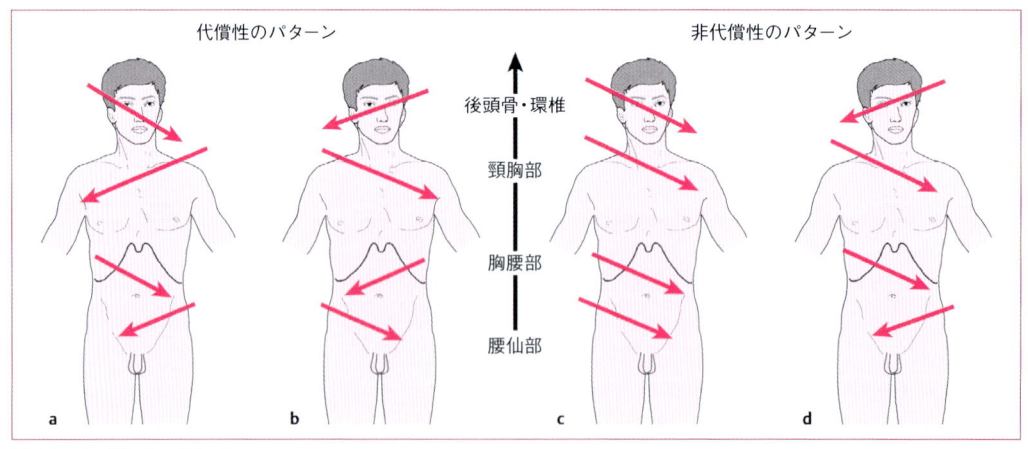

図7.1a-d　ジンク・パターン

- 骨盤：左捻転

　こちらのパターンは「特殊な代償性パターン（"uncommon compensatory pattern"、UCCP）」と呼ばれる。解剖学上の移行部ごとに筋膜の動きが変わるのは、その人の姿勢がホメオスタシスへ順応してきたことを意味する。捻転を伴わない「理想的」な順応パターンが取れなかったとしても、生体はうまくそれを代償できたのだ。

　不調を訴える患者には上記の3つのパターンがどれも見あたらない。理想的な筋膜パターンも、2つの代償性の捻転パターン（CCPまたはUCCP）も見られない人には、2つか、それ以上の移行部で筋膜が同じ方向に動いていることがよくある。これを非代償性の筋膜パターン（NCP）と呼ぶ。

**大小の外傷によって身体が重力の法則にしたがえなくなれば生体は順応不能になるとジンクは見ている。**

　このモデルでは以下の2つの事項が注目に値する。
- 筋膜の動く向きは（解剖学上または機能上の）隔膜がある部位で反対になる。ご存知のように、隔膜には静脈血・リンパ液循環のポンプとして働くというたいへん重要な役割がある。
- 動きの向きが反対になる部位は、前湾が後湾に変わる、またその反対になる部位でもある。側湾の曲線の向きが反対になる部位ともいえる。

**注釈**：隔膜や移行部についてさらに考えを進めていくと、蝶形骨間軟骨結合部と小脳テントを避けては通れない。頭部の血行にとって小脳テントが重要であることは知られている。頭蓋オステオパシーの見地から、蝶形骨間軟骨結合部が構造の順応のためにいかに重要なものかもわかっている。これが前述したことからまだはっきりしていないのなら、以下の章で明らかになっていくよう望む。

　胸郭上口や頸部胸膜は機能上の隔膜である。いわば解剖学上の胸郭入口は、胸骨の分岐点、2本の第1肋骨、Th1の椎骨から形成されている。機能上の胸郭入口は臨床上の胸郭入口でもあり、胸骨柄、ルイ角、左右2本の第1肋骨、第1～第4胸椎からなっている。こちらの胸郭入口には両肺尖部、脈管、神経、気管、食道があり、縦隔上部を形成している。この構造はシブソン筋膜で覆われている。シブソン筋膜は両方の頸長筋（Th4-Th5まで延びる）の筋膜と、斜角筋の筋膜の臓側葉に由来する。両肺尖部を覆い、胸郭入口の脈管の本幹に付着して胸膜上膜と癒合している。このシブソン筋膜が本来の頸部胸膜である。

## 7.1　ジンク・パターンの構成

　さまざまな思考モデルを比較して相似点を見つけるため、捻転のパターンをつかさどる筋群とそれに関連する分節を叙述する。

### 後頭骨―環椎―軸椎

**椎　骨**
- 後頭骨
- 環椎
- 軸椎

**つかさどる筋肉**
- 頭直筋上部、後頭直筋、外側頭直筋、前頭直筋
- 大小の斜筋
- 胸鎖乳突筋と僧帽筋の上部

　胸鎖乳突筋の主要な機能は頭部に関係しているので、わたしたちの考えでは胸鎖乳突筋は頭部の関節に関連する筋肉にどうしても含まれる。

　僧帽筋が後頭骨・環椎・軸椎と胸郭上口の両方の部位に関連しているのは確実である。

**分　節**
頸神経叢

**オステオパシー的見地からの特徴**
- 環椎は頭部の土台である。頭蓋のトラブルはみな後頭骨・環椎・軸椎複合体に影響をおよぼし、またその逆もいえる。
- 後頭骨・環椎・軸椎は頭部の副交感神経にとって重要な部位である。
- 一般的にいう後頭下筋と、縫合線上に停止している胸鎖乳突筋は後頭乳突縫合を刺激できる。
- 頸静脈孔に筋緊張亢進の影響がおよぶ場合があ

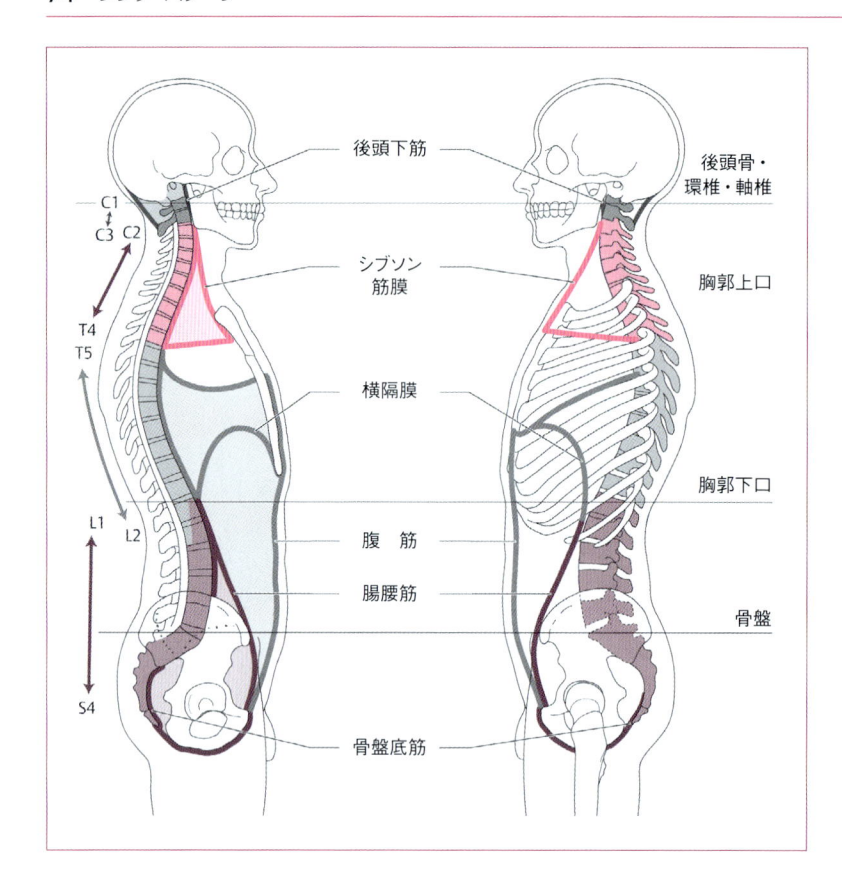

図7.2
ジンク・パターンの筋筋膜の構成と椎骨の分節

る。迷走神経の神経節は筋膜で覆われ、環椎外側塊と頸静脈孔の間にある。
- 後頭骨・環椎・軸椎は、腰仙移行部と距腿関節下部と並んで、平衡状態にとって最重要な順応領域である。
- 後頭下筋には筋紡錘がたくさん集まっているため、平衡状態にとっての重要性は非常に高い。

## 胸郭上口

### 椎 骨
- C3-Th4(Th5)

### 筋 肉
- 長い項部筋
- 上から3〜4本の肋骨の肋間筋
- 斜角筋群
- 頸長筋
- 肩甲骨筋

### 分 節
- 腕神経叢
- 胸椎分節T1-T5

### オステオパシー的な特徴
- 胸郭上口は静脈血・リンパ液循環の入り口である。頸筋膜は胸郭上口にある脈管全体を覆っている。
- 星状神経節は第1肋骨の肋骨小頭の前にある。
- 頭部・胸部器官を支配する交感神経はT1-T5の分節を起点とする。
- 胸椎上部と頸椎は機能上のつながりがある。
- 頸胸移行部はあまり可動性のないゾーンから可動性のあるゾーンへの移行部である。
- 上肢と頸胸移行部には相関関係がある。

## 胸郭下口

### 椎 骨
- Th6-L3

### 筋 肉
- 横隔膜筋
- 腹筋
- 下から7本の肋骨の肋間筋

### 分 節
- Th6-Th9：大内臓神経
- Th9-Th12：小内臓神経
- 骨盤内臓神経

### この部位に関するオステオパシー的な考え
- 胸式呼吸、循環、臓器の機能、平衡状態にとっての横隔膜の重要性
- 横隔膜、腰方形筋、腸腰筋が1つのユニットとして機能
- 腹部器官全体の交感神経支配
- C3、C4、C5分節に由来する横隔神経を経た頸椎とのつながり
- 横隔膜は腹腔と胸腔の圧力の比率、さらには身体の機能全体を決定づける。たとえば腹腔内の圧力が高まると、胸腔と腹腔間の圧力の段階的変化を一定に保つために横隔膜が上昇する。すると胸腔内の圧力が高まり、長期的に見ると呼吸と循環に負担がかかる。身体を普段より動かす時には、呼吸補助筋がいっそう活性化されなければならなくなる。圧力比率の変化と呼吸補助筋への負担の両方で脊柱の状態が変化する。横隔膜が長期にわたって高い位置のままで機能すると、臓器の運動軸を変化させるだけではすまない。横隔膜の呼吸運動によって圧力のかかる方向が変わり、呼吸に動員される臓器の動き全体が変化する。
- 腸腰筋と腰方形筋は骨盤と腰椎の平衡状態にとって重要な筋肉である。腰椎上部から神経支配を受けている。
- 胸腰移行部は脊柱の捻転に主要な部位である。

## 骨 盤

### 椎 骨
- L4、L5
- 仙腸関節

### 筋 肉
- 腸腰筋
- 殿筋群
- 骨盤底筋

### 分 節
- L4-S4
- 腰仙骨神経叢
- 仙骨の副交感神経

### オステオパシー的な考え
- 後頭骨・環椎・軸椎や距腿関節と同様、腰仙移行部は平衡状態の関連部位である。
- L4とL5は機能的には骨盤に属する。その働きは腸骨と仙骨の働きと腸腰靭帯を通じて結びついている。
- 骨盤の関節がみなうまく統一の取れた動きをしていると腰仙移行部は安定する。
- 仙腸関節は外傷性の機能障害に非常に陥りやすい。跳んでから着地した時に片脚または両脚へかかる衝撃がうまく緩衝されなかった場合や、背中や殿部（小さな子供の場合）から転倒すると、徐々に歪みや機能障害が始まってくることがよくある。
- 脚長差があるといつかは骨盤の捻転が起こる（70％前後の人に脚長差が見られる！）。
- 頭蓋仙骨のつながりについては別の章で述べた（p.45ページ以降を参照）。これに関連して、内分泌に異常がある場合に骨盤がその主要な部位であるとチャップマン（Chapman）（チャップマンの反射）が述べていることを付け加えておきたい。
- 臓器とは筋膜が付着してつながっているか、仙骨の副交感神経によって神経でつながっている。

## 7.2 ジンク・パターンの実践

ジンク・パターンは診断にも治療にも活用できる。それについては本書の実践編で詳しく取り上げる（第Ⅱ部、p.102ページ以降を参照）。

それぞれの移行部（後頭骨・環椎・軸椎、頸胸、横隔膜、骨盤）は特定の領域にとって特に重要なものとなる。

### 後頭骨―環椎―軸椎

- 頭部
  頭蓋のトラブルが優位になると後頭下で緊張や機能障害が起こる（例：顎関節、副鼻腔、目などのトラブル）。
  **注釈**：「原発巣」や「原発性の機能不全」といった用語は意識的に使っていない。なぜなら誰もが遅くとも子供のうちに特定の機能障害に陥りやすくなる独自のパターンを取得するというのがわたしたちの意見であるからだ。こういった考え方はタイポロジー（ベニア（Vannier））とホメオパシーにも見られる。

### 胸郭上口

- 頸椎下部
- 上肢
- 胸椎上部と肋骨
- 胸部器官と頸部器官
  **注釈**：ある胸部器官のトラブルが優位になると、横隔膜は分節といっしょに当然刺激を受けている。いくつかの例外はあるが、胸郭上口をテストしてみると明白になる。

### 胸郭下口

- 椎骨分節Th6-L3
- 下から6本の肋骨
- 上腹部の臓器
- C3-C5の頸椎分節（横隔神経）
  **注釈**：ここでも胸郭上口と同じことがいえる。横隔膜の機能は生体全体にとって重要であるため、横隔膜はとても頻繁に影響を受ける。回旋テストでいろいろな移行部における捻転パターンの比較ができる。
- 胸郭下口での優位なトラブルを見つけるテストでは、上記の構造が病変の過程で中心的な役割を果たすと仮定できる。

### 骨 盤

- Th12-L5の椎骨
- 仙腸関節、骨盤結合
- 下肢

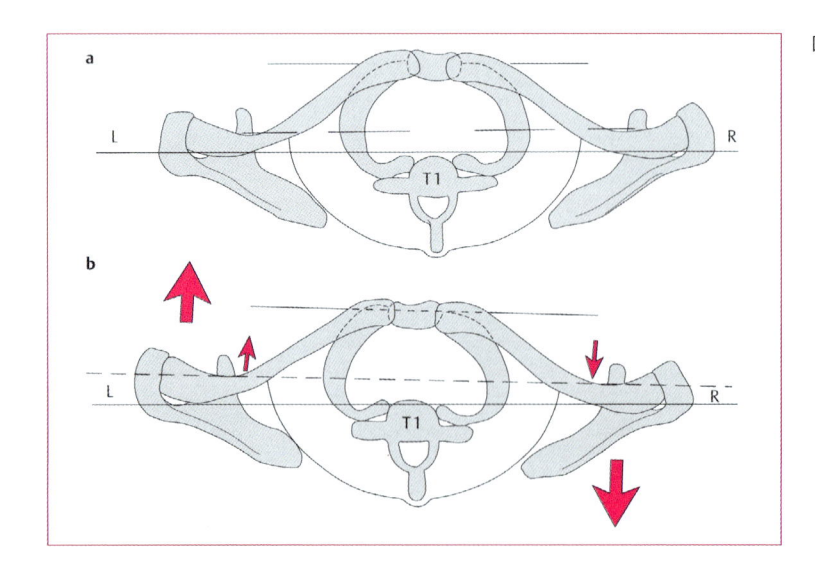

図7.3a、b　胸郭上口の捻転

- 下腹部の臓器
  **注釈**：腰方形筋と腸腰筋は胸腰移行部と骨盤を結ぶ。この両部位は胸椎上部と後頭骨・環椎・軸椎の部位と同様、互いに影響し合っている。

隔膜が循環にとって重要であることを知っていると、腔内での圧力の比率に影響を与えて静脈血やリンパ液の循環を改善するために、硬化している隔膜を治療してみる意義がわかる。

治療効果を持続させるためには、隔膜がうまく機能するのを妨げている領域にある構造を治療する必要がある。椎骨の1つに手技を施すか、器官群を1つ治療するだけですむ場合が多い。

ジンクは捻転パターンの研究に加え、治療の効率をコントロールするために独自の診察法を開発した。治療を要する身体部位の治療後、患者を立たせてその腹部を片手で圧迫する。脊柱に沿って頸部から下へ広がるように熱くなる感覚はあるか、どこでこの熱くなる感覚がなくなるかを患者はジンクに教える。熱さを感じなくなるところは、さらに治療が必要な部位であった。

腹腔内の圧力が高まると静脈血は脊柱の奇静脈系と静脈叢の方向で滞る作用がこのテストの基になっている。この作用によって血液の流れが激しくなる部位が少しだけほてる。マッスルトーンが高まり、脊柱で可動域制限が起こると血行が阻害され、組織に熱が生じる。

ジンク・パターンは興味深い診断法であると思う。異常がある脊柱の部位を見つけ出すことができ、優位な筋肉連鎖を知る手がかりになる。

例：胸郭上口の右回旋では、左肩が前に、右肩が後ろになる。横から比較して左肩を後方へ押す方が右肩を前方へ押し出すよりも難しい場合には、左前方の連鎖が優位になっている。

# 8 筋筋膜の連鎖—1つのモデル

　序論で既に述べたように、筋筋膜連鎖の器官である筋肉は身体が機能していく上で重要な役目を担うとわたしたちは考えている。筋肉の主要な役割は運動をすることと平衡を保つことといえるが、生命にとって大切な他の機能への貢献を忘れてはならない。筋肉は呼吸、消化、循環にとって重要である。その重要性は機能障害が起こった場合にはっきりとわかる。

　病気の原因を探り、治療を始めなければならない個所は筋膜だとスティルがいうほど、筋膜は重要なのである[140]。

　筋筋膜組織は結合組織に属し、皮膚や筋肉、腱、靭帯と並んで、皮下の深層にある筋膜も含まれている。シュルツ（Schlutz）とファイティス（Feitis）は、あらゆるものを結びつけているどこまでも続く網状構造と筋膜系を表現している[132]。

　筋膜のつながりは偶然の産物でも無秩序でもなく、機能的にできている。そこで脊柱が特別な役割を担う。脊柱は筋膜のつながりを固定している。ロープが固定される船の帆柱のようなものだ。ロープは帆柱を安定させるが、帆柱は帆を支えている。ロープがぴんと張っていて帆柱がしっかりと固定されているかぎり、帆は機能する。体幹には、脊柱と結びついていて、互いにバランスを取っているいくつかの筋膜面がある。

　体幹を腹側に3つ、背側に3つの（筋）筋膜層に区分できる。

- 広背筋、僧帽筋後部、胸筋群、腹側の前鋸筋からなる外側の筋膜面
- これらの筋肉は腕を動かすのが主な仕事である。
- 中間の層は、背側が脊柱起立筋と上・下後鋸筋、腹側が頚長筋、肋間筋、腹筋、腰筋からなる。
- これらの筋肉は脊柱に直接の影響をおよぼす（肋間筋群と腹筋が**肋骨をてことして利用**する場合でも同様）。
- 深層の筋膜面は、背側が項靱帯と椎弓の靭帯組織、腹側が腱中心と内臓漿膜という筋膜構造からなっている。

　腹側に3つ、背側に3つの筋筋膜層が脊柱（帆柱）のバランスを取る。一方の側で筋緊張が亢進すると、反対側がいくらか弛緩する。帆柱はそのため少し斜めになるが、安定はしている。ここで再び主動筋と拮抗筋の相互作用に出くわす。同じモデルが前額面にもあてはまる。脊柱を安定させるために、一方の側の筋筋膜構造は他方の緊張状態に順応しなければならない。

　ある位置を長期にわたって維持するといった平衡に関していえば、生体はできるかぎり効率的に与えられる手段をすべて使って、身体の他の機能をできるだけ損ねないようにするとわたしたちは確信している。肺呼吸も細胞呼吸も機能し続けなければならない。静脈血・リンパ液の循環も同様である。

　脊柱曲線が脊柱の安定に一役買っている。負荷がかかると、生理湾曲が圧力に抵抗できるように椎骨が脊柱の位置を定めると思われる。偏った負荷（たとえば片手に重み）がかかると側湾気味の姿勢となる。

　脊柱のそれぞれの部位はリトルジョンのいう回旋軸となる椎骨（p.59ページ以降参照）のまわりで動く。回旋軸となる椎骨は時折1分節上であったり、下であったりするが、通常C2、C5、T4、T9、L3、L5/S1である。

　筋肉が最適な状態で働くためには安定した支えが必要となる。他の筋肉が支えることで筋肉連鎖ができあがる。

　足は立位時に筋肉連鎖の固定点となる。そのため平衡状態にとって足が特別重要なものになっている。

　また、筋肉は**連珠形**の配列をしているので、安定性に貢献しながらもすべての面での調和の取れた動きが可能になる。

　ヴァーリッヒ（Wahrig）によると、連珠形とは「8の字が横になった形を持つ配列」をいう。

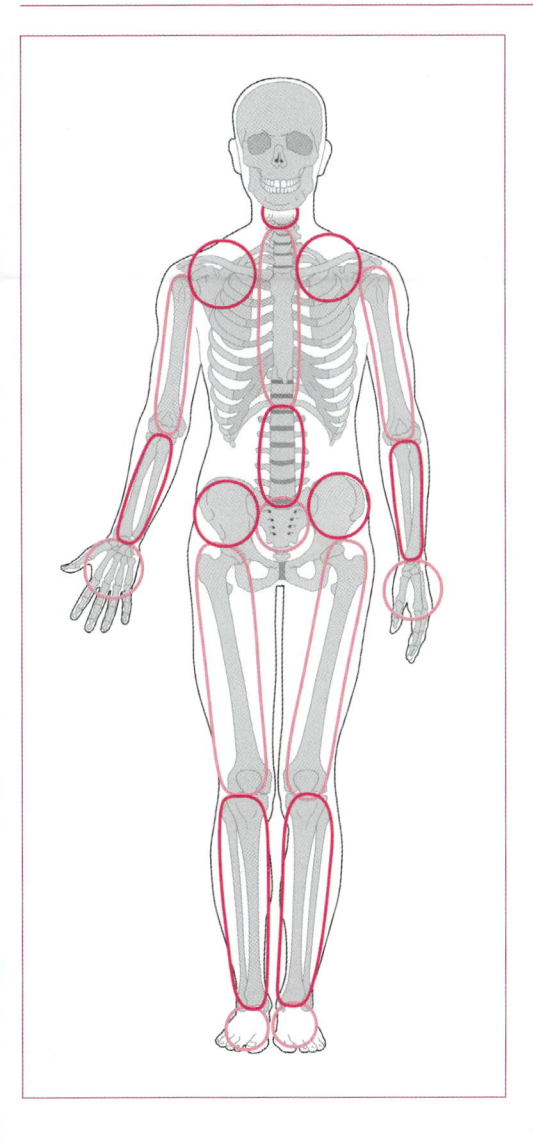

実際に、腹直筋以外のすべての筋肉は多かれ少なかれ斜めか弓なりに走行している。その状態で筋肉は連鎖していき、1つの面から次へと調和を取りながらつながっていくといくつもの輪ができあがる。

リトルジョンの回旋軸と四肢の関節はだいたい連珠形の交点か輪の中心にある。リトルジョンのモデルは構造的であるだけではなく、とても機能的であることがおわかりだろう。

筋肉組織が連珠形に配置されているおかげで、すべての面において少ないエネルギーでスムーズに運動を行うことができる。潜在的なエネルギーを運動エネルギーに変換して、運動器の弾力性を利用するのが可能になるのだ。そこかららせんやスプリングの効果が生まれる（p.40ページを参照）。

それに加えて、脈管、胸腔、腹腔にかかる圧力が減少する利点も生じる。

**注釈：**動かさなければならない負荷が大きければ大きいほど、筋肉の苦労も大きくなる。運動の弾みを利用することができなくなるからだ。同時に関節、呼吸、循環への負担も増える。筋肉の拘縮や関節の可動域制限でも同じ作用が起こる。

図8.1　運動のユニット

## 8.1　筋肉連鎖

今までの章ではいろいろな筋肉連鎖モデルを紹介してきた。そのうちのいくつかにはある程度の相似点があり（ブスケとショフール、両者はフランス学派である）、それとは反対にかなり特殊なもの（メイヤーズ、ストゥルイフ・デニス）もある。どの著者もある視点からモデルを描いている。

ロルファーはオステオパスや理学療法士とは異なった局面から見ている。さらに、頭蓋オステオパシーの力学的局面、ジンク・パターン、脊柱のリトルジョン・モデルについても説明した。

運動器の主な機能である歩行が脊柱や骨盤の働きを映し出すことを確認した。サザーランド、ジンク、リトルジョンがそれを自分のモデルで説明している。

こういったパターンを作り出しているのは筋肉だと当然わたしたちは考えている。これはサザーランドの頭蓋仙骨理論に反するものでは決してない。パターンを作り出すものが頭蓋であろうと、体幹や

四肢であろうと同じことで、身体の他の個所は同じパターンに順応するだろう(効率性という理由から。脳に負担をかけないため)。頭蓋仙骨の見地から、第一次呼吸メカニズムができるだけ緊張なく展開するためには重要なことなのである。

これがサザーランド・テクニックを用いた治療はなぜ分節や頭蓋を病変のパターンに合わせて行われるかの説明になる。病変のパターンに合わせると、第一次呼吸メカニズムの屈曲と伸展が一番自由に行われるようになるのだ。

わたしたちが提案する筋肉連鎖モデルは2つの本質的な点で他のモデルとは異なっている。

1. 脊柱や上肢では下肢と同じように屈曲と伸展が交互に起こると確信している。屈曲とは湾曲の両端が近づくことで、伸展は湾曲の両端が離れることである。脊柱には3つの湾曲があり、そのうち2つが後方凹、1つが前方凹になっている。それに応じて頸椎の屈曲は後屈位、胸椎では前屈位、腰椎では再び後屈位となる。この脊柱の屈曲と伸展の見方がサザーランドのモデルと一致している点では面白い。頭蓋骨の屈曲は脊柱の伸張、つまり3つの湾曲の伸展にあたる。頭蓋骨が伸展する場合はこの反対になる。上肢でも屈曲と伸展が規則正しく交互する(上腕が伸展位、肘が屈曲し、拳が伸展、指が屈曲する。書きものをする時の腕の状態を見よ)。わたしたちは下腕の中間位とは肘の軽い屈曲、回内・回外の中間位と考えている。
2. わたしたちの見解では筋肉連鎖は半身ごとに2つずつだけある。
   ○ 屈曲の連鎖
   ○ 伸展の連鎖

サザーランドが論じているように、外旋と外転は屈曲と、内旋と内転は伸展と関連する。

次のようなコンビネーションになる。
   ○ 屈曲＋外転＋外旋
   ○ 伸展＋内転＋内旋

> **注意**：頭蓋骨の屈曲は運動器系での伸展にあたることにもう一度言及しておく。

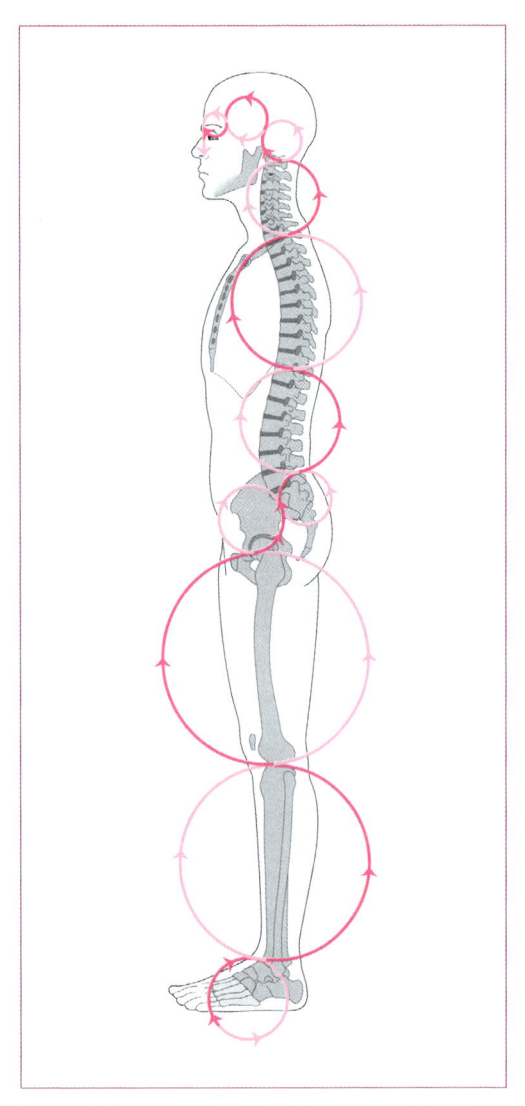

図8.2　屈曲のパターン(薄い赤色)が優位な場合と伸展のパターン(濃い赤色)が優位な場合におけるそれぞれの運動ユニットの働き

> 筋肉が連珠形に配列することで、脊柱それぞれの部位の間を筋筋膜の連鎖が続いていき、左右がつながる。四肢でも同じことがいえる。

神経生理学的にいうと、捻転パターンが発生する土台には拮抗筋の抑制や交差性伸展反射がある。

筋肉連鎖について説明する前に、まず骨格の機能上の運動ユニットを見てみたい。

## 頭 蓋
- 蝶形骨と顔骨、前額部
- 後頭骨と側頭骨、頭頂骨、下顎骨

## 脊 柱
- 環椎と軸椎
- C3-T4
- T4-T12
- T12-L5
- 仙骨

## 下 肢
- 腸骨
- 大腿
- 下腿
- 足関節上部
- 足関節下部と足

## 上 肢
- 肩甲骨
- 上腕
- 下腕
- 手根関節
- 指

それぞれのユニットは歯車の原理で機能し合う。

　筋肉連鎖の筋肉の話を始める前に、脳は1つ1つの筋肉については関知せず、機能のみを知っているということにもう一度言及しておく。筋群がこういった運動を行う(主動筋と共同筋)。

　運動が同一の面だけにとどまらないと、関連する筋肉が変化する可能性がある。ある筋肉の一部だけが関連していることもありうる。筋肉が複数の分節から神経支配を受けているとこれが可能になる。四肢、特に腕と脚の遠位部では、個々の筋肉をうまく分類するのが難しくなる。視診ではっきりとしない場合、時には施術者が1つ1つの部位を触診して比較しなければならない。

　実践編をご覧になれば、優位な筋肉連鎖は簡単なテストによって見つけられることがおわかりになるだろう。

### 屈曲の連鎖

　屈曲の連鎖は頭蓋のメカニズムが伸展位(内旋位)にある時に優位になる。

## 頭 蓋
- 後頭骨は後方
- 蝶形骨間軟骨結合部は下方
- 蝶形骨体は下方
- 大翼は後内側
- 周辺の骨は内旋位

## 脊 柱
- **後頭骨・環椎・軸椎**
  後頭骨が屈曲位、環椎はやや前方
  つかさどる筋肉：前頭直筋と頭長筋
  **注釈**：腱中心も蝶形骨間軟骨結合部を伸展させ

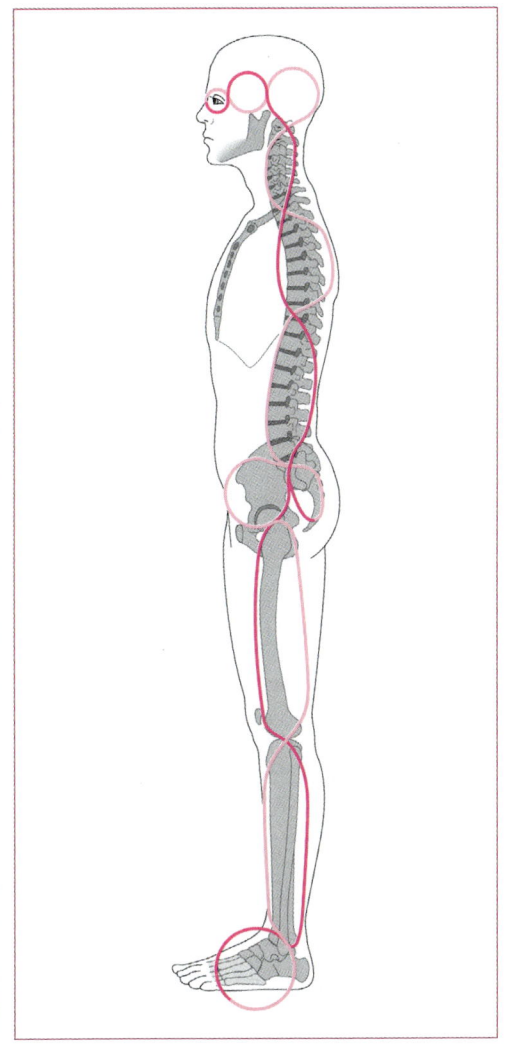

図8.3　屈曲の連鎖(濃い赤色)と伸展の連鎖(薄い赤色)

ることができる。腱中心は筋肉ではないが、臓器の重量が腱中心にかかって尾側への張力となる。これは胸部が呼気位にあり、臓器を持ち上げる手助けができない場合に起こる。

- **C3-T4**
伸展位にあり、前湾の度合いが全体的に進行
つかさどる筋肉：C3とT4の間の脊柱起立筋深層、頭半棘筋、頭最長筋、頭板状筋、頸板状筋

- **T4-T12**
胸椎は屈曲位、肋骨は呼気位
つかさどる筋肉：肋間筋、腹筋
**注釈：**腹筋を胸部の筋肉とみなすことに驚く読者が多いだろう。発生学的にいうと、腹筋は支配を受けている胸椎分節に属する（T5-L1）。下から7本の肋骨とつながっていて、胸部を屈曲させる。

- **T12-L5**
腰椎は伸展する
つかさどる筋肉：腰部の脊柱起立筋、腰方形筋
**注釈：**第12肋骨・腹筋膜と結びついている腰方形筋が連鎖をつなげている。

- **仙骨**
仙骨はうなずき運動をする。仙骨底は前下方、尾骨は後下方へ動く
つかさどる筋肉：腰仙部の多裂筋
**注釈：**胸腰筋膜もこのメカニズムにかかわっている。胸腰筋膜の深部は多裂筋と腰方形筋の停止部をなす。

## 下　肢

- **腸骨**
腹筋と殿筋が同時に牽引して、腸骨は背側回旋する。
つかさどる筋肉：腹筋、殿筋群、大腿筋膜張筋

- **腰**
腰は伸展する
つかさどる筋肉：殿筋群
**注釈：**一方で腹筋と腸骨稜を経た殿筋群の間を通り、他方では腰方形筋と殿筋群といっしょに胸腰筋膜を経て通る1つの連鎖がある。
殿筋群が腸骨を背側回旋するには、大腿骨の個所で殿筋がしっかりと支えられなければならない。2つのメカニズムが殿筋群を支えている。
  - 大殿筋は腸脛靱帯を経て大腿筋膜張筋とつながっている。大腿筋膜張筋は大殿筋が腸骨を牽引できるように腰の外旋を防ぐ。大殿筋の深層は同じの運動パターンで活性化される外側広筋とつながっている。外側広筋が牽引すると大殿筋はさらに安定する。
  - 腸骨の後方回旋で恥骨枝が上がる。すると内転筋群が伸張する。内転筋は別の端、つまり大腿骨の部位で元の長さに戻る。腸骨の後方回旋時に内転筋群が脚を内転・内旋させる。その結果下肢は**伸展＋内転＋内旋**という肢位になる。

- **膝**
膝は伸展する
つかさどる筋肉：大腿四頭筋

- **距腿関節上部**
距腿関節上部は底屈位にあり、距骨は足関節天蓋と踵骨の間で前方へ押される。
つかさどる筋肉：下腿三頭筋と屈筋群

- **距腿関節下部と足**
屈曲の連鎖が優位である場合は足が外反し、足弓は下がる。距骨がその中心となる。距骨には筋肉が停止していないので、足関節天蓋からくる圧力で前内側へ押される。体重は足の内側縁に移る。立方骨は外旋し、舟状骨は内旋する。
つかさどる筋肉：長指伸筋、前脛骨筋、長母指伸筋、長指屈筋

## 上　肢

- **肩甲骨**
肩甲骨は外転位にあり、肩甲骨関節窩は前外側を向いている。このため肩が丸まって見える（ヤンダのアッパークロスシンドローム）
つかさどる筋肉：僧帽筋の下行部、小胸筋
どの筋肉の牽引が優位であるか次第で、肩が下がる場合と上がる場合がある。

- **上腕**
腕は内転―内旋位と伸展位にある。胸部が呼気位にあるので大胸筋が牽引される。大胸筋は腕を内転・内旋しながら元の長さに戻る。肩が前方にあると広背筋が緊張する。広背筋は肩を伸展して通常の長さに戻ろうとする。
つかさどる筋肉：大胸筋、広背筋、大円筋、肩甲下筋

- **下腕**
肘は屈曲位、下腕は回内位
つかさどる筋肉：上腕二頭筋、上腕筋、回内筋群

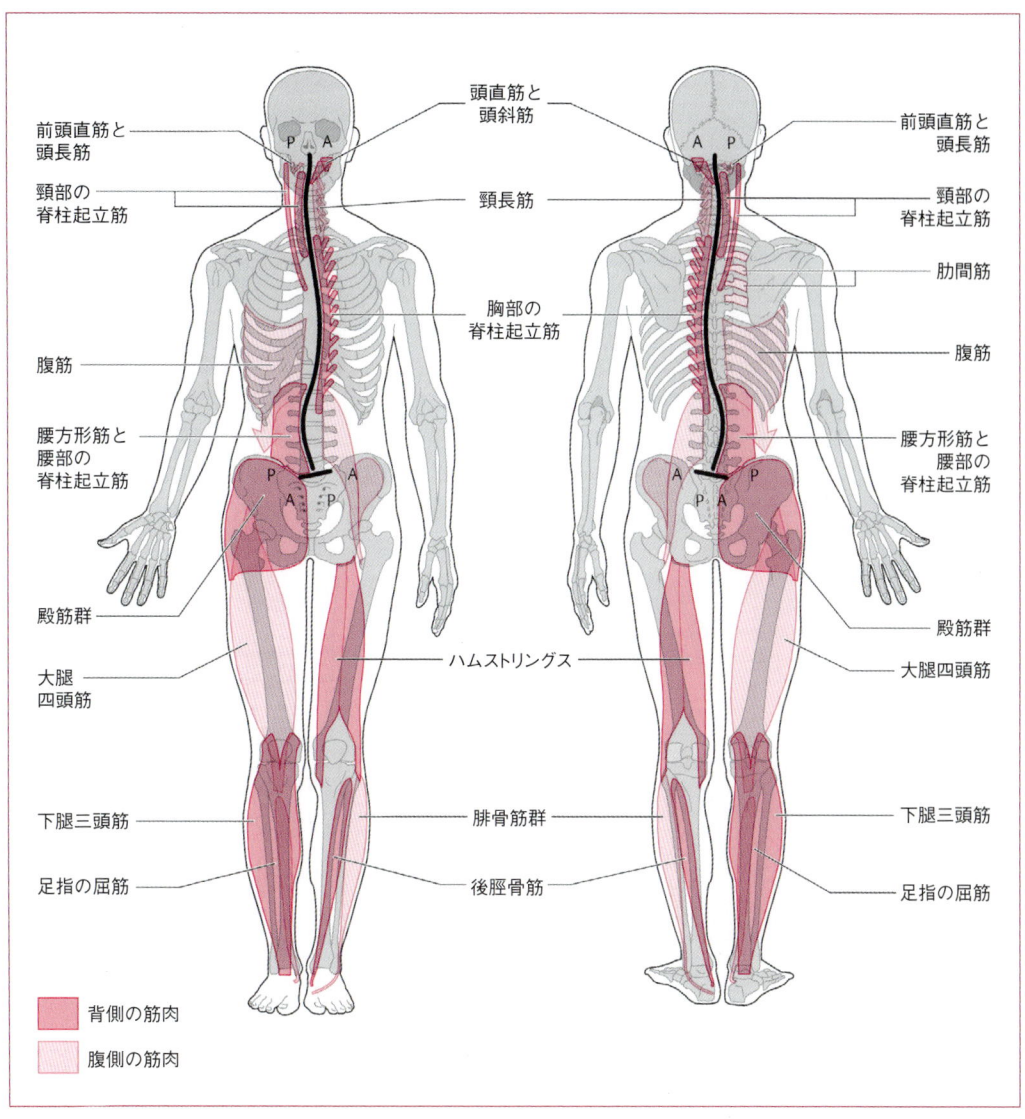

図8.4　背側から見た図
　　　 屈曲の連鎖：右半身
　　　 伸展の連鎖：左半身

- **手**
  手根関節は伸展位
  つかさどる筋肉：手の伸筋
- **指**
  指は屈曲位
  つかさどる筋肉：指の屈筋

上肢では屈曲と伸展が交互に見られ、伸展—内転—内旋の構成が優位になることがわかる。しかし、全体的に伸展する下肢とは反対に、屈曲するようすが見られる。これは脳性麻痺による半身不随で知られている、原始反射の残存に起因するものと考えられる。

84　筋筋膜の連鎖—1つのモデル

**a**

屈曲の連鎖　　　　　　　　　　伸展の連鎖

- 前・外側頭直筋と頭長筋
- 頸部の脊柱起立筋
- 腹筋
- 腰方形筋と腰部の脊柱起立筋
- 殿筋群
- 大腿四頭筋
- 内転筋
- 下腿三頭筋
- 足指の伸筋

- 後頭直筋と頭斜筋
- 頸長筋
- 腸腰筋
- ハムストリングス
- 前脛骨筋
- 腓骨筋群
- 短指屈筋

■ 腹側の筋肉
□ 背側の筋肉

**b**

上肢の伸展の連鎖　　　　　　　上肢の屈曲の連鎖

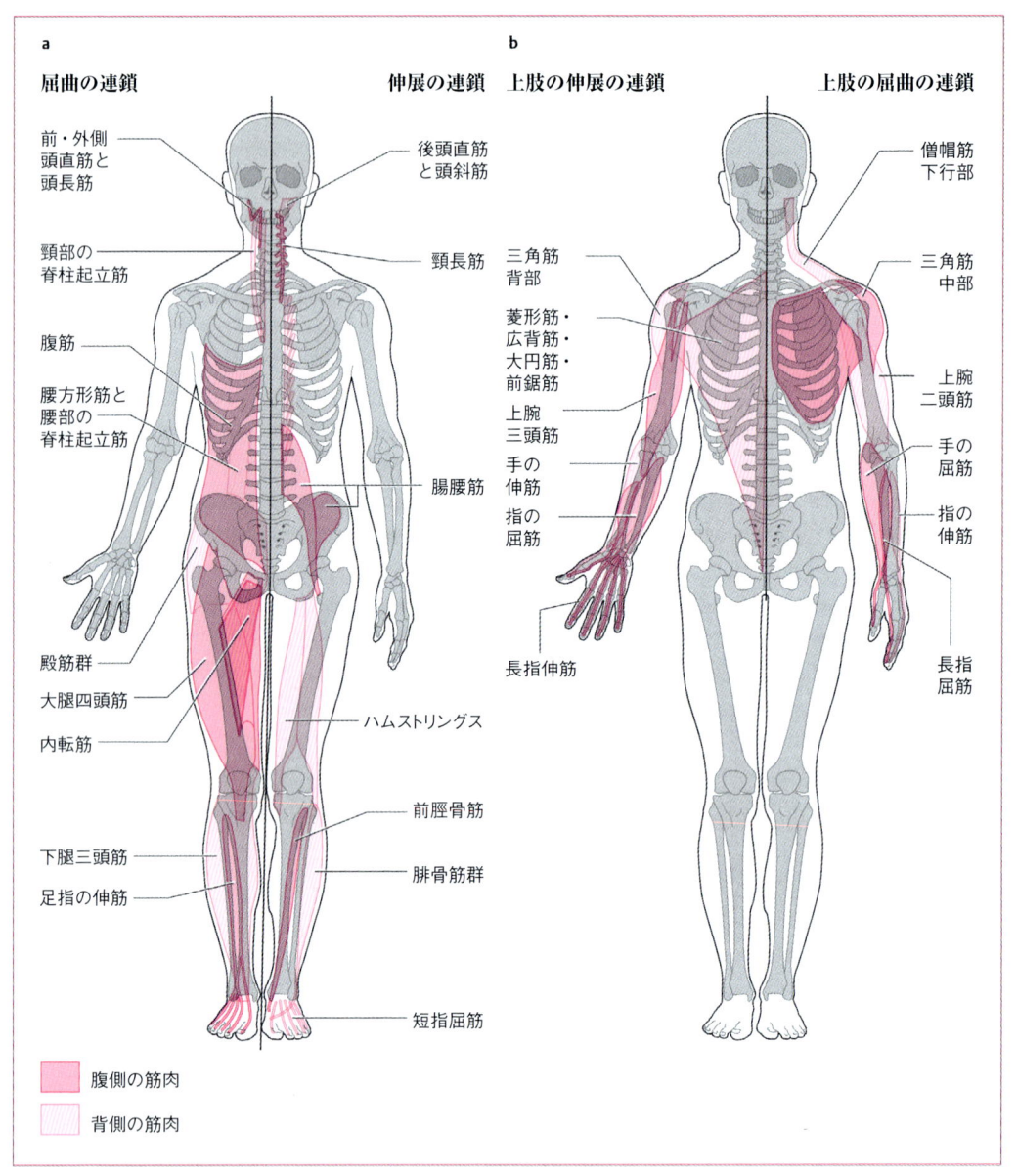

- 三角筋背部
- 菱形筋・広背筋・大円筋・前鋸筋
- 上腕三頭筋
- 手の伸筋
- 指の屈筋
- 長指伸筋

- 僧帽筋下行部
- 三角筋中部
- 上腕二頭筋
- 手の屈筋
- 指の伸筋
- 長指屈筋

図8.5　a　腹側から見た図
　　　　　左側の屈曲の連鎖
　　　　　右側の伸展の連鎖

　　　　b　腹側から見た図
　　　　　上肢左側の伸展の連鎖
　　　　　上肢右側の屈曲の連鎖

図8.5c ▷

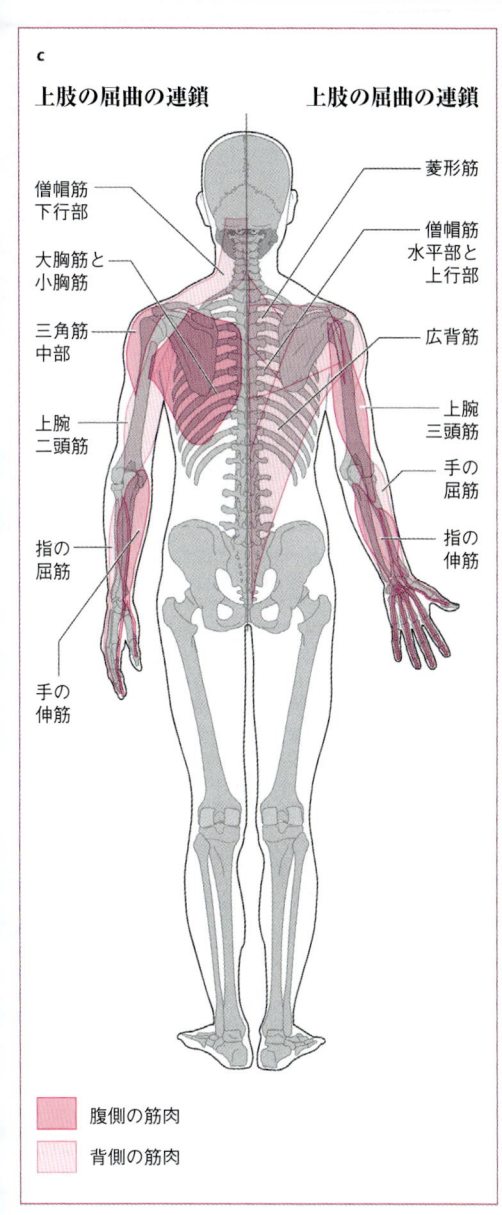

## 図8.5c 背側から見た図
上肢右側の伸展の連鎖
上肢左側の屈曲の連鎖

**図中ラベル（左側）:**
- 上肢の屈曲の連鎖
- 僧帽筋下行部
- 大胸筋と小胸筋
- 三角筋中部
- 上腕二頭筋
- 指の屈筋
- 手の伸筋

**図中ラベル（右側）:**
- 上肢の屈曲の連鎖
- 菱形筋
- 僧帽筋水平部と上行部
- 広背筋
- 上腕三頭筋
- 手の屈筋
- 指の伸筋

凡例：
- 腹側の筋肉
- 背側の筋肉

## 伸展の連鎖

伸展の連鎖は頭蓋骨の屈曲のパターンといっしょに見られる。

### 頭 蓋
- 後頭骨は前方
- 蝶形骨間軟骨結合部は上方
- 蝶形骨体が上方
- 大翼は前外側
- 外側にある頭蓋骨は外旋位

### 脊 柱
- **後頭骨・環椎・軸椎**

  後頭骨が伸展位、環椎はやや後方

  つかさどる筋肉：大後頭直筋と小後頭直筋、上頭斜筋と下頭斜筋、胸鎖乳突筋

  注釈：僧帽筋の下行部は後頭骨を伸展させることができる。しかし僧帽筋の下行部の主な機能は肩に集中している。

- **C3-T4**

  頸椎は伸展する

  つかさどる筋肉：頸長筋

- **T4-T12**

  胸椎はストレートになる。

  つかさどる筋肉：胸部の脊柱起立筋、上後鋸筋と下後鋸筋、胸筋膜

  注釈：胸椎がストレートになると胸部は吸気位になる。これは腹筋の相反性抑制による。横隔膜は上昇して機能しやすくなる。

- **T12-L5**

  腰椎の前湾が消失する。

  つかさどる筋肉：腸腰筋（p.91ページ参照）

- **仙骨**

  仙骨は起き上がり運動をする。

  仙骨底は後方へ、尾骨は前方へ動く。

  つかさどる筋肉：骨盤底筋

  注釈：骨盤底が挙上されて機能できるようになる。

### 下 肢
- **腸骨**

  仙腸関節で腸骨が前方回旋する。

  つかさどる筋肉：腸腰筋、縫工筋、大腿直筋、内転筋群

- **腰**

  腰は屈曲する。

  つかさどる筋肉：大腿直筋、縫工筋、内転筋群（大内転筋以外）、腸腰筋

  注釈：腸骨の前方回旋と腰の屈曲で大殿筋が伸張する。それを代償するために大殿筋はさらに外転、外旋する。梨状筋は仙骨が背側回旋するのを助けると同時に大腿部を外側回旋する。そ

の結果が脚の外旋と外転を伴った屈曲であり、サザーランドの説による頭蓋骨の屈曲のモデルと適合している。

● **膝**

膝は屈曲する。

つかさどる筋肉：ハムストリングス

腸骨が前方回旋すると坐骨結節が背側へシフトし、**ハムストリングス**は緊張する。その緊張は膝の屈曲で緩和できる。

注釈：立位では膝の屈曲は目立たないことが多い。それどころかよく反張膝になっている。これは腸骨と仙骨の対側回旋によって仙結節靭帯がやや緩んだ結果である。そうして骨盤全体が前傾気味になる。身体は殿部を後方にシフトしてバランスを取る。患者は「疑似性の過前湾」に見える。腰椎下部は屈曲位にあり、胸椎下部は前湾して代償する。典型的な例は妊婦とおなかの出た男性である。

● **距腿関節上部**

足は背屈位にある。距骨は足関節天蓋と踵骨の間で後方へ押される。

つかさどる筋肉：前脛骨筋、背側にある足指の伸筋

● **距腿関節下部と足**

足が内反する。足底筋は足弓を上げる。足指は屈曲する。どの屈筋が優位であるか次第で槌指や鉤爪趾になる。

つかさどる筋肉：屈筋群、腓骨筋群、後脛骨筋

## 上 肢

● **肩甲骨**

肩甲骨は内転位で、肋骨の上にある。肩は後方へ牽引され、肩甲骨関節窩は外側を向いている

つかさどる筋肉：僧帽筋、菱形筋、前鋸筋

注釈：この肢位には吸気位にある胸郭と胸椎がストレートであることが関係している。

● **上腕**

腕は屈曲位にあるか、屈曲パターンの時より軽い伸展位にある

つかさどる筋肉：大胸筋の鎖骨部、三角筋、烏口腕筋

注釈：肩甲骨の固定筋が肩を後方で安定させていると、小胸筋と大胸筋は肋骨を挙上する手助けをする。肩が後方へいくと広背筋の緊張がやや緩和し、大胸筋が三角筋前部と烏口腕筋といっしょに腕を前方へ牽引できるようになる。肩関節臼が外側を向くと腕は外旋位にくる。三角筋がもう少し外転が加えると、**屈曲─外転─外旋位になる**

● **下腕**

肘は伸展し、下腕は回外する。

つかさどる筋肉：上腕三頭筋、回外筋、腕橈骨筋

● **手**

手根関節は屈曲位（または屈曲より軽く伸展）

つかさどる筋肉：手と指の屈筋群

● **指**

指は伸展位

つかさどる筋肉：指の伸筋群

## 8.2　屈曲と伸展の連鎖のまとめと結論

### 屈曲の連鎖

このパターンは両側または片側で優位となる。両側でパターンが優位になると脚が伸展した前湾・後湾気味の姿勢となり、偏平足になりがちである。肩は前方へ牽引され、腕は屈曲して内旋位にある。胸部は落ち窪み、腹壁が緊張するにもかかわらず、腹腔は多少膨らむ。

頭蓋の領域ではサザーランドの説による伸展パターンとなる。蝶形骨間軟骨結合部が伸展位にあり、外側にある頭蓋骨が内旋位になる。副腔は狭窄する。小脳テントが傾く。頭部は細くなり、顔が面長になる。

胸部が落ち込むと横隔膜は下がる。そのため腱中心が牽引され、頭蓋骨ははっきりとした伸展位となる。

横隔膜が下がっていると腹部器官の支えが弱くなり、下垂気味になる。

この姿勢が衰弱・不活性型にあたることは注目に値する。何人もの著者は頭蓋仙骨メカニズムの伸展相を不活性期としている。活性期の屈曲相の反動といえる。屈曲の姿勢は「弛緩の姿勢」になる。重力が生体に強いる姿勢である。

脊柱の湾曲が進み、靭帯が緊張する。仙骨のうなずき運動と腸骨の背側回旋によって腰仙移行部

の靱帯が引き締まる。骨盤の背側回旋と腰の伸展では股関節の腹側の靱帯組織が引き締まることになる。

膝が伸展すると、交差靱帯によって膝がしっかりと固定される。足のみが「固定されず」、横隔膜と並んで弱点となる。脊柱と下肢は生理的に自らをしっかりと固定しているので、筋肉がそれほど働かなくても安定している。これがマッスルトーンの低下と衰弱型の説明になるだろう。

## 伸展の連鎖

このパターンは両側または片側で現れる。伸展のパターン（頭蓋骨の屈曲）では脊柱が伸張し、四肢は屈曲する。生体は活性化の準備ができているか、活性化している。頭蓋骨の屈曲は第一次呼吸メカニズムの頭蓋仙骨におけるリズムの活性期といえる。

蝶形骨間軟骨結合部は屈曲位（上方）にあり、外側にある頭蓋骨は外旋位にある。頭蓋孔は開いていて、静脈洞は広がる。循環がよくなるための準備がすべて整う。

横隔膜や骨盤隔膜と同様、小脳テントは上方にある。足底腱膜でさえも膨らみ、歩行推進期に備える。

胸郭が吸気位にあって横隔膜が上がっていると腹部器官は支えられ、過度の圧力がかからないように下腹部が保護される。横隔膜が高い位置にあると、腱中心が牽引される度合いが減り、蝶形骨間軟骨結合部は屈曲できる。

## 8.3 捻　転

片側に優位な連鎖が発生すると捻転のパターンが生じる。「交差性伸展反射」で捻転のパターンが発生して、その結果側湾気味の姿勢になる。

これが幼児期に起こると、脊柱の前湾がまだ完全にできあがっていないために大きなC字型の湾曲ができる。筋線維が斜めに走行していて、両半身の間に筋膜面が連続しているので、捻転は容易に起こる。これは体幹で特にはっきりしている。体幹ではたとえば背側で広背筋と大殿筋、腹側で大胸筋と外腹斜筋の線維の走行が同じである。

筋線維の配置は機能上の必要性から生まれている。既に述べたように、歩行時には骨盤帯と肩帯は反対方向へ動く。その時に体幹が捻転する。構造が機能に順応したのだ。対角線の連鎖は四肢までずっと続いていく。

たとえば広背筋と大殿筋を通る背側の連鎖は、膝蓋支帯を経て膝の内側まで達する外側広筋を通って尾側へ続いていく。これが腹側の連鎖に移っていく背側の連鎖である。

同様に腹側の連鎖は次のようになる。たとえば大胸筋の左側からスタートすると、外腹斜筋の右側を通って右の腸骨に行き着く。

右側の内転筋群は右脚につながっている。大腿二頭筋の短頭が大内転筋の中部を腓骨小頭まで延長する。

大内転筋を腹側へ延長したものが内側広筋である。内側広筋は外側広筋のように脚の反対側へつながっている。ここから前脛骨筋や腓骨筋群を経て連鎖が続く。

1つ1つの筋肉がつながり、片側から反対側へ、後方から前方へと連なっていくと、連珠形に比肩する輪状の網状構造ができあがる。

側湾症や側湾気味の姿勢は、身体の3つの面で起こる全体的な病変である。

骨格の前後方向の曲線は賞賛に値する。足は立位姿勢のまま、体幹全体を垂直軸のまわりで1回旋させたかのようである。脊柱側湾症やその他の背骨の変形が発生する際、脊柱の力学と筋肉の感受性が重要な役割を果たしていると思われる。神経系と内臓系がかかわる（原因にもなる）身体全体のトラブルといえよう。

サザーランドは背骨の変形の発生を頭蓋仙骨理論で説明している。ブスケたちはそれに内臓の理論をつけ加えた。整体療法士は運動器と、中でも足が突出した役割を担うと見ている。多分みんなのいうことは正しい。

施術者は3つの見解を検討して、治療プランで考慮するとよい。筋肉がいつも積極的な役割を果たしていることを忘れてはならない。**機能と構造の法則にしたがって筋肉は置かれた状況に順応して**

いくだろう。
　ルイザ・バーンズと他の研究者たちは順応のプロセスがかなり早く始まることを示した。そのため、側湾症の原因を究明する場合に筋筋膜連鎖の治療を無視してはならない。

外傷や、日常生活での過剰あるいは偏った負担が原因となる歪みに対しても同じことがいえる。

## 8.4　いくつかの筋肉または筋群の特性

　ここでは解剖学の詳細ではなく、以下の筋肉と筋群の本質と特性だけに絞っている。
- 胸鎖乳突筋
- 斜角筋群
- 横隔膜
- 腸腰筋
- 腰回旋筋群

### 胸鎖乳突筋

　胸鎖乳突筋は尾側の胸骨柄から起始して頭側の上項線に停止している部分と、鎖骨から起始して上項線に停止している部分の2つの筋部位からなる。胸鎖乳突筋の頭側の停止部には後頭乳突縫合がある。サザーランドが頭蓋骨の可動性にとって相対的に重要とみなしている個所である。後頭乳突縫合に制限があると第一次呼吸メカニズムの運動も制限される。

そのため胸鎖乳突筋は特別な重要性を持つ。

機　能
両　側
- 両方の胸鎖乳突筋がいっしょに頚椎を屈曲し、顎を胸の方へ牽引する。
- 頭部が過伸展した場合、胸鎖乳突筋は顎を前方へ牽引するか、項部筋が伸展するのを助ける。
- 例えばむちうち症になるように後方から突然押された場合、胸鎖乳突筋が頚椎の過伸展を防ぐ。
- 胸鎖乳突筋は吸気筋である。
- 胸鎖乳突筋は空間認識にとって重要である。

片　側
- 片側だけの緊張の場合、両方の胸鎖乳突筋は頭部を傾けて反対側へ回旋し、顎が上がる。
- 僧帽筋といっしょに胸鎖乳突筋は純粋な側屈をする。
- 側湾症の場合、胸鎖乳突筋は僧帽筋といっしょに頭部をまっすぐに起こす。

支配神経
- 副神経
- 頚椎分節C1-C3

　胸鎖乳突筋は短縮する傾向を持つ（姿勢筋）。その走行の仕方と、順応の機会が多様であることから、胸鎖乳突筋の長さを比較するのは難しい。診察では触診してトリガーポイントや硬結を探す。

### 斜角筋群

　斜角筋群は通常、前斜角筋、中斜角筋、後斜角筋の3つの筋肉からなる。時には4つ目の筋肉、最小斜角筋がある。ほとんどの場合最小斜角筋は存在せず、椎骨や胸膜の靭帯が代替している。
　前斜角筋はC3-C6の横突起から起始し、第1肋骨、斜角筋結節に停止する。

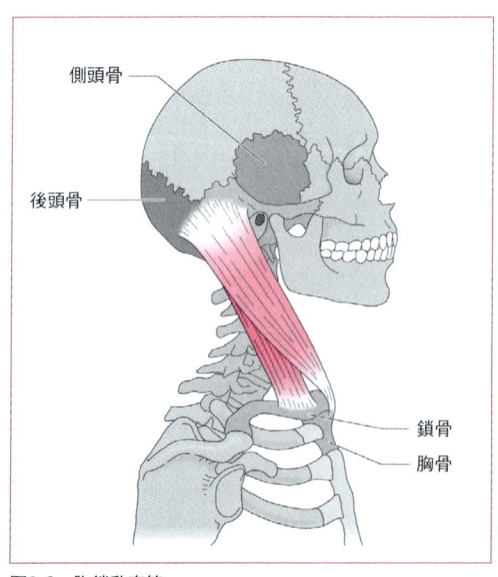

図8.6　胸鎖乳突筋

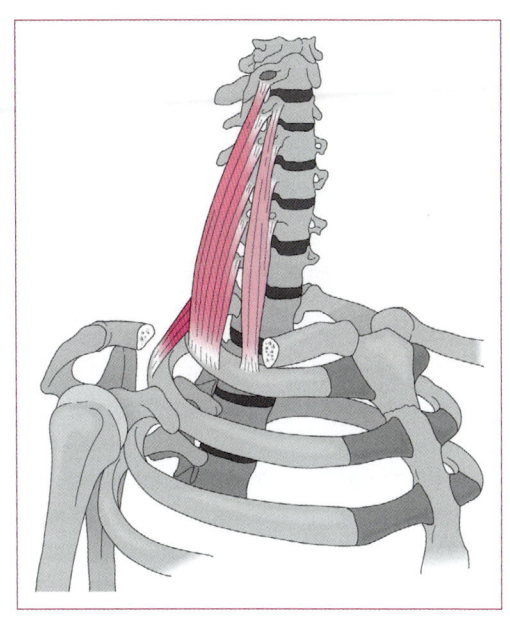

図8.7 斜角筋群

中斜角筋はC2-C7の横突起から起始し、同じく第1肋骨の尾側に停止する。

前斜角筋と中斜角筋の間には斜角筋間や、鎖骨下動脈、腕神経叢が走行している「胸郭出口」がある。斜角筋群が痙攣するとこの構造が刺激される可能性がある。

後斜角筋はC4-C6の横突起の後結節から起始し、第2肋骨に停止する。

最小斜角筋は頭側の第6、第7頸椎の前結節から起始し、胸膜上膜に停止する。斜角筋群は痙攣を起こす傾向にあるが、短縮や線維化することもある。これは機能に左右される。トリガーポイントは正中神経痛の症状を模倣する。腸腰筋が腰椎のためにあるように、斜角筋群は頸椎のためにある。主に頸椎の屈筋であるが、必要とあれば頸椎の前湾を促すこともある。このように相反する機能を持っていることが痙攣を起こしやすい理由であろう。

頭長筋と頸長筋とともに斜角筋群は椎前筋に属する。斜角筋群は深頸筋膜に囲まれていて、胸膜上膜を形成するシブソン筋膜の一部である。

そのように腱中心と内臓部につながっている。

## 機　能
### 両　側
- 斜角筋群前部は頸椎を屈曲できる。
- 斜角筋群は前額面で頸椎を安定させる。
- 斜角筋群は重要な吸気筋である。横隔膜と同時に活性化することが筋電図研究でわかった。胸郭上口と胸膜上膜を上方へ牽引して、吸気時に横隔膜が肺を尾側に牽引するのを防ぐ。胸呼吸をつかさどっている。

### 片　側
- 斜角筋群は片側では頸椎の側屈筋となる。

### 支配神経
- C3-C8

## 横隔膜

スティルは横隔膜について理にかなったことをいっている。「わたしたちはおまえによって生かされ、おまえによって生を終える」(スティルの伝記[140])。実際に横隔膜が生命維持のために重要なあらゆる機能に影響を与えていることを考えると、スティルの言葉はますます的を射ている。

- 肺におけるガス交換は吸気、呼気時の圧力変化で調整される。細胞の新陳代謝もまた、呼吸による圧力変化で活性化される。吸気時には遠心性の圧力が生じ、それに周辺の筋肉組織が拮抗する。こうしてリズミカルに圧力が変化し、拡散と浸透に影響を与える。吸気では血液が胸部の方向へ吸い上げられる。腹部器官は圧縮され、頭蓋の静脈洞と頸静脈は広がる。
- 横隔膜が上下すると、臓器全体が生理的な運動軸のまわりをリズミカルに動く。
- 必要とあれば、横隔膜は平衡状態にも関与する。腹部と胸郭の圧力比率を変化させて、脊柱の姿勢を調整できる。そのように体幹を安定させると同時に、四肢の運動を容易にする。
- 横隔膜を走行する血管や神経構造も忘れてはならない

横隔膜の機能は多様なため、どの患者にも横隔膜の機能障害が見られる。横隔膜を境に胸腔と腹腔に分かれている。横隔膜は2つの部分からなる。

- 臓器が付着している腱中心からなる線維部
- 運動をつかさどる周辺の筋性部
- 筋性部は下から5本の肋骨と、上から3つの腰椎骨に停止する。神経、脈管、臓器が横隔膜の開口部を通っている
- 大まかにいうと、筋線維は頭内側から尾外側にかけて、腱中心から末梢にかけて走行している

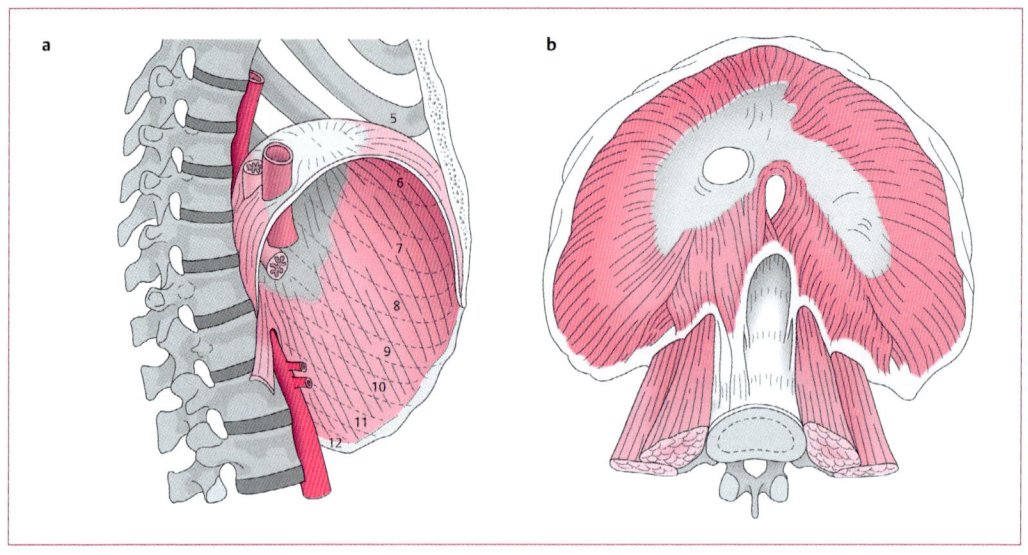

図8.8a、b　横隔膜

### 支配神経
- 動支配神経：2本の横隔神経$^{C3\text{-}C4\text{-}(C5)}$
- 知覚神経：腱中心は筋性部の背側部と同様、2本の横隔神経の支配を受けている
- 外側の筋性部はT7からT10までの分節から知覚神経支配を受けている。

### 呼吸運動とそれが運動器に与える影響
次の筋肉が呼吸のプロセスにかかわっている。

### 吸　気
- 主要な吸気筋
  ○ 横隔膜
  ○ 斜角筋群
  安静呼吸時では通常この2つの筋肉のみが働く
- 呼吸補助筋
  ○ 胸鎖乳突筋
  ○ 僧帽筋
  ○ 大胸筋
  ○ 小胸筋
  ○ 腰方形筋
  ○ 腸腰筋
  ○ 前鋸筋
  ○ 菱形筋
  ○ 背柱伸筋群

  ○ 肋間筋
  これらの筋肉が動員されるかどうかは吸気の深さ次第である。最初に肋間筋が頭側から尾側かけて動員される。
  吸気時に横隔膜脚は腱中心を下方へ牽引する。それによって胸郭内の圧力が下がり、空気を吸引する。同時に腹腔内や腹壁にかかる圧力が高まる。この変化は吸気の深さに比例する。
  腱中心は腹腔内の圧力でストップがかかるまで下がり続ける。それから横隔膜の肋骨付近にある筋線維が肋骨を押し上げる。胸部は胸骨とともに上昇する。その時斜角筋群が横隔膜を補助する。肋間筋は肋骨を互いに安定させる。吸気が深いと他の吸気筋も動員されることになる。
  他の吸気筋が胸郭を上昇させて肋骨を開くには脊柱が安定していなければならない。腰椎部にある腸腰筋と腰方形筋、胸部にある背柱伸筋群が脊柱を安定させる。
  腰方形筋と腸腰筋は一番下の肋骨と腰椎上部を安定させて、横隔膜脚をしっかりと支える。
  肩甲骨の固定筋が肩甲骨を安定させるおかげで、前鋸筋と胸筋群が肋骨を挙上できる。
  斜角筋群は頸椎を伸展させる。深吸気の終わりに活性化するのが胸鎖乳突筋である。胸鎖乳突筋は胸骨の分岐点を押し上げ、後頭骨の屈曲を防い

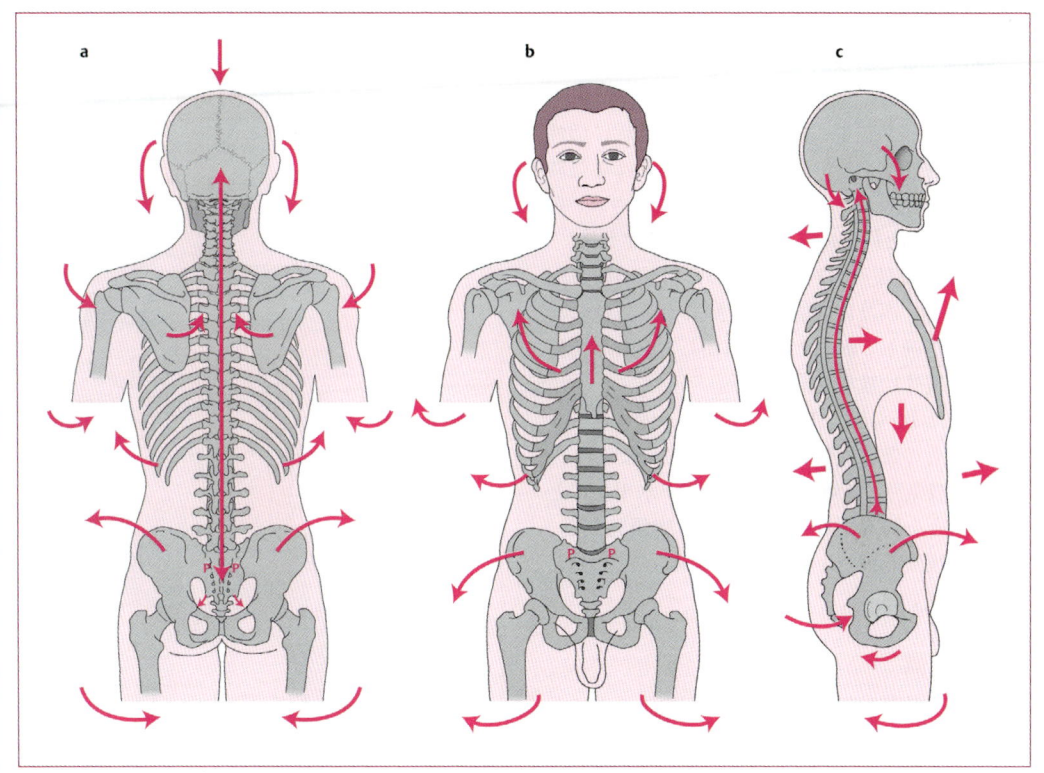

図8.9a、b　吸気時における外側の骨の動き、c　吸気時における体幹の骨格の動き

で視線をまっすぐ向いたままにする。

　腹筋は偏心運動をして腹部器官の下垂を制御する。

　吸気時には骨盤、頭蓋、四肢はどうなるのか。腱中心が下がると、腹部器官は下前方に圧迫される。

　そのため骨盤底と腹筋に圧力がかかる。骨盤底に圧力がかかると、恥骨枝が後方へ、仙骨の先端が尾骨といっしょに前方へ、坐骨結節が内側へとそれぞれ引っ張られる。そして腸骨翼は前外側へ牽引される。骨盤底が仙骨を牽引すると、仙骨底が背側への起き上がり運動に動員される。腰椎を屈曲させて恥骨枝を後方へ押す腸腰筋がこの運動を補助する。

　骨盤は伸展のパターンで説明したような運動をする。この運動は頭蓋仙骨リズムの屈曲の運動にあたる。

　下肢は屈曲—外旋—外転する。胸椎が伸張し、肩甲骨が内転すると肩関節は外旋する。肩の屈曲—外転—外旋運動が促通される。

　吸気時には胸郭上口が上昇する。頸筋膜はテント張りの屋根のようにぴんと張り、側頭骨を外旋させる。胸鎖乳突筋と僧帽筋は後頭骨を伸展する。これは頭蓋仙骨の屈曲にあたる。

　項靱帯はこの作用を間接的に補助する。頚椎が伸張すると項靱帯が緊張する。これを避けるには、後頭部が下前方へ、つまり頭蓋骨の伸展の方向へ牽引されなければならない。

　横隔膜が下がって腱中心に緊張が生じても、胸郭が上昇すると相殺される。そうして蝶形骨間軟骨結合部が頭側へ動けるようになる。

　サザーランドが論じているように、吸気は第一次呼吸メカニズムの屈曲のパターンと全く一致している。屈曲相は吸気と同じように活性期である。呼気はその反対となる。

## 呼　気

● 安静呼気相は通常不活性なプロセスで、組織の弾力で構造が元の位置に戻る。

- 深呼気時には主に腹筋が働く。何人かの著者は内肋間筋群と胸横筋を呼気筋としている（バスマージャン［Basmajian］）。

横隔膜と斜角筋群、また同様に深吸気時に活性化された呼吸補助筋の緊張が緩和する。深呼気時には腹筋が活性化する。腹部臓器は圧縮され、押し上げられると同時に胸郭は尾側へ牽引される。

仙腸関節ではインフレアを伴った腸骨の後方回旋が起こる。四肢は内旋する。胸郭が呼気位にあると肋骨を通して胸椎上部が屈曲し、頸椎が前湾する。頭蓋骨は基本肢位に戻る。

吸気位と比べると、呼気位は伸展―内旋位となる。後頭骨の肢位は仙骨の肢位と同じになる。

**注釈**：吸気時でも呼気時でも頭部が水平面にとどまることを特筆する必要がある。胸鎖乳突筋、僧帽筋、後頭下筋の共同の働きによるものとわたしたちは見ている。

## 腸 腰 筋

腸腰筋は筋筋膜組織の中で一番面白い筋肉であろう。確かに腸腰筋ほど機能についての意見が対立しているものはない。腸腰筋の停止部と特に走行の仕方は、腰、骨盤、腰椎の位置を調整できるような配置になっている。

バスマージャンは腸腰筋が身体全体の筋肉中で平衡にとって一番重要であるといっている。前額面でも矢状面においても、腸腰筋は脊柱と骨盤を順応させることができる。

腰筋は腸骨窩での腹痛を引き起こすか、胆嚢や腎臓の疝痛を模倣することがよくあるとルウィット（Lewitt）は書いている。腰筋はTh12と横隔膜の内側弓状靱帯から起始しているので、直接呼吸にかかわる。

ボグドーク（Bogduk）[14]によると、腰筋の痙攣は腰椎の椎間板にかなりの負担をかけるという。フライエット[56]、クチェラ[82]、ディ・ジョバンニ（Di Giovanni）[49]などは、腰筋の症候群が急性の腰痛の主な原因であると論じている。

腰筋は姿勢筋、つまり主にⅠ型筋線維からなる筋肉とされている。短縮している腸腰筋も痙攣している腸腰筋も実際によく見られる。ルウィット[86]によると、腰筋の拘縮は胸腰移行部の痛みの原因になり、腸骨筋の拘縮は仙腸関節に痛みをもたらすという。

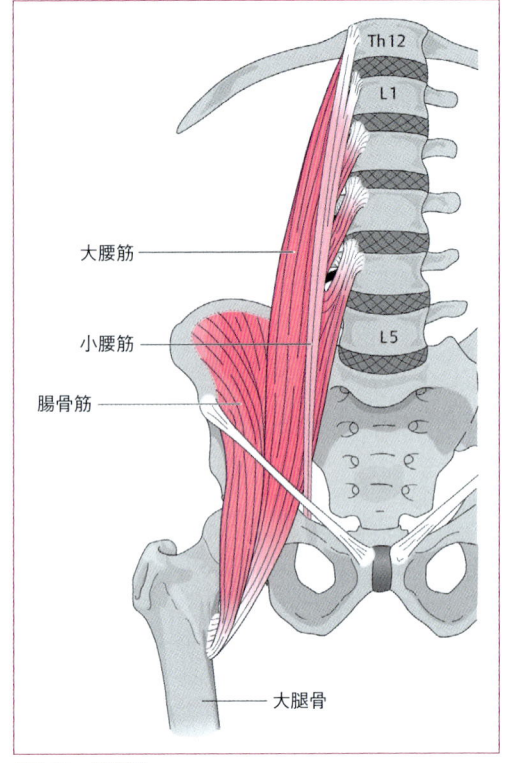

図8.10　腸腰筋

腰筋の緊張亢進で腰神経叢の神経興奮が起こることがある。腰筋はT12-L4（L5）の椎体、その間にある椎間板、そしてL1-L4の横突起から起始している。両方の筋腹の間を腰神経叢が走行する。腸骨窩は腸骨筋の起始部をなす。

腰筋と腸骨筋はいっしょになり、鼠径靱帯の下を通って大腿骨の小転子まで走行している。小腰筋は大腰筋の筋腹から起始していて、尾側の停止部は恥骨筋線と鼠径靱帯である。

ぴんと張った筋膜である腸骨筋膜が腸腰筋を覆う。腸骨筋膜は横隔筋膜を尾側に延長したもので、骨盤で鼠径靱帯とつながっている。

腸腰筋は腎臓のための滑走路であり、他の臓器とも接している。背側―内側―頭側から尾側―腹側―外側に走行していく。恥骨筋線の高さで筋線維は方向を変え、背側―外側に延びる。

腸腰筋は股関節の前を走行する。股関節とは粘液嚢で隔てられている。恥骨枝のところで筋線維が方向を変えるので、腸腰筋は緊張時には腸骨を腹側へ回旋することになる。腰筋はこのようにして

腸骨筋の牽引を補助している。

## 機能
### 両側
- 腰筋と腸骨筋は身体の中で一番強力な腰屈筋である。両脚が固定されると、腸腰筋は腸骨翼を前方回旋して骨盤が前傾する。
骨盤の前傾が妨げられる場合には、腸腰筋は腰椎の屈筋となる。

### 片側
- 腸腰筋は腰椎を同側側屈させる。脊柱がその場合に前湾できるなら（フライエットのいう「ゆるやかな屈曲位」にあるなら）、腰椎骨が凸側へ回旋する。骨盤が前傾できない場合（腹筋か骨盤底が緊張）には、腰筋が腰椎とともに屈曲、側屈、同側回旋する。

### 支配神経
- 腰椎分節L1、L2（L3）

## 腰回旋筋群

腰回旋筋群は梨状筋、双子筋、内閉鎖筋、外閉鎖筋からなる。これらは関節の近くにある筋肉で、そのてことなるアームが短すぎるため力強い運動ができない。それゆえ股関節のための固有受容感覚に優れている。できるかぎり最適な状態で大腿骨頭が股関節臼に収まるように、腰回旋筋群は大腿骨の回旋を腸骨の回旋に順応させる。骨盤底筋といっしょになって骨盤のためのハンモックのような役割を果たす。

歩行時の立脚相と片脚起立時に、梨状筋と大殿筋は仙骨の対角線の軸を安定させる。梨状筋は短縮する傾向を持つ姿勢筋である。大坐骨切痕を通って骨盤から離れている。梨状筋は大坐骨切痕で殿筋神経、陰部神経、坐骨神経、そして骨盤底に補給をする血管と密なつながりを持つ。梨状筋が拘縮するとこの構造が刺激され、会陰の擬似神経痛や機能障害の原因となりうる。すると脚は外旋して短くなる。関連痛は仙腸関節、殿部、大腿後部にまでおよぶ。痛みが膝窩よりも深層に到達することがまれにある。膝を折って長時間座ったりしゃがんだりすると、梨状筋が伸張するので痛みの原因となる（梨状筋に障害がある場合）。

## 機能
前述したように、腰回旋筋群は股関節のための固有感覚機能を持っている。腰の外旋筋、外転筋、弱い伸筋でもある。60度以上腰が屈曲する時には梨状筋が腰の内旋筋となる。

興味深い筋肉や筋群のリストアップをもっと続けたいが、この辺でやめておく。

この章を終える前に、腹側にある筋肉についていくつか述べたい。

- 舌骨筋の頚椎を動かす役割は全く取るに足りない。舌骨筋は主に下顎が動く時に働き（開口筋）、その場合舌骨筋下部は舌骨を安定させる。嚥下、あくび、発声、呼吸時に舌骨筋は働く。

  舌骨筋の主な機能は、頭部や頚部の運動時に気管や食道が機能不全に陥らないようにすることだと思われる。

  頚部の屈筋として機能するためには、口は咬筋で閉じられていなければならない。

  頚椎の屈筋として機能している筋肉には特に椎前筋と胸鎖乳突筋（頭部が屈曲している場合）が挙げられる。

- 肋間筋は体幹を安定させ、体幹の回旋に寄与する。その場合に肋間筋は腹斜筋の共同筋となる。しかし肋間筋の主な機能は呼吸筋の補助となっている。

  この特性は肋間筋の支持機能が働いている時でも支配的である。

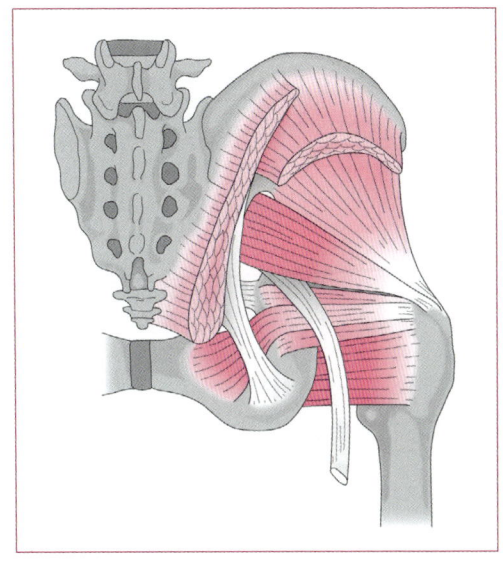

図8.11 腰回旋筋群

腹筋、その中でも腹直筋は胸最長筋の拮抗筋であるため、胸部の筋肉に属するといえよう。

体幹と下肢のほとんどすべての運動時に腹筋は活動している。体幹の運動筋というより安定筋として働き、腹部器官と胸部を圧縮して脊柱を支える。

腹筋と腰部の多裂筋群は、歩行時には下肢の筋肉が働く前に活性化する（腹横筋が最初）。

腰回旋筋群以外の紹介してきた筋肉（胸鎖乳突筋、斜角筋群、横隔膜、腸腰筋）は、脊柱が屈曲する時も、伸展する時も他の筋肉を補助することがある。

- 胸鎖乳突筋は頚椎上部を伸展させ、頚椎下部が屈曲位にある時には頚椎上部を屈曲させる。
- 斜角筋群は頚椎の屈筋である。項部の脊柱起立筋が頚椎を前湾させる時、斜角筋群は機能を変え、脊柱起立筋を補助する。
- 横隔膜は胸腰移行部を必要に応じて屈曲または伸展させる。
- 腸腰筋は腰椎の前湾または伸展の手助けをする。腹筋と骨盤底が骨盤を後傾させると腰筋は腰椎を後湾させる。

腰回旋筋群の重要性は過小評価されている。

歩行時には矢状面から前額面へ体重が移動する。脊柱の屈曲・伸展運動から、骨盤での外転・内転運動へと移っていく（平衡を維持するため）。腰回旋筋群は骨盤を安定させる手助けをし、大腿骨頭が関節臼にうまく収まるようにする。したがって骨盤に機能障害が見られる場合にはいつも、腰回旋筋群に過負荷がかかっていることが多い。

# 9 平衡状態

## 9.1 関連部位

　オステオパス、カイロプラクター、整体療法士には生体の健康にとって平衡状態が重要であることがわかっている。3つの職業グループは歪みの原因に対してさまざまな説明を行い、治療にも異なったアプローチの仕方をしている。みな脊柱の重要性を認識しているが、バランスが崩れる主な原因として挙げている身体の部位は異なる。治療の効果が上がっていることから、それぞれの治療法は正しいといえよう。

　オステオパスにとっては骨盤(それに加えて後頭骨・環椎・軸椎複合体)、カイロプラクターには環椎、整体療法士には足がなぜそんなに重要なのかと考えてみた。3つの部位に共通している平衡状態に重要な影響を与えているものは何なのか。

　これらの部位の解剖学とバイオメカニクスの中から予想どおり面白い解答が見つかった。

　後頭骨・環椎・軸椎複合体、腸骨・腰仙移行部、足の後部には2つの重要な共通点がある。

1. どの3つの部位にもかかる圧力によって動く骨がある。筋肉によって直接動かされるのは二次的な性質となっている。
- 環椎は後頭骨と軸椎の間で半月板のような働きをする。
- 全体的に見ると、環椎は後頭骨とC2とは反対の動きをする。
- 仙骨は脊柱や腸骨の動きとは比較的反対の動きをする。仙骨は脊柱からくる圧力で動く。
- 距骨に停止している筋肉はない。圧力によってのみ働く。足関節天蓋の向きや踵骨の位置が距骨の動く方向を定める。
- これら3つの骨の動きを玉軸受けの中の玉にたとえることができる。
- 玉は調和の取れた動きをして、圧力を別の方向へ移すことが可能だ。
2. どの3つの部位でも圧力比率の再配分がある。
- 頭部の重みは環椎を経てC2の椎体と椎弓関節に分散してかかる(ミッチェルの説によると、頚椎の関節面には重みを受ける機能がある)。
- 腰仙移行部で重力は別の面へ移動する。
- 体重は仙骨の岬角から2つの股関節の方向へ伝わっていく。
- 立位時と歩行時に距骨は踵骨の結節と立方骨・舟状骨の方向へ、つまり足の外縁や内縁へ体重を分散させる。

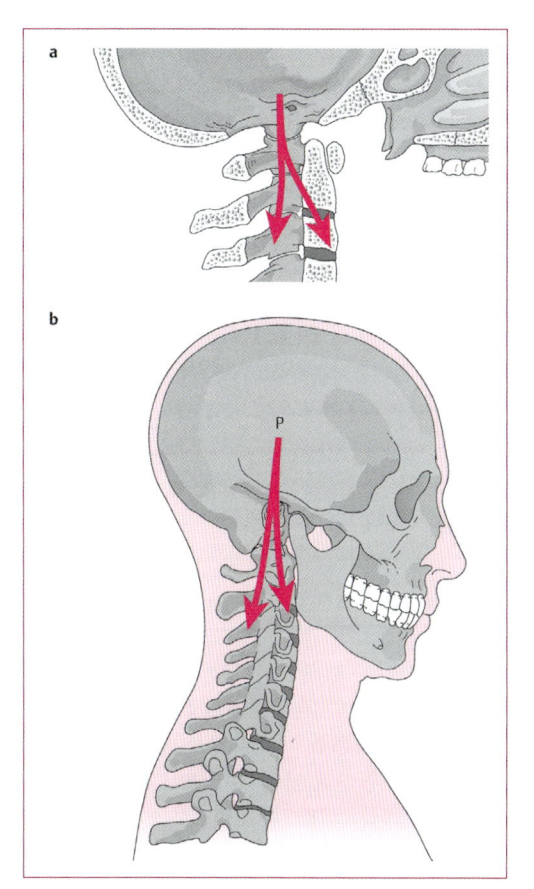

図9.1a、b　頭部から環椎の椎体と椎弓関節にかかる重みの伝達(矢状面において)

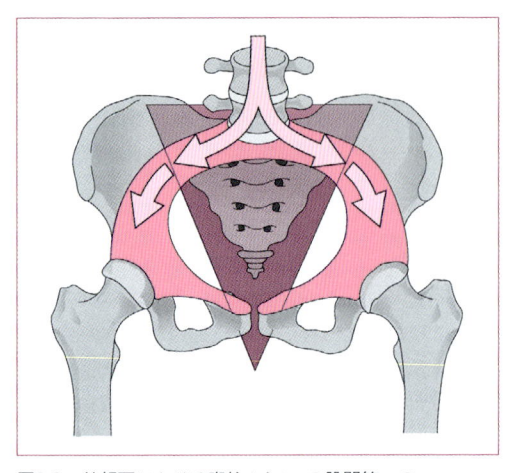

図9.2　前額面における脊柱から2つの股関節への体重の移動

**注釈**：3つの部位では異なった面で体重の分散が行われる。
- 後頭骨・環椎・軸椎：矢状面において、C2の関節面と椎体で
- 腰仙移行部：前額面において、2つの股関節方向へ
- 足：水平面において、距骨から踵骨、立方骨、舟状骨の方向へ

ここでも再び構造が機能に順応することがはっきりするだろう。歩行時には脊柱で後前方向への体重移動があり、それから骨盤、踵骨から足の第5と第1中足骨頭までは右から左、左から右へと移動する。

これらの部位で機能障害や構造の変化が起こると力の伝達がうまくいかなくなり、筋肉組織に別の負荷がかかってしまう結果となる。筋肉の動きが変わっていくことになり、全運動器がそれに順応して別の姿勢パターンが生まれてしまう。

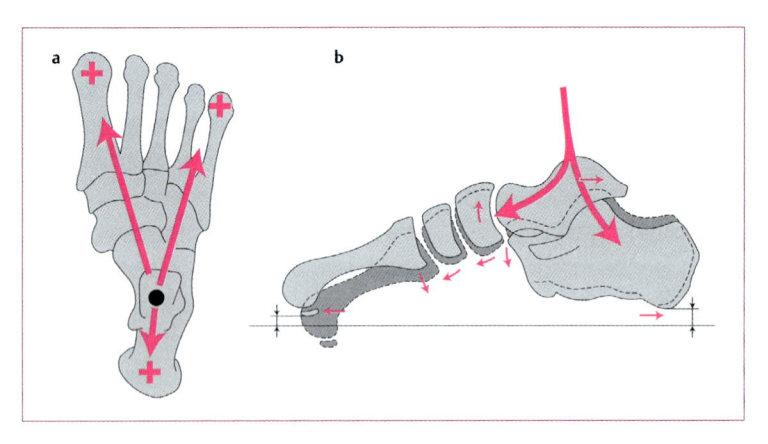

図9.3a、b　水平面における足関節下部での体重の分散

## 9.2　姿　勢

筋骨格系が重力の影響に逆らう努力をした結果が姿勢として現れる。理想的な姿勢から逸脱すると、生体全体にかかる力学的なストレスが増大する。

1982年にカプラー（Kappler）は完全な姿勢の定義をしている。筋肉が正常なマッスルトーンを維持し、靭帯の緊張が重力の影響を相殺するように体重が分散される状態が完全な姿勢だという。

立っている人の姿勢は主に3つの要素で決まる。
1. その人が立っている地面の均整度、不均整度
2. 地面との接触点としての足の状態
3. 平衡器官を調整する脊柱の台座である仙骨底

**注釈**：後頭骨・環椎・軸椎複合体の変位に仙骨が順応すると考えると上の記述は正しい。仙骨底が水平な場合、後頭骨・環椎・軸椎複合体は必ず水平になる。頭蓋の機能障害が最初に起こることもあるので、後頭骨・環椎・軸椎複合体を第4の要素としてもいいのかもしれない。

3つの足弓は両側でうまくバランスが取れていなければならない。体重が3つの足弓に均等にかか

るように、脛骨が足に垂直になっているのが理想的である（前額面において）。これで骨盤方向への力の伝達が最適な状態となる。均整が取れていない筋筋膜の動きが姿勢にどのような影響を与えるか、もうおわかりだろう。

腸骨・腰仙移行部は腰仙移行部と両方の仙腸関節からなっている。安定を保てるように関節、靭帯、筋肉が配置されている。最適な方向へ力が伝わると関節が圧迫され、骨盤を安定させるために筋肉が働く必要はなくなる。

基本的なマッスルトーンと靭帯が関節面同士をぴったりと合わせようとする。腰仙移行部で出会う3つの力は相殺し合う。仙骨底にかかる重力は、両脚から上がってくる力で相殺される。このメカニズムは仙骨底が水平な場合にのみ働く。岬角がほんの少し傾くだけでも重力線が変わり、不安定な状態になる。安定させるために筋肉が動員され、運動器全体も自動的にその動きに引き込まれることになる。骨盤の位置が変わり、それに伴い脊柱と下肢の位置も変化する。

ロバート・アービン（Robert Irvin）は、典型的なオステオパシーの治療法ではその効果が持続しなかった、慢性的な背中の故障を抱える患者について研究した。治療に加えて患者の靴の中に足底挿板を入れ、仙骨底を水平な状態にすると、一般的な症状の70％に改善が見られることを確かめた。

一番多く見られる歪みは以下のものである。
- 偏平足
- 外反足
- 仙骨底の側傾

3つの変形とも足底挿板で矯正できる。アービンはX線による研究で、レントゲンを撮られた人の98％で仙骨底が前額面において平均1.2㎜傾いているのを発見した。

仙骨底が傾いている（前額面において）原因はいろいろ考えられる。
- 仙骨の機能障害。仙骨底の前方も下がっている。
- 腸骨の機能障害。腸骨の前方回旋は同側の仙骨底を挙上し、後方回旋は同側で仙骨底を下制する。
- 脚長差。先天的、または外傷、手術、足の歪みによる後天的なもの。

脊柱は傾いた仙骨底にいつも3次元で順応する。その結果、脊柱がC字型（どちらかといえばまれ）やS字型に側湾する。S字型の曲線で順応すると一番効率的だ。S字型だと平衡維持が一番容易になる。新生児と幼児にはC字型の側湾のみ見られる。

回旋と側屈は側湾症と側湾気味の姿勢ではいつも反対方向になる（フライエットの説による中間位―側屈―回旋）。機能性側湾症（側湾気味の姿勢）は構築性側湾症に発展する可能性がある（構造の機能への順応）。

生体は姿勢の歪みを代償しようとして、その障害が出ている上下にある部位を反対方向に順応させる。移行部で回旋と側屈が交互に起こる[82]。

ジンク・パターンがその例である。リトルジョンの脊柱のバイオメカニカル・モデルでは力学的な説明ができる。

側湾症や後湾・前湾症の治療は、その湾曲が機能性のものであるか、構築性のものであるかによって異なる。機能性のもので、固まっていない湾曲では姿勢の改善が目標となる。構築性の歪みの場合には痛みを軽減して、すべての構造や系統の機能を最適な状態にするのが優先される。

どの場合でも歪みの原因となる可能性があるものすべてを念頭に置くべきであろう。
- 目
- 平衡器官
- 頭蓋と後頭骨・環椎・軸椎複合体
- 顎関節
- 臓器
- 脊柱―骨盤
- 足

線維症、収縮、癒着は特別に、もっと長期にわたって治療しなければならない。動的足底挿板がしばしばかなりの効果を上げる。それは動的足底挿板が低活動の筋肉連鎖を独自に刺激できるからである。また動的足底挿板を入れると、前庭脊髄路を経て平衡に影響を与える体重移動を模倣できる。

足の構造が変形していると、過負荷がかかっている筋肉組織による侵害受容反射を防ぐために、足弓を静的評価による足底挿板で安定させる必要にせまられることがよくある。脚長差は、それが先天的でも後天的なものであっても、3㎜以上の違いがあるなら正常に戻した方がよい[81]。

## 9.3 脚長差

真性の脚長差があることは多い。
- 10％の人間に1cm以上の脚長差がある[145]。
- フライバーグ（Friberg）[145の文献中]は、症状が出ていない359人の軍人にX線検査を行い、以下の発見をした。
  ○ 56％に0〜4mmの脚長差が見られた。
  ○ 30％に5〜9mmの脚長差が見られた。
  ○ 14％に1cmの脚長差が見られた。
- 慢性の腰痛を抱える患者3人のうち2人に、X線検査で脚長差が確かめられている。

　脚長差があると仙骨底が傾き、脊柱全体はそれを代償する（代償性側湾）。他方、仙骨底が傾くと、傾いた原因とは無関係に必ず腸骨が回旋して脚の長さが変化する。これを機能性の脚長差という。

　足底挿板で脚長差を整える前に、脚長差が構築性のものか、また機能性のものか調べなければならない。それを見つけ出す唯一の信頼できる方法がレントゲン写真で、生体全体の体性機能障害を治療した後に撮る。腸骨の回旋で脚長差が1cmにまでなる[29]ほど脚の位置が変化するため、レントゲン撮影が重要である。骨盤と両脚のレントゲンは立位で撮らなければならない。レントゲン写真の測定での誤差は1mm〜5mmと異なっている[82]。

### 脚長差がある場合の骨盤と脊柱の変形

- 腸骨は長い方の脚側で後方回旋し、短い方の脚側では前方回旋する。
- 長い脚側にある腸骨稜の方が上がっている。
- 骨盤全体は短い脚の方へ傾き、長い脚側へ回旋する。
- 仙骨底は短い脚の方へ傾く。
- 骨盤全体が前傾する。
- 腰椎の前湾がほとんどの場合で進行する。それは腰仙移行部において顕著である。
- 腰椎は通常短い脚側への回旋を伴って中間位—側屈—回旋を行い、胸椎は長い脚の方へ中間位—側屈—回旋して、頸椎は短い脚側へトランスレーションする。
- 肩は長い脚側が下がる。脚長差が1.5〜2cm以上になる場合は例外である。
- 頭部は短い脚側へ傾く。
- 骨盤は長い脚側へトランスレーションし、短い脚側にあるウェストのくびれの方が大きくなる。

**注釈：**

1. 腰椎が長い脚側へ側屈して前湾が進行するのが80％前後の症例で見られる。残りの症例では全く側屈しないか、短い脚側へ側屈する。これは構造的な障害が長い脚側への側屈を妨げる場合に起こる。
2. 肩の高さは当然僧帽筋と肩甲挙筋の緊張状態に影響される。頸椎上部のトラブルで肩の位置が変わることがある。
3. 腸骨の機能障害は脚の長さを変え（機能性の脚長差）、立位時の腸骨稜の位置や、上後腸骨棘・上前腸骨棘の位置も変化する。
   ○ 真性の脚長差があると腸骨稜が上がっているが、上後腸骨棘は下がって（**脚長差次第**）後方にあり、上前腸骨棘は上後方にある（腸骨の背側回旋）。
   ○ 腸骨前方に機能障害があると腸骨稜は上昇する。上後腸骨棘は反対側より上がっていて、上前腸骨棘は反対側と比べると下前方にある。
4. 第一段階で脊柱は長い脚の方に傾いて、全体的にC字型に側湾して順応する。しかし筋骨格系全体がかなり速く反応し、S字型の曲線ができる。そうしてストレスが分散され、目と平衡器官が水平な位置にくる。

### 筋骨格系への影響と
### 脚長差がある場合の症状

　ほとんどの脚長差では外傷や過負荷で痛みが生じてくるまでは症状が現れない。痛みが出てきたとしても、ほとんどの場合はっきりとした差がある時にだけ脚長差がわかる。何人もの患者は「骨盤が傾いている」ことに気がついた、または背骨が曲がっていると学校の検診で医師に告げられたことがあるといっている。

　脚長差が矯正されないと運動器全体で筋筋膜が緊張する。最初に痛みの症状が現れるのはたいてい腰仙移行部である。その後で脊柱から頭部にま

で症状が出る。凹型の部位にある筋筋膜組織は短縮するが、凸型の部位ではそれとは反対に伸張する。

順応メカニズムが疲労していると、どのようなストレスが新たにかかるか次第で、ストレスがかかる身体の部位に痛みが生じる。

腰仙移行部では凸側（短い脚の側）にある腸腰靱帯が伸張する。このため局所的な痛みが生じ、関連痛は腸骨稜に沿って、鼠径部、大腿の内側にまで広がる。腸骨稜の靱帯の付着部や、L4かL5の横突起に局所的な圧痛点がよく見つかる。同側の仙腸靱帯も同様にストレスを受けている場合が多い。局所的な痛みと並んで、大腿部外側に痛みが生じることがある。腰椎の凹側にある腰方形筋に痛みを伴うトリガーポイントをよく見かける。ルウィットによると、同側の斜角筋群は緊張が亢進しているという。

腰仙移行部でかなり頻繁に起こる機能障害には、短い脚側にある仙骨の片側前方の機能障害や、長い脚側への回旋を伴った仙骨の前方捻転、L4かL5の伸展―回旋―側屈運動の障害がある。

仙骨の後方捻転時には、仙骨底は通常長い脚側後方にある。力学的に見ると、下肢の中では長い方の脚に一番負担がかかる。股関節症、膝関節症（脛骨高原の外側）、内転筋・腰筋・殿筋の筋肉ストレスをよく見かける。坐骨神経痛症候群は長い脚側に出る場合の方が多い（60％）。

脚長差があると、通常、長い脚側が外反足になっている回内位や、脚の内旋が見られる。短い方の脚では足の回外をよく見かける。患者が短い方の脚にはいている靴底の外側の方が早くすり減るのはこのためである。

この現象はさまざまな研究（すべて[145]の文献中）で実証されている。

- タイラード（Taillard）とモルシャー（Morscher）によると（1965年）、EMG活動は短い脚側にある脊柱起立筋、大殿筋、下腿三頭筋内で高まるという。
- ストロング（Strong）は1966年に、脚長差による側湾症で凹側の筋肉内と長い方の脚の姿勢筋内でEMG活動が高まることを発見した。
- ボップ（Bopp）は1971年に、長い脚側の大転子、小転子、腰椎の横突起、恥骨での痛みについて説明している。
- マハル（Mahar）たちは1985年にX線を使った研究で、1本の脚を人工的に長くすると、長い脚側へ骨盤が明らかにシフトすることを確かめた。
- ビーバーグ（Wiburg）は1983年と84年に、長い方の脚が股関節に与える影響について論じている。長い脚の方へ骨盤がシフトすると、股関節で圧力を受ける面積が小さくなり、骨にかかる圧力が増大する。
- ゴフトン（Gofton）とトルーマン（Trueman）は1971年に、股関節症をわずらう患者の81％に脚長差もあり、長い脚の側に症状が出ていたことを研究によって発見した。

### 脚長差があるという診断

腸骨稜の高さの違いが1.5cm以下である場合は、X線検査でのみ脚長差があるという確かな診断が下せる。その検査の前にオステオパシーの治療を患者に施すことが望ましい。つまり可動域制限を正常化し、筋筋膜構造を適切に治療して、機能障害がレントゲン写真に誤って反映されないようにする。誤差はそれでも大きい。

クチェラ両氏[82]はそのため測定された脚長差から25％差し引くことを勧めている。しかし触診と視診でも脚長差をはっきりと指摘できる。

以下の徴候がいっしょに見られる場合には、脚長差があると考えられる。

- 腸骨稜と大転子が同側で上がっている。
- 腸骨稜が上がっている側で上後腸骨棘と上前腸骨棘が上がっている。
- 腸骨稜が上がっている側で上後腸骨棘が背側、上前腸骨棘が上背側にある。
- 両足を揃えての立位時に長い脚側へのトランスレーションが見られる。
- 横の殿溝が長い脚側で上がっている。
- 短い脚側の方でウェストのくびれが大きい。
- 短い脚側の肩が上がっている。ここで肩甲骨下角を触診することをお勧めする。
- 長い脚側の足が回内位、短い脚側の足が回外位になっている。
- 脚長差がある場合に、長い方の脚が軽く外転と膝の屈曲をして、短い方の脚に体重を移動すると楽な姿勢になる。両脚の間を開いて立っている人はよく見かける。
- 体幹を最大に屈曲すると、長い脚側で仙骨角下縁の位置が高くなっている。

臥位を診察してもわかる。
- 膝を曲げた仰臥位では長い脚側の膝の位置が高くなる。
- 膝を曲げた腹臥位では長い脚側で大腿部が長くなる（膝はさらに尾側へ）か、下腿部が長く（踵が上がる）なる。または大腿部も下腿部も長くなる。

だいたいのところこれらの徴候が見られ、腸骨稜の高さの違いが1cm前後であるなら、脚長差があると考えてよい。患者を歩かせて、片方より長いと思われる脚側で遊脚相に骨盤が上昇し、反対側よりも腰の屈曲がはっきりとしていることが確かめられたなら、脚長差がある疑いは強まる。

## 脚長差を調整すべきか否か

クチェラ[82]はその後の研究で、仙骨が1.5mm傾いていると腰椎の筋肉組織のマッスルトーンを変化させ、腰痛の原因となることを証明したと書いている。

クライン(Klein)、ラードラー(Radler)、ローマン(Lowman)は面白い研究（アメリカ・オステオパシー協会ジャーナル、1968年）を行っている。1歳半から15歳までの11人の子供に、3～7ヵ月間調整靴をはかせてみた。脚長差は1.3～1.9cmもあったのに、11人中7人の脚の長さが完全に正常化したという。

アービン[155の文献中]は1991年に、仙骨底が水平になるまで脚の長さを完全に同じにすると、原因不明といわれた脊柱側湾症の3分の1が正常化すると述べている。

このことから、真性の脚長差があるなら（先天的であれ後天的であれ）靴に足底挿板を入れるのが得策であるとわかる。それと並行して、生体が容易に順応できるように、患者は手技治療も受けるとよい。

3mm以下の脚長差は原則として矯正しない。それより差が大きい場合には段階的に矯正する。アービンは最初に位置を高くする時は3mm以内にするよう勧めている。2週間後にさらに2mm高くする。測定された仙骨底の傾きが完全になくなるまで、このように14日ごとに2mmずつ脚の長さを矯正していく。

この手順を終えたら骨盤のレントゲン写真を改めて撮り、場合によっては見つかった個所を矯正する。痛みの症状は骨盤から頭側へと段階的に消えていく。

8mm以上の矯正が必要なら長い方の脚の靴底を低くするべきである。片脚だけを矯正しすぎると歩行パターンが変わりすぎて、合併症の原因になる可能性があるからだ。

クチェラ[82]は5mm以上の脚長差は足底挿板で矯正することを勧めている。もっと大きな差がある場合は、足底挿板を入れるか靴の上げ底をして、X線検査で測定された数値の50％から75％だけ（測定誤差が25％ほど出ることを前提にする）仙骨底の傾きを矯正するとよいという。その場合患者の全身の状態と、どれぐらい不均衡の期間があったかに配慮すべきだということだ。

- 関節症や骨粗しょう症の患者、精神状態が不安定な患者には2mmの矯正から始め、2週間おきのリズムで2mmずつ追加していくとよい。
- 筋骨格系にあまり影響がおよんでいない患者には4mmから始めてもよい。その後は14日ごとに2mmずつとする
- 外傷や手術（義足）によって脚の長さが短くなっているのなら、差を一度で矯正するとよい

靴のはきごこちが悪くなるので、足底挿板の厚さは0.5mm以下が望ましい。それ以上高くする必要があるのなら上げ底をするか、長い脚の方の靴底を低くする。

踵だけに中敷を入れると骨盤が反対側に回旋するので、1.2cm以上高くする場合には靴底全体に中敷を入れるのが得策である。踵かつま先の方だけに中敷を入れると骨盤の回旋に影響を与える。仙骨底が傾いた状態で脚長差があると骨盤が回旋（たいてい長い脚の方向）していることが多く、靴を高くして順応する必要がある。

その理由は明白である。骨盤の回旋は脊柱の側湾を招く。

- 踵の中敷は骨盤を反対側へ回旋する。
- つま先部分の中敷は骨盤を同側へ回旋する
- 均等に中敷を入れると、つま先部分の中敷は踵の中敷よりも効果が大きいので、骨盤は同側回旋する

骨盤の回旋を伴った脚長差がある場合に仙骨底を水平にしたいのなら、次のような大まかな基準がある。

- 骨盤の回旋が5mm以下である場合には、前述の

原則にしたがって靴を高くする。
- 骨盤の回旋が5㎜〜10㎜である場合には、つま先部分を3㎜高くすることから始めて、その後2週間おきに踵を3㎜ずつ高くする
- 骨盤の回旋が10㎜以上である場合には、まずは骨盤の回旋を足底挿板で矯正した後で、2週間おきにつま先部分と踵を3㎜ずつ高くする

**注釈**：子供の脚長差は足底挿板で矯正するのが得策である。足底挿板によって脚にかかる圧力が高まるからだ。その場合骨の成長が刺激される。

子供には脚の長さが均等になるまで足底挿板を入れておくべきである。成人はなるべく定期的に足底挿板を入れるのが望ましい。

紹介した手法は一般的なものであって、必要に応じて変更可能である。

## 結　論

真性の脚長差は非常によく見られる。文献によると50％から70％の人に脚長差があるという。慢性的な腰痛を抱える患者に脚長差が特に多く見られることが研究によってわかっている。5㎜以上長さに違いがある症例が特にあてはまる。

その後の研究で、仙骨底が1.5㎜傾いていると腰椎部のマッスルトーンが変化し、腰痛を引き起こす可能性があると証明された模様である。脚の長さの矯正で最高80％まで症状に改善が見られる（クチェラ[82]）ことからもその説は正しいといえる。

こういった事実から、背中に故障がある場合に平衡状態の重要性がよくわかる。可動域制限と外傷は仙骨底の変位につながり、運動器全体への影響が予測できる。筋筋膜組織が早く順応するとかなり早期のうちに構造が変化し、生体全体の機能が阻害される。徹底的にオステオパシーの治療を施す時にそれを顧慮し、筋筋膜組織を適切に治療しなければならない。筋筋膜組織の生理学と病態生理学や、筋肉連鎖を知っている施術者ならねらい通りの治療を行える。拮抗筋を強化する前に短縮している筋肉を伸張するには、どの筋群を伸張して、どれを強化するか、患者に正確な指示を与えることもできる。

# 10　診　断

　患者を治療する前に、施術者は問診と検査を的確に行わなければならない。

## 10.1　問　診

　問診で除外すべき病名がわかり、施術者が治療に有効と考えられる手段を取る手がかりが得られる。外傷、手術、病気とその時の治療法に関する質問と並んで、症状の種類、それが続いた期間、症状が発生した経緯についても質問するとよい。施術者は患者の自律神経の状態も把握できなければならない。

## 10.2　検　査

検査では以下のものを行う。
- 観察
- 触診
- 運動テスト
- 区分テスト

### 観　察

　立位と仰臥位での患者の姿勢を観察する。そうして姿勢の不均衡の他、筋緊張や組織変化も確認する。立位で身体の個々の部位に一連の全体的な運動テストを行い、目についた個所の評価ができる。

　患者を自然な状態で立たせてから、足をぴったりと揃えさせたら姿勢がどうなるか観察するのは面白い。足をぴったりと揃えると平衡を保つ能力が下がり、その人の姿勢パターンがはっきりと現れてくる。

　仰臥位では重力がかからない。そのため見えてくる運動パターンに機能障害（または構造の変化）による筋肉のアンバランスが現れる。

　**注釈**：大々的な歩行分析はあまり感心しない。診療所の規模がそれに見合っていないことが多いし、参考となるべきものがあまり得られないことがよくあり、時間の無駄となりすぎる。ヒップドロップ・テストや片脚立ち、肩の運動を見て歩行分析する方がわたしたちには好ましい。

### 触　診

　触診をすると施術者は構造の位置や組織の状態がわかる。立位と臥位の姿勢観察と同様、触診では優位な筋肉連鎖やつながる関節の位置を知る手がかりが得られる。その上病変が慢性であるか急性であるか識別できる。運動テストを行うと、この診断はさらにしっかりとしたものになる。

### 運動テスト

　全体的な運動テストをすると、可動域制限が一番はっきりしている身体部位が目立ってくる。体幹の屈曲時でも側屈時でも、運動の調和が取れているかどうかに注意する。運動が中断するか回避運動があったら、後からもう少し診察する。

　こういった部位の分節のテストを行い、筋肉と分節の制限を触診して検査をする。最終的にはその患者では内臓、頭蓋、運動器のどの部位のトラブルが優位であるか、区分テストによって見つけ出す。診断で優位とみなされた部位を適切なテクニックで的確に治療する。

　形式はやや異なるが、たいへん合理的な検査法を紹介したい。この診察法はジンク・パターンと頭

検査 103

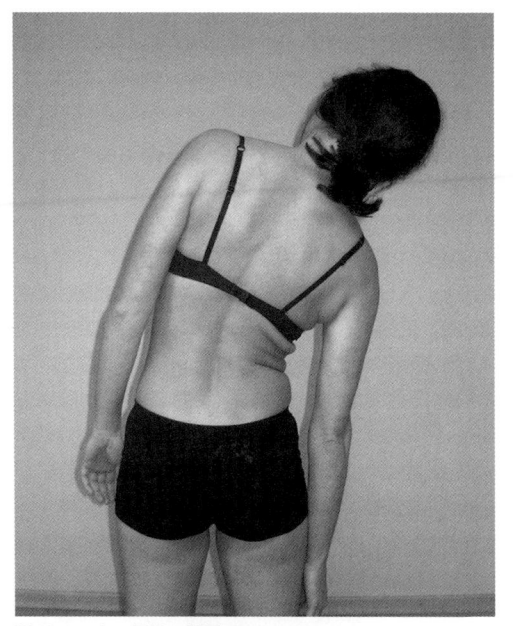

図10.1a、b　腰椎の側屈テスト

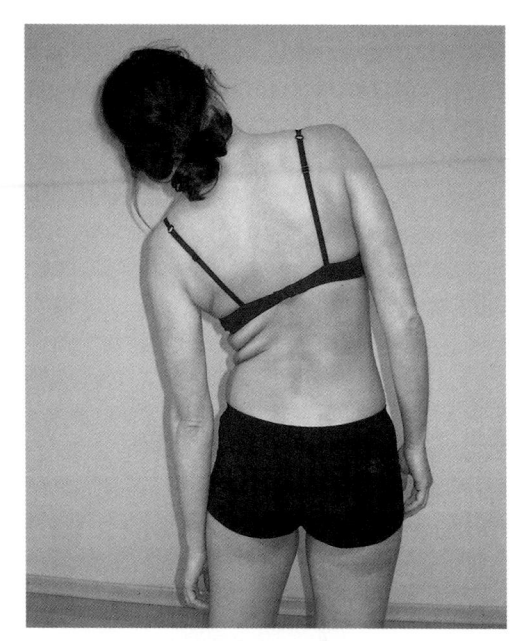

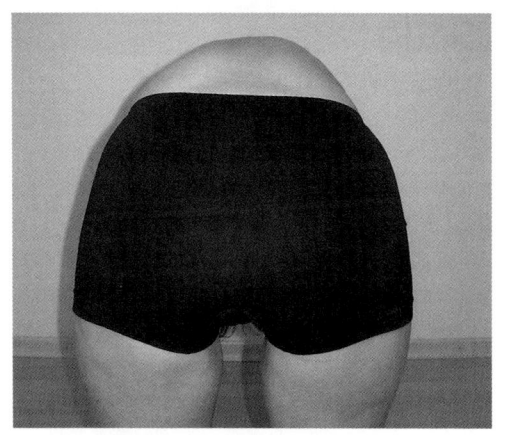

図10.2　屈曲テスト

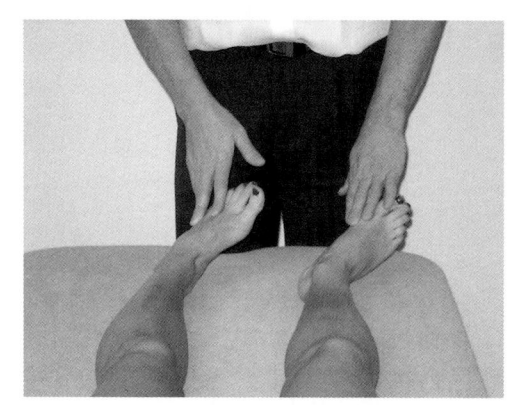

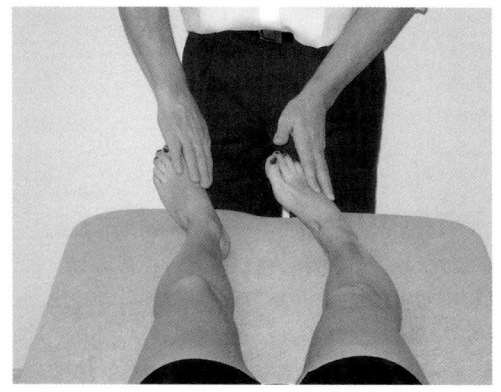

図10.3a、b　腰の回旋テストで両側を比較

部、骨盤、脚の牽引テストに基づいている。

　立位時の患者の姿勢を簡単に見て、大まかな歪みを確認した後で患者を前屈させ、骨盤のヒップドロップ・テストかトランスレーション・テストを行う。仙骨や腰椎の位置や可動性、優位な筋肉連鎖を知る手がかりになる。

　下肢で目につく個所があるなら患者を片脚立ちさせる。ここで骨盤、膝、足の働きを観察する。姿勢のバランスが崩れると脚の筋肉の神経・筋障害が姿を現す。分節の「促通」の結果、筋肉がアンバランスになり、受容体が異なった働きをするのが原

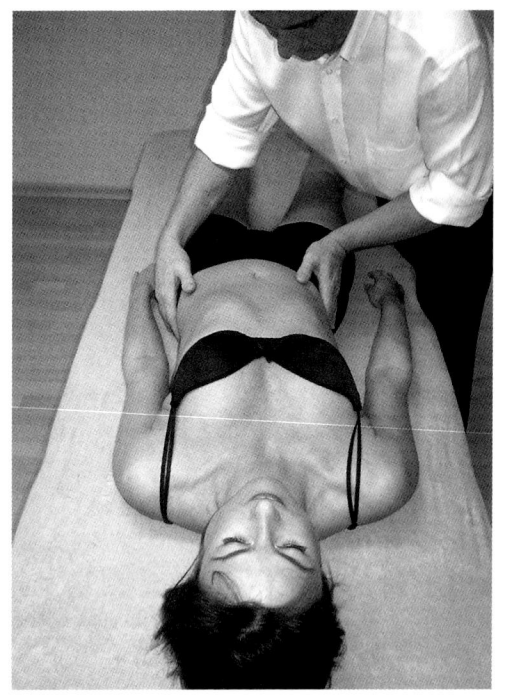

図10.4　骨盤の回旋テスト

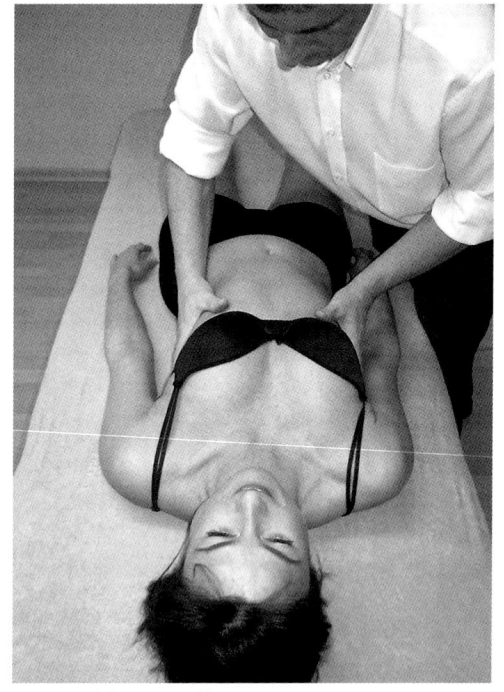

図10.5　胸郭下口の回旋テスト

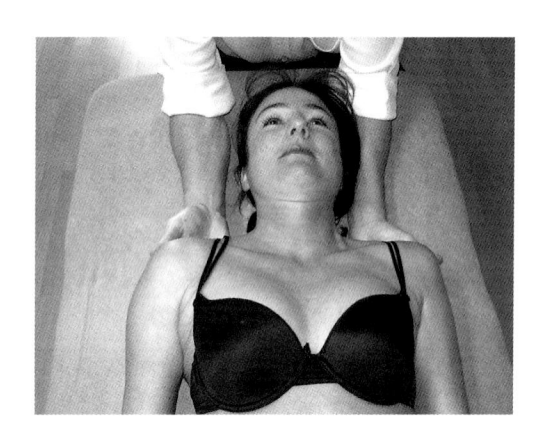

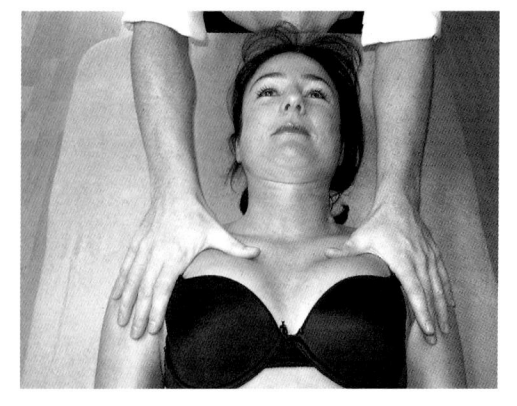

因である。

　屈曲テストをすると脚と脊柱における優位な連鎖が見えてくる。仙骨と腰椎下部の位置はヒップドロップ・テストとトランスレーション・テストでわかる。

　ジンク・パターンをテストする前に、仰臥位で両脚、骨盤、胸郭上口・下口の回旋を観察する。その後で頭部と骨盤（または両脚）の牽引テストをすると優位な側が見つかる。主な制限がある部位を特定し、連鎖が上行性か下行性かの区分をする上でも牽引テストは役立つ。

　牽引で抵抗が現れるのが早ければ早いほど、優位な可動域制限のある部位が牽引をする手の近くにあることになる[148,137]。

　ジンク・パターンでは、捻転が交互に現れていない移行部はどこか調べ出すだけではなく、どの移行部の回旋パターンが一番目につくか、つまり右回旋の方が左回旋よりも一番はっきりと現れているのはどこかを突き止めようとする。その後で捻転のパターンを作っているのは背側の筋肉であるか、腹側の筋肉であるか判断する。

図10.6a、b　回旋テスト（a）胸郭上口、（b）バリエーション

検 査 **105**

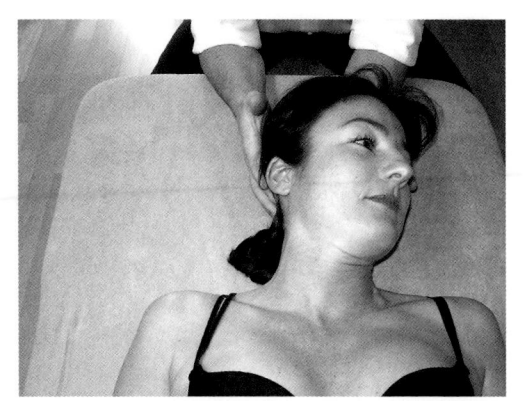

図10.7　頭部の関節の回旋テスト（後頭骨・環椎・軸椎）

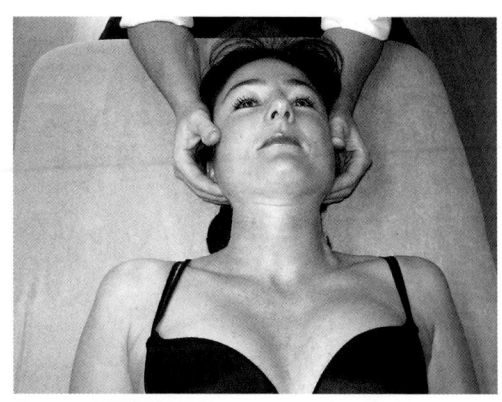

図10.8　環椎関節のトランスレーションテスト

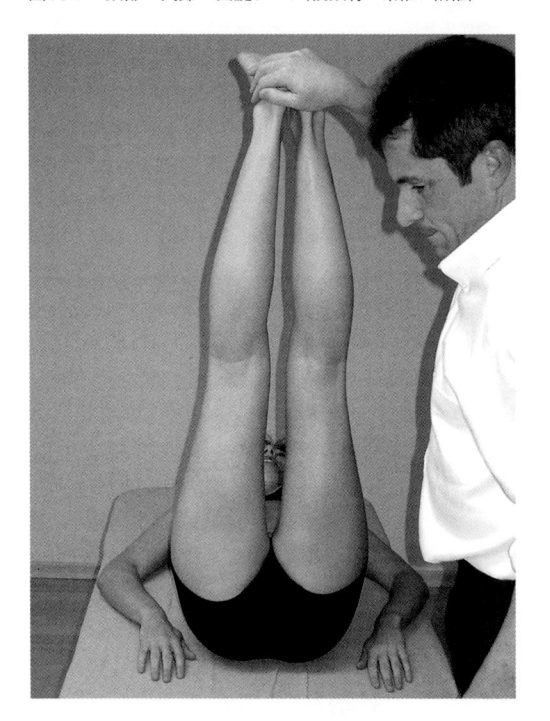

図10.9a、b　テスト（a）ハムストリングスのテスト。左の写真ではハムストリングスが短縮しているため坐骨結節が高い位置にある。（b）バリエーション

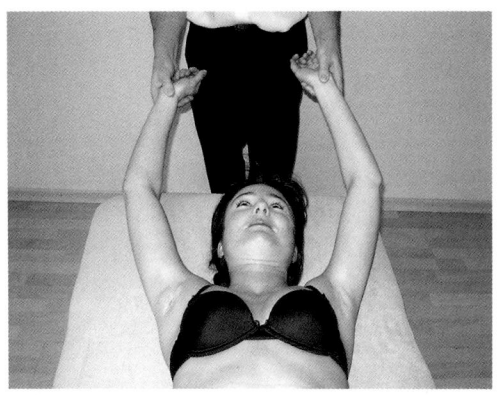

図10.10　胸筋のテスト

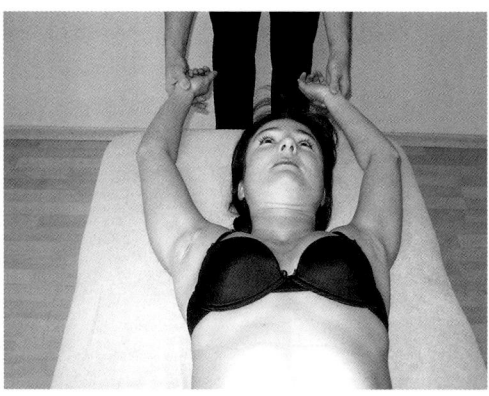

図10.11　広背筋のテスト

どの移行部も身体の特定部位のために存在するのは前の章で述べてある。それを明確にする解剖学的な(筋肉の)つながりも神経のつながりもある。
　ここでもう一度簡単にまとめよう。

**後頭骨・環椎・軸椎**
　　後頭下筋
　　C1-C3の分節

**胸郭上口**
　　シブソン筋膜
　　C4-Th4の分節

**胸郭下口**
　　横隔膜、腹筋、第6～第12肋骨
　　Th5-Th12の分節

**骨盤**
　　腰筋、骨盤底
　　L1-S4の分節

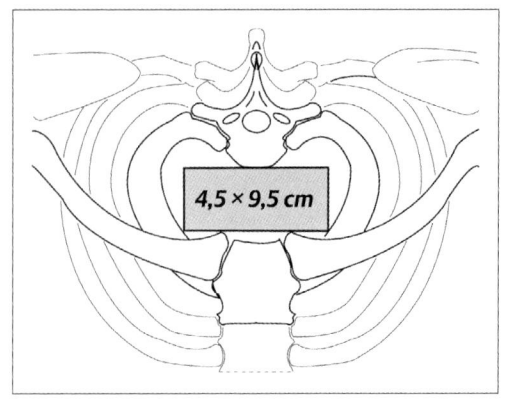

図10.12　胸郭上口の右回旋は、左腹側の筋肉か右背側の筋肉が原因となりうる

# 11　療　法

突出しているパターンを見つけたとしよう。できるかぎり的確な治療をするために、そのパターンとかかわりのある分節（神経）につながるすべての構造をもう少し丁寧に診察する。その場合、「見つけよ、そしてそれを矯正し、後はそっとしておけ」のモットーで行う。

わたしたちが持つオステオパシーの観点からいうと、筋筋膜構造が重要な役割を果たしている。

- 急性の痛みを伴う症例では決まって活動性トリガーポイントが見つかる。活動性トリガーポイントはいわば「擬似神経痛」の原因となることがよくある。例：斜角筋群にあるトリガーポイントは正中神経痛を模倣する。小殿筋にあるトリガーポイントではL4の坐骨痛のような症状が出る。
- いわゆる「無症状のトリガーポイント」は筋肉組織の正常な働きを変化させ、筋肉のアンバランスの原因となる。
- 筋肉の収縮と線維症は症状の再発の誘因になることが多い。

施術者は優位な機能障害を見つけて治療（内臓、運動器、または頭蓋）を行う。急性の場合にはそれに加えてトリガーポイントを治療、慢性の場合には当該筋肉連鎖の中にある短縮した筋肉組織を正常化する。すると痛みが急速にやわらいで、症状の再発の危険が少なくなるチャンスは大きい。

## 11.1　マッスルエナジーテクニック（MET）

マッスルエナジーテクニックは手技療法士の間ではたいへん人気がある。理学療法士であっても、カイロプラクター、オステオパス、手技療法士であっても、みなマッスルエナジーテクニック（MET）やそのバリエーションを使う。筋肉の緊張を緩和するか、その反対に緊張させる、もしくは関節に可動性を持たせるか、筋膜を伸張させるのが目的である。危険性がなく、正確に行われなくても効果が上がることが多いのが大人気の理由かもしれない。カバトが筋テクニックで痙攣と筋短縮の治療をした最初の施術者のようである。

オステオパスの間では、関節の機能障害の治療に筋テクニックを開発したのはミッチェル・シニアということになっている。ミッチェル・シニアの2つの論文（1948、1958年）がセンセーションを巻き起こし、オステオパシー界はこの方法に注目する。その論文には骨盤の力学的な機能障害に対するMETによる手技治療について書かれてあった。ミッチェル自身も彼の手法を開発するにあたって、他のオステオパス（T.J.ルディー（Ruddy）、1874―1964、カール・ケトラー（Carl Kettler））の業績に感化された。さらにスティルの言葉も引き合いに出している。筋肉や靭帯を正常化する前に関節の状態を完全にしようとするのは、雄牛の前に手押し車をつなぐようなものだとスティルはいっている。

その後マッスルエナジーテクニックは著しく洗練されていく。研究によってその効果が確かめられて、筋筋膜構造の神経生理学的特性が考慮されるようになった。

他の職業グループ（理学療法士、カイロプラクター）もオステオパスと並行して筋テクニックの開発に従事してきたと思われる。今日さまざまな療法士グループの第一人者たちの間で活発な意見交換や交流があるのは注目に値する。その何人かの名前を挙げると、ミッチェル・jr、スタイルス（Stiles）、グリーンマン、リーベンセン（Liebenson）、ルウィット、ヤンダ、グリーブ（Grieve）、ノリスといった施術者たちである。この分野における学術的な進歩の理由はそこのところにあるのかもしれない。

### 定　義

マッスルエナジーテクニックはオステオパシー治

療の1つの型である。正確にコントロールされた位置から始め、施術者が的確に抵抗を加える方向へ患者が筋肉を収縮させていくものと定義される。

METが適応されるのは次の場合である。
- 関節の可動域制限を治療するため
- 硬化している筋肉や筋膜を伸張するため
- 局所の循環を刺激するため
- 神経筋のメカニズムを通してマッスルトーンを変化させるため

筋肉を収縮させるために息を吸ったりはいたり、つながっている関節を特定の方向に動かしたりと、METでは患者の協力が必要となる。このため、治療中に出される指示にしたがうことができない昏睡状態にある人、非協力的な人や患者にはこの治療法が適用できない。

## 適応症と非適応症

前述の定義から適応症と非適応症がわかる。

### 適応症

適応症はかなり多岐にわたる。以下適応症を個条書きにするが、その重要度の順に並べているわけではない。
- 筋緊張亢進症、痙攣している筋肉を抑制
- 筋緊張低下症、弱化している筋肉を緊張
- 線維症、短縮している筋肉を伸張
- 癒着を剥離
- 関節の機能障害を正常化
- 局所の静脈血・リンパ液の循環を刺激
- 痛みの軽減
- 運動・姿勢パターンにプラスの影響
- 痛みを誘発する悪循環を遮断

### 非適応症

オステオパシー治療にもともと不適応とされるものの他、以下の場合がある。
- 施術者と患者間の意思疎通に問題がある場合
- 治療を受ける分節にまだ治癒していない骨や筋肉の負傷がある場合

## マッスルエナジーテクニックの最適な適用ための必要条件

1. 一番重要な必要条件の1つは正しい診断である。何が痛みを誘発し、運動を制限するのか、またはアンバランスやおかしな運動パターンの原因は何か見つけ出す能力を施術者は持つのが望ましい。

例：
- 肩や項部が痛む場合、筋肉の変化をもたらす原因はたくさん考えられる。
  - 頚椎関節の可動域制限
  - トリガーポイント
  - 椎間板のトラブル
  - 反射痛
  - 外傷後の靭帯の痛み
  - 別の筋群の短縮により筋肉の構造と機能に過負荷がかかり、その反応として起こる筋緊張亢進や痙攣。治療での重点の置き方やマッスルエナジーテクニックの選択は原因によって異なる!
- 腰の伸展に制限がある場合
  - 腰の関節器官からきている（関節症の初期か進行した状態）
  - 慢性的に短縮している腸腰筋が原因
  - 痙攣して短縮している腸腰筋が原因（腰椎の故障）

施術者が注意深く診断を下すと、主なトラブルが筋肉なのか、筋膜、または関節なのか（もしくはその3つともに問題があることが多いので、そのうちのどれが優位なのか）わかるだろう。

治療効果をできるだけ上げるためには、疾病のメカニズムの引き金になる因子をねらって作用をおよぼさなければならない。これは診察テクニックにも治療にもいえることである。

2. 患者の自律神経の状態を正しく判断することが大事だ。典型的な例は結合組織炎の患者、うつ病の患者、急性の痛みの症状を抱える患者である。適切な度合いで、適切な瞬間に、適切な身体部位に治療を行うことが治療過程での決め手となる。

3. 治療テクニックの選択は重要である。機能障害のメカニズムにねらいを定めて影響をおよぼすテクニックで、患者の自律神経の状態にも合っていなければならない。痛みを与えないようにして、できるだけ迅速に目に見える効果を上げられるものがいいだろう。

4. 治療処置の正確度。上記の要件が満たされるには、治療を受ける関節そのものに適切な度合いで影響を及ぼす治療テクニックでなくてはならない。また、緊張亢進や痙攣している筋線維

の緊張を緩和し、短縮している筋膜を正しい方向へ伸張させるものでなければいけない。

## マッスルエナジーテクニックのための技術的必要条件と補助手段(エンハンサー)

施術者には優れた触覚と、急性と慢性の機能障害の識別ができる能力が求められる。緊張が亢進している筋肉中の異常を起こしている筋線維を感じ取る能力が必要だ。どの方向へ筋肉を伸張しなければならないか、この筋線維がいつその伸張に反応するか察知しなければいけない。

METを使った関節治療では、施術者が3つの運動面における制限を感じ、治療する筋肉を伸張することなく(伸展反射を避ける)、つながっている関節を正しい位置に収めることが大事である。それには筋肉の制限を感じ取るのが重要になる。筋肉の制限には関節の制限と筋膜の制限を感じる前に突きあたるのだ!

通常、関節の可動域制限を解消してから筋肉や筋膜を治療する。関節の可動域制限が原因で筋緊張が亢進している場合が該当する。他の症例では関節の治療の前にまず筋肉の緊張を緩和する必要がある。

患者は施術者の要求するとおり動かなければならない。特に弛緩できなければならなく、緊張と緊張緩和の違いを感じ取るようにする。患者は必要なだけ筋肉を収縮できればよい。

呼吸、目を動かす、イメージを浮かべることが補助手段となる。

## 呼 吸

- 吸気は収縮を促通し、呼気は収縮を抑制する。
- 患者が治療を受ける「部位に向かって吸気」するのはおおいに助けになる。
- 吸気はゆっくりとだんだん深く行う。
- 吸気する前に、患者はまず筋肉組織を収縮させた方がよい。

## 目を動かす

- これは頚椎の治療の際に特に重要である。一般的に患者は緊張させる方向を見るようにする。

## イメージを浮かべる

- 運動を心の中で思い浮かべると患者は緊張や緊張緩和がしやすくなる。

## マッスルエナジーテクニックのバリエーション

METのバリエーションについて述べる前に、いくつかの概念を簡単に説明したい。

### 等尺性収縮

筋肉の起始部と停止部の間の長さは収縮時に変化しない。施術者の力と患者の力が相殺される。

### 等張性求心性収縮

筋収縮しながら短縮する。患者は施術者がかける抵抗を乗り越える。

### 等張性遠心性収縮

筋収縮しているのにもかかわらず、筋肉の長さが伸びていく。筋線維が伸張する。

## 生理学的原理

以下の生理学的原理が適用される。

### 等尺性収縮後リラクゼーション

筋肉は収縮した後の方が弛緩の度合いが大きい。収縮した筋線維はその後の弛緩期に伸張しやすくなる。弛緩期は反応時間とは違う。反応時間の方がずっと短い

ゴルジ腱器官が活性化するためと推測される。ゴルジ腱器官は10秒から15秒間の抑制をもたらす。新たな緊張が起こるまで、この弛緩期に筋群を伸張する。

### 相反性神経支配または拮抗筋の抑制

主動筋が収縮するとその拮抗筋は弛緩する(この運動パターンのために)。

これがMETのさまざまなバリエーションの基礎となる。

### 筋肉の構築

できるだけ運動パターンに合った運動範囲内で等速性収縮を4秒前後起こす。収縮はほぼ最大になる。

求心性収縮も遠心性収縮も起こす。収縮を短時間連続させる方が頻繁に繰り返すよりも好ましい。

### 等張性遠心性のMET

このMETの型は筋肉を伸張するか癒着を剥離したい時に適用される。等張性遠心性収縮がかかわる。

できるだけ多くの筋線維に線維化抑制効果をもたらすには、筋収縮はそれに応じて大きいものでなくてはならない。収縮している筋肉を伸張するのに施術者はかなりの労力を必要とする。治療をしたい筋線維中の緊張を感じ取るまで筋肉をプレストレッチすることをお勧めしたい。それから収縮させるとそんなに力を加える必要はなくなる。

### 痙攣や緊張亢進を解消するためのMET

等尺性収縮が一番適切である。等尺性運動後リラクゼーションや拮抗筋の抑制も適用できる。2つの方法のコンビネーションも可能だ。制限のあるところで筋肉や筋群の伸張をストップすることが大事である。収縮させる時には最大収縮の20%を超えないようにする。

緊張が亢進している筋線維の中で収縮を感じられるのが最もよい。それが収縮時に筋肉内で最初に収縮する、緊張が亢進している線維なのだ。等尺性収縮後リラクゼーションかそれとも拮抗筋の抑制にするかは、緊張が亢進している筋肉の痛みの度合いによって決める。

拮抗筋の抑制の原理を適用するのなら収縮は大きくなってもよい。施術者による伸張がこのテクニックに決定的な効果をもたらす。伸張では痛みを与えてはならない。

### METによる関節の正常化

両方の方法がここでも使われる。腸骨の変位は主に拮抗筋の抑制で治療する。椎骨の変位は等尺性運動後リラクゼーションの原理で矯正されることが多い。どちらにしても等尺性収縮の方が好ましい。

この場合主に姿勢筋線維（タイプⅠ）の方を抑制したいので、軽い収縮を長めに（5秒から7秒）持続させることをお勧めする。

マッスルエナジーテクニックを使った治療を受けると、短時間のうちか24時間前後の間に軽い痺れを感じることがある。これは組織内の老廃物が排出されるためと思われる。

筋肉のアンバランスがある場合には、緊張が亢進しているか、短縮しすぎている筋肉組織をまず伸張しなければならない。その後で弱化して筋緊張低下が見られる筋肉の強化ができる。ヤンダはこれを拮抗筋の抑制の原理で説明している。

## 11.2　筋筋膜リリーステクニック

パオラ・スカルティ（Paula Sciarti）とデニス・J・ダウリング（Dennis.J.Dowling）は筋筋膜リリーステクニックを「筋筋膜・腱・靭帯・骨・内臓テクニック」とも呼んだ。これは結合組織と個々の系統間の相互関係を示唆している。

スティルが書き遺したものから彼が結合組織を重要視していたことがわかる。彼は筋筋膜の緊張を緩和するテクニックも使ったようだ。バン・バスカークが講義をしているスティル・テクニックがそれを裏づけている。筋筋膜リリーステクニックは結合組織の緊張を緩和するのが目的である。

結合組織が筋肉、皮膚、筋膜、腱、靭帯、関節包、漿膜、間膜などから構成されていることから、治療は全体的に行われる。

「タイト・ルーズ」、直接・間接、3次元といった概念が診断や治療では重要となる。

### ルーズ―タイト

この概念は組織の両極端の状態を表している。両方とも病変であり、アンバランスの原因となる。筋肉や筋群が短縮しているか、緊張が亢進している場合はタイトである。その拮抗筋は通常、筋緊張低下または弛緩している。

筋筋膜リリーステクニックでは、生理的な機能を補助するために、神経筋的、力学的な反射を通して平衡を取り戻すのがねらいである。

### 直接―間接

この概念は治療で重要になる。直接法ではタイトな組織をもう少し緊張させる。それによって弛緩をもたらす受容体が組織内で活性化する。緊張している組織を収縮させるのが間接法である。緊張が緩み、受容体が鎮静化する。

どちらの場合でも優れた触覚が必要となる。ほとんどの筋膜は線維が一定方向ではなく、いろいろな方向へ走行している組織からなっている。

直接法ではどの方向へ緊張が現れているか触診でずっと探っていく。間接法では治療中に「緊張が緩和する」方向をたどっていく。

## 3次元

治療でもアセスメントにおいても、組織を3次元の方向に動かせるかどうか試してみる。治療法によっては弛緩（ease）と緊張（bind）を交互に積み重ねていく（stacking）。施術者は両手を働かせて触診し、治療をする。

治療には次のようないわゆる「エンハンサー」を使うことをお勧めする。
- 呼吸
- 四肢の運動
- 目を動かす
- 以上3つのエンハンサーのコンビネーション

どの治療法が選ばれるか次第で、直接法または間接法を補助するためにエンハンサーが用いられる。

## テクニックの実践方法

患者は座位か仰臥位、または腹臥位になる。施術者は治療する部位に両手で触れる。両手で組織の可動性や、すべての面における両手の間の緊張をテストする。緊張を確認したら治療法を決定しなければならない。間接法では組織が収縮するように自由に動く方向へ両手を動かす。

治療をしているうちに運動の方向が変わる。施術者はそのつど新しい方向をたどっていく。筋膜を直接法で治療するのなら両手の間に緊張を作り出し、両手を使って3つの運動面における筋膜の動きを探り出す。

頭尾側に調和の取れた運動を感じ取るか、両手の下で呼吸をはっきりと感じるようになるまで、施術者は組織の緊張を保つ。吸気や四肢の運動は緊張を高める手助けとなる。その時患者が治療を受ける部位に「向かって吸気」すると面白い。患者が四肢を動かす場合には、どういった運動が緊張を高めたり緩めたりするのか、施術者は患者に告げなければならない。それに応じて患者は運動を行うとよい。

筋筋膜リリーステクニックと同じ原理を基にしている治療法は他にもたくさんある。ここでは詳しい説明は省いてリストアップだけしておく。
- ストレイン・カウンターストレイン
- ファシリティテッド ポジショナル リリース
- ファンクショナル・テクニック
- バランス・靭帯リリース
- アンワインディング
- 頭蓋オステオパシー

## 11.3　神経筋テクニック（NMT）

神経筋テクニックは面白い筋筋膜治療法である。筋肉の深層までのマッサージで、1本または何本かの指や手の縁を使って行う。このテクニックは1940年代にスタンリー・リーフ（Stanley・Lief）によって開発されている。彼はもともと手技を行う前に組織を治療するテクニックを開発しようとしていた。

リーフはカイロプラクターでオステオパスであった。彼は関節の故障は病気や神経痛、循環障害の原因のほんの一部であると確信していた。その当時のカイロプラクターはそう信じていたのだ。脊柱の可動域制限は脊柱起立筋組織の硬化からもたらされることが多いと考えていた。そうして、筋肉組織の深層まで徐々に圧をかけての念入りなマッサージを始める。その時に組織の可動領域での硬結、収縮、膨隆、抵抗に注意した。

彼が神経筋法と名づけたこの治療によって可動域制限が解消されたばかりか、離れた部位にも効果があったのでリーフはたいへん驚く。自分のテクニックを「神経筋治療」と名づけたのは、筋肉組織の治療ができた上に、彼のいう神経の通路を通って他の故障にも反射的な影響を与えることができたからである。

実際のところ主に反射によって治療が成功したと思われる。トリガーポイントやチャップマンの反射ゾーンなど、他の反射点の治療でもこの治療法は効果がある。他方では、深層までのマッサージで的確に結合組織に影響を与え、局所の循環を刺激して新陳代謝を盛んにすることが可能である。

この治療は身体全体にも、特定の部位だけにも適用できる。

### テクニックの実践方法
- 患者はできるだけ楽な姿勢で座るか横たわる。
- 痛みを誘発することなく、軽い抵抗を感じるまで組織に指で圧を加える。
- 指を毎秒2～3cm前後の速さで動かす。
  ○ 硬化、硬結、抵抗がある場合には、圧力は変えないで指の動きを遅くする。
- 通常、触擦する長さは5cm～10cmにする。
- 硬化がある部位では組織が柔らかくなるまで何度も触擦する。
- 硬結がある部位では摩擦行うか、断続的に加圧する。
- 筋線維を横切るように触擦するか、線維に平行に行う。
- トリガーポイントには通常特別な治療をする（第Ⅱ部のトリガーポイント参照）。

## 11.4　筋筋膜リリーステクニックと虚血圧迫

ここでは、筋肉硬化やトリガーポイントの面白い治療法を取り上げる。

### その方法
- 患者はリラックスして座るか横たわる
- 施術者は筋肉組織中の硬化や、硬化している線維、またはトリガーポイントを探す
- 見つかった、たいていかなりの痛みを伴うポイント（強く押した場合）に、肘や手の指の付け根で圧を加える
- 当該筋線維が手の指の付け根や肘の下で動くように患者は身体を動かす
- 痛みがはっきりとやわらぐまで、そのポイントに触れたままでいる
- その後治療を受けた筋肉や筋群を施術者が何回か伸張する

# 第 II 部

# トリガーポイントと その治療

エリック・ヘブゲン

# 12　定　義

　**トリガーポイント（TP）**とは、骨格筋や筋筋膜の緊張が亢進している線維束内でかなり過敏になっている部位である。トリガーポイントを触診すると痛む。トリガーポイントによって特有の関連痛や筋緊張（他の筋肉にも広がる）が起こるか、自律神経も反応することがある。

　たとえば皮膚、脂肪組織、腱、靭帯、関節包、骨膜といった他の組織内にもトリガーポイントは存在する。筋筋膜内のトリガーポイントとは違ってこれらは一定しておらず、いつも同じ特定の場所にはない。関連痛も生じない。

# 13　トリガーポイントの分類

## 活動性トリガーポイントと潜在性トリガーポイント

活動性トリガーポイントと潜在性トリガーポイントに分類される。活動性のトリガーポイントは安静時でも、筋肉が活動している時でも痛む。それに対して潜在性トリガーポイントでは、活動性トリガーポイントの徴候はあるが（下記参照）、触診でのみ痛みが生じる。

活動性トリガーポイントが潜在性トリガーポイントに転じることがある。特にトリガーポイントを保持する因子がなくなる場合か、筋肉が日常普通に行われる活動で十分に伸張される場合に起こる。

それとは反対に、潜在性トリガーポイントが無症状で何年にもわたって筋肉中にとどまり、活動性トリガーポイントに変化することがある。たとえば筋肉の過剰な伸張や酷使がそのような変化を促す要素として挙げられる。つまり広くいえば、筋肉に過負荷がかかることによる機能障害が原因となる。

## 症　状

活動性か潜在性トリガーポイントがあると次のような症状が現れる。
- 当該筋肉を能動的、または受動的に伸張したり、短縮したりする場合に運動制限がある。動きが硬い感じがする。
- 当該筋肉の弱化
- 特定の筋肉内での関連痛。その特徴は筋肉によって異なる。活動性トリガーポイントでは活動時、安静時、またはトリガーポイントの触診で関連痛が現れる。潜在性トリガーポイントでは触診でのみ典型的なパターンが生じる。

筋肉の硬化や弱化は長く休んだ後や一般的に身体を動かさなかった後で顕著になる。朝に身体がこわばる、長く座った後で筋肉を動かすと痛みがあるというのがその典型的な例である。

活動性トリガーポイントの症状の現れ方や触れた場合の過敏度は、数時間の間に、または日によって変化する。

トリガーポイントの活性化によって症状が現れると、活性化させた因子は時にはかなり長期にわたってとどまることになる。

トリガーポイントが起因となる他の症状には次のものがある。
- 局所的な血管収縮、発汗、涙、鼻分泌物の増加、立毛筋の活性化（鳥肌）といった、関連痛が起こるゾーンにおける自律神経の変化
- 固有受容器の障害
- 平衡障害やめまい
- 興奮が亢進するといった運動ニューロンの活動の変化
- 筋肉の協調運動が悪化

## 誘発する要因

トリガーポイントの発生を誘発する要因には次のものがある。
- 筋肉に急激にかかる過負荷
- 慢性的な過負荷と筋肉の過労
- 直接の外傷
- 冷え（事前のウォームアップなしで筋肉を活動）
- 別のトリガーポイント
- 内臓の病気
- 炎症を起こしている関節
- 分節反射の障害（p.126ページの促通された分節参照）
- 負のストレス（苦痛）

# 14　トリガーポイントの病態生理学

## ■ トリガーポイントの局所的な緊張亢進、関連痛

　トリガーポイントの局所的な緊張亢進はⅢ・Ⅳ群の神経線維の感受性が変化、つまり亢進するため起こる。これらの神経は筋肉内に自由神経終末の形で侵害受容器を形成する。そのような神経線維が刺激に対してより敏感になると、小さな痛みの刺激にも身体が大げさに反応してしまうことになる。この反応によって痛みをより強く感じるか、自律神経に反応が現れることになりかねない。一般的にいうと、ある刺激に対して侵害受容性の求心性線維がより強く反応する場合、通常反応しないような神経で遠心性の応答が出てくる可能性がある。髄節がこの現象の情報処理を行う。

　Ⅲ・Ⅳ群の神経線維の感受性を亢進することが知られている物質として、たとえばブラジキニン、セロトニン、プロスタグランジン、ヒスタミンが挙げられる。

　Ⅲ・Ⅳ群の侵害受容線維からの求心性インパルスを脳が「勘違い」して、関連痛や緊張の亢進で反応することもある。こういった現象を引き起こすメカニズムは以下のものだ。

## ■ 収束投射

　脊髄において求心性線維が遠心性ニューロンに切り替えられる、代替的な情報伝達方法が2つある。

- 皮膚、筋肉、内臓から侵害受容性インパルスが送られてくると、脊髄で求心性線維を担当する介在ニューロンに接続する。それからこのニューロンが刺激へ応答するため遠心性線維に切り替えられる。
- 皮膚、筋肉、内臓からの入力が共通の伝達路を経てから、刺激が遠心性線維に伝わる。

　入力情報は刺激に対する応答として遠心性線維に伝わるだけではなく、脊髄視床路を経て中枢神経系にももたらされる。中枢神経系に入力刺激が届き、分節内でその刺激に関する情報が2通りの方法で処理される過程で、その侵害受容性インパルスが皮膚からきているのか、または筋肉や内臓からなのか中枢神経系が見分けることは不可能である。侵害受容性、つまり有害な刺激は通常外部からの侵害であるのを身体や中枢神経系は生きてきた過程で学習しているので、そのような刺激が皮膚または筋肉からきていると解釈される。自覚できるように脊髄視床路を通って伝えられる痛みの刺激は、その分節に属する皮膚で関連痛となって現れる。

　中枢神経系はトリガーポイントからの求心性インパルスを内臓からの侵害性入力と同様に扱う。痛みは皮膚、つまり分節でつながりがあるゾーンで感じる。

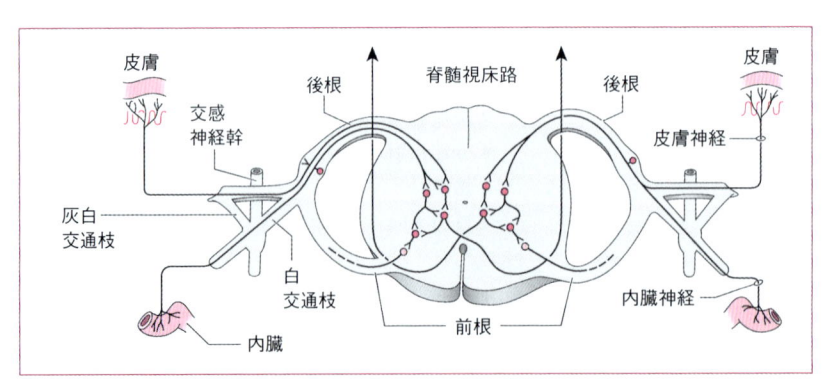

図14.1
痛みの伝達の仕組み

## ■ 収束促通

多くの求心性神経は表面に出てこない活動を行っている。インパルスの発生といった、一種の暗騒音を求心性神経が生じさせるといえる。インパルスの発生は外部（または内部）からの刺激に端を発しているのではなく、神経生理学的にはイオンチャンネルの変化による刺激閾値の低下と説明できる。刺激閾値が低下すると活動電位の発生が容易になる。これを侵害刺激に即座に気づき、応答できる保護のメカニズムと見てもよい。

体表部でのそのような表面に出てこない活動が、内臓やトリガーポイントからの一連の侵害刺激入力で強化され（収束促通され）、脊髄視床路のニューロンの＜1つ＞によって中枢神経系に送られる（収束投射参照）と、痛みが体表部でかなり強く感じられる。

## ■ 軸索の分岐

求心性神経の樹状突起は複数に枝分かれしていて、身体のさまざまな部位の知覚神経になっている。すると中枢神経系が入力刺激を誤解する可能性が出てくる。中枢神経系は軸索小丘を境に個々の身体部位を識別できなくなるため、痛みはそのニューロンが神経支配している個所全体からきていると認識される。

## ■ 交感神経

交感神経が関連痛を維持し、痛みがある部位からの侵害受容性の求心性神経をさらに過敏にして、その刺激閾値を低下させる物質を放出するのかもしれない。交感神経の神経支配によって、痛みがある部位からの求心性神経への血液の供給が減少するとも考えられる。

## ■ 代謝の逸脱

トリガーポイントのある部位は、筋肉中の代謝機能の逸脱が見られる部位である。そこではエネルギー需要が大きいが、酸素とエネルギーが欠乏している。この部位における血液の循環が減少しているのが原因だと思われる。エネルギー供給を減らされた筋部位にトリガーポイントが発生するといった悪循環に陥ってしまう。既に生じているトリガーポイントはこの代謝の逸脱によって保持される事態にもなる。

## ■ 筋肉の伸張は筋肉の代謝に作用

収縮した筋節（下記参照）が最大に伸張すると筋肉に直接作用する。アデノシン三リン酸の消費が減少し、新陳代謝が正常化する一方で、筋緊張が緩む。

代謝が逸脱して、トリガーポイントとかかわりのある各種の苦痛をもたらすメカニズムを始動させる物質（たとえばプロスタグランジン）が筋肉中に放出されていたとしても、代謝が正常に戻るとその物質の濃度は再び低下する。侵害受容性の求心性線維の興奮がバランスの取れた新陳代謝によって正常化するとも推測される。

## ■ 緊張亢進が触知可能な筋束

緊張亢進が触知可能な筋束とは、トリガーポイントのまわりにある1〜4mmの太さで束状になっている筋肉の一部で、触診するとその周囲と比べて大きなしこりが感じられる。過敏な特性を持っていて、明らかな先端疼痛症にまで至る。この筋束以外の線維が緊張緩和している状態で、緊張が亢進している筋束の筋線維を伸張すると一番触診しやすい。

筋束を伸張または強く収縮させるか、筋束内のトリガーポイントに圧を加えると、局所が痛み、ある一定の反応時間の後では関連痛が生じる。

正常な筋肉中の筋線維はすべて同じ長さの筋節を持っている。筋肉が最大限の力を発揮できるよう縦に並んでいる。最大限の力に達するためには、アクチンフィラメントとミオシンフィラメントが特定の比率で重なり合わなければならない。重なり合い方が多すぎても少なすぎても筋力は減少する。

緊張が亢進している筋束の筋線維は組織的に異なっている。

この筋束内の筋節の長さはまちまちである。トリガーポイントのまわりの筋節がEMG活動を示さずに短縮している場合、筋節は**収縮**している。それを代償する形で、筋腱移行部付近の筋束の端に長くなった筋節が見られる。

この特性が、緊張亢進が触知可能な筋束を内包する筋肉の伸張能力が減少していることと（筋節の収縮）、筋肉がうまく力を発揮できない（筋節が短縮しているか伸張している。筋節が適切な長さではない）理由である。

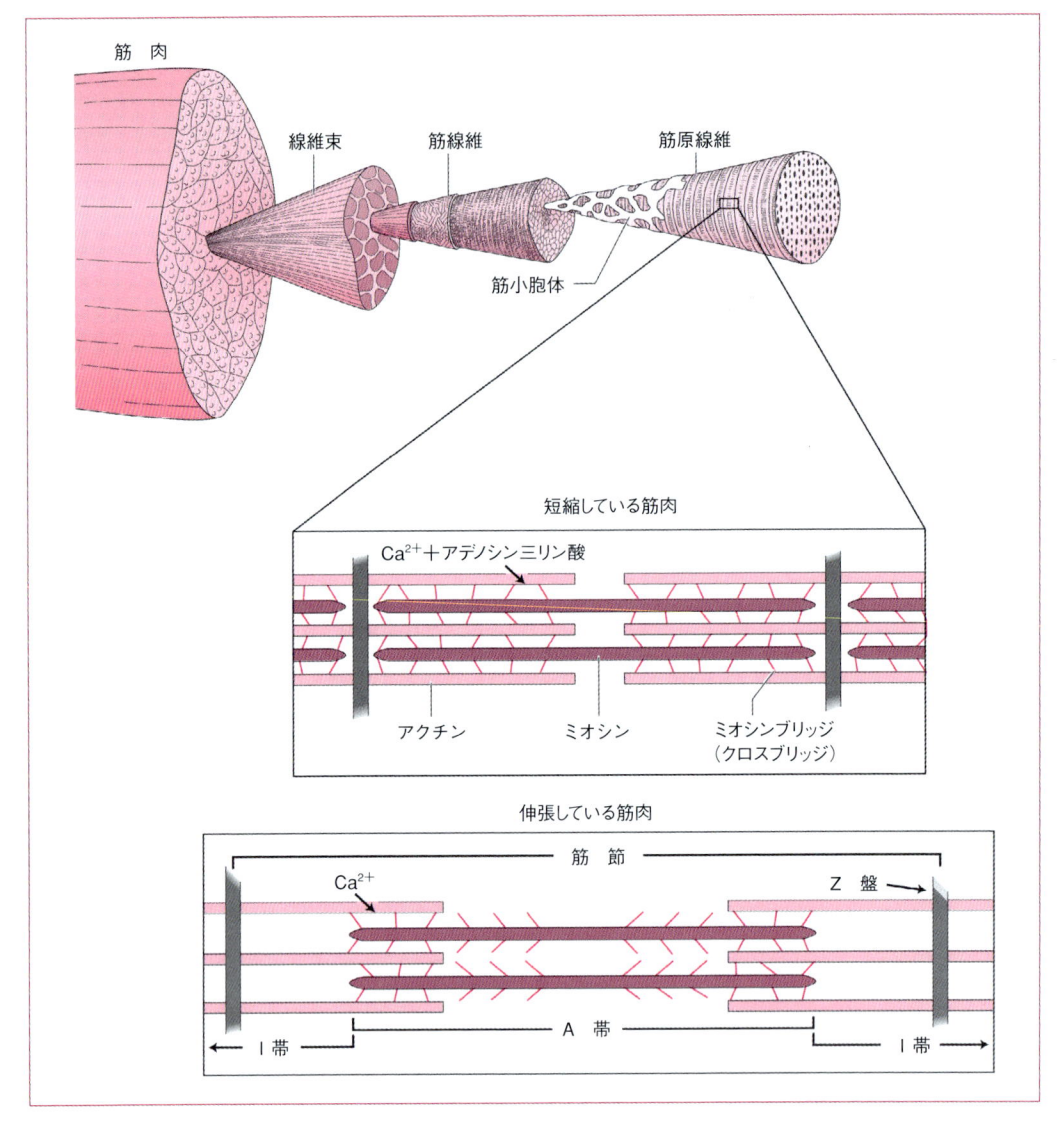

図14.2
正常な骨格筋の構成と収縮のメカニズム。縞模様の筋細胞や筋線維からなっている筋線維束で筋肉は構成されている。1つの線維には通常約1000の筋原線維が含まれている。どの筋原線維も袋状の構造を持った組織、筋小胞体に囲まれている。

拡大図：アデノシン三リン酸（ATP）と遊離しているカルシウム（$Ca^{2+}$）はミオシンクロスブリッジを活性化させ、これがアクチンフィラメントを引き寄せる。このためZ線同士が接近し、収縮単位である筋節を短縮するため、筋肉が短縮する。Z盤の両側にある、ミオシンフィラメントを含んでいないアクチンフィラメントの部分がI帯である。A帯はミオシンフィラメントと同じ長さとなっている。I帯がなくA帯だけがあるなら、最大限に短縮していることになる。

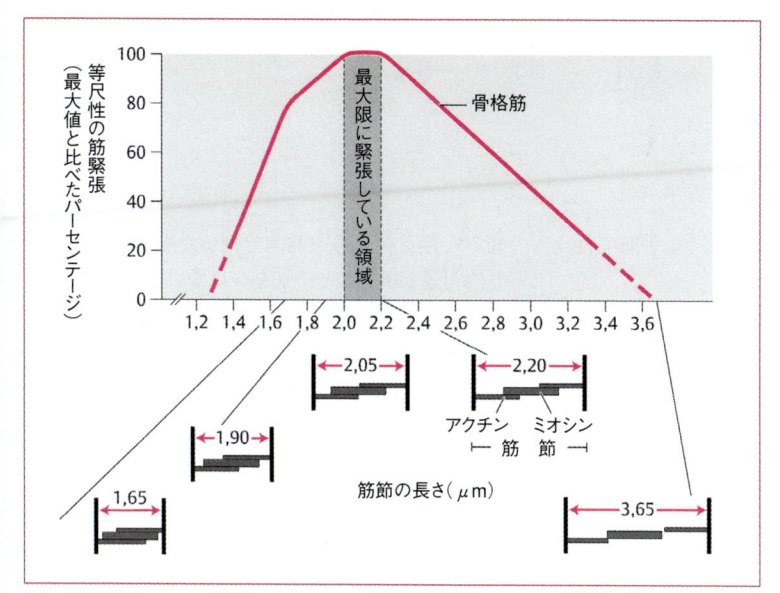

図14.3
筋節の長さに依存する等尺性の筋緊張

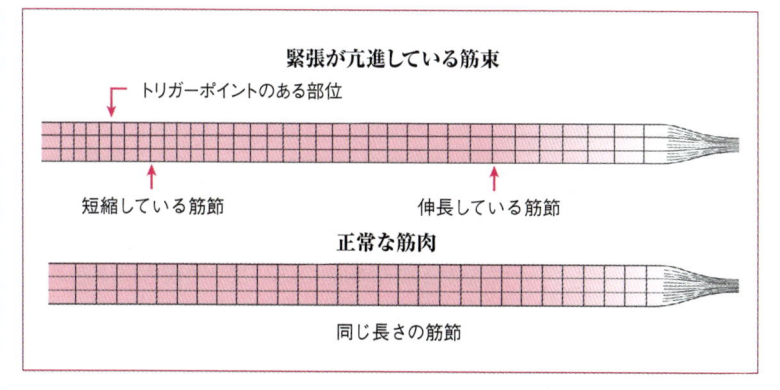

図14.4
正常な筋肉中の同じ長さの筋節と、トリガーポイントを内包する筋肉中の長さが変化した筋節との比較。トリガーポイントを内包する部位の短縮している筋節は、緊張が亢進している筋束が存在する領域の緊張を高め、この筋肉の伸張能力を減少させる。

## ■ 筋肉の弱化と疲労の早さ

トリガーポイントを抱えた患者にこのような症状が見られるのは、循環が悪くなって当該筋肉が低酸素症になったためと考えられる。

# 15　診　断

トリガーポイントの診断は次のような手順で行うとよい。

## 正確な問診

トリガーポイントが発生していて、身体の不調をもたらした筋肉を特定するには正確な問診が必要である。

- 外傷が身体の不調をもたらしたのか。たとえば、かなり無理をしたので痛みが始まったのか、または身体の不調につながるようなことが何かあったか。
- 最初に痛み出したのはどのような肢位を取った時だったか、またはどのような動作をした時だったか。
- 分節全体を促通した可能性がある、関節の可動域制限や椎間板ヘルニアといった分節性の機能障害があるか。
- 分節構造上同じ支配神経を持つ筋肉を極度に促通し、トリガーポイントの形成を促した内臓体性反射といった内臓の機能障害はないか。

## 痛みのパターンを描く

痛みのパターンを身体図に描いて、個々の筋肉に典型的なパターンを識別すると役に立つ。痛みが現れた順にパターンを分類した方がよいだろう。パターンが重複することもまれではない。その場合には、以下の問いの答えを探るべきであろう。

- パターンが重複していても、痛みが発生した順に並べることはできるか。筋肉の特定の領域を分離できるか。
- 内臓性あるいは構造上の機能障害を示唆する、たとえば支配神経が分節構造上同じであるといったような共通点が重複しているパターンの中にはあるのか。

トリガーポイントによる痛み（そして緊張の亢進も）は、通常トリガーポイントからいくらか離れた個所に投射され、そこで感じる。身体の不調状態は、痛みを起こす姿勢や筋肉を使った動作次第でかなりの相違があることに気をつけなければならない。そのため1日のうちでも、また日によってさまざまな不調が現れることもありうる。

動作をしている時だけではなく安静にしている時にも痛みがあるのなら、トリガーポイントによるダメージがかなり強いと思われる。

トリガーポイントは痛みの他に、それぞれの筋肉にかかわりのある皮膚領域での皮膚感受性や固有受容に変調をもたらすことがある。またこの領域で自律神経が関連する付随症状も出てくる可能性がある。たとえば、トリガーポイントの刺激で皮膚が青白くなって血管運動神経の活動が亢進する、刺激の後の反射性充血、鳥肌、涙・鼻分泌が増加するといった症状である。

## 活動時の筋肉を診察

あらかじめ特定してあった筋肉を動かして診察してみる。動かしている間はずっと、痛みが生じる姿勢か動作領域、あるいはその両方に注意する。同様に最大伸張域まで受動的、能動的に筋肉を動かして調べる。トリガーポイントのある部位の局所的な痛みにも関連痛にも気をつける。

トリガーポイントがある場合の所見は次のとおりである

- 能動的な抵抗テストをすると当該筋肉は萎縮していないのに最大筋力が減少している。
- 筋肉に等尺性または遠心性の運動をさせると、典型的な痛みのパターンが現れるか、それが強調される。
- 伸張すると、能動的、受動的どちらの場合でも関連痛が生じる
- 能動的でも、受動的に伸張した場合でも筋肉の伸張能力に制限がある。

## トリガーポイントの検索

気になった筋肉を1つ1つ診てトリガーポイントを探す。診察は中間位で行う。当該筋肉以外の線維

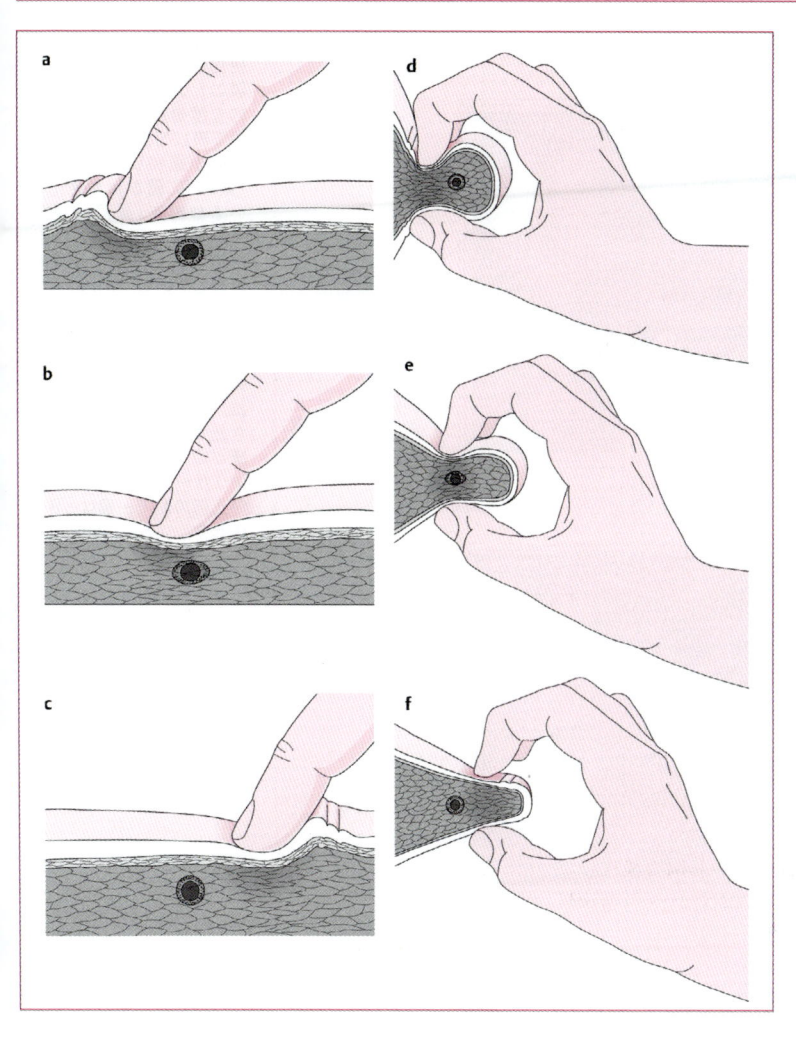

診断 121

図15.1a-f
(a-c) 硬化している筋線維束（黒い輪）とそのトリガーポイントをフラット法で触診しているようすの断面図。棘下筋のように一方の側からだけアプローチできる筋肉にはフラット法で触診を行う。(a) 触診の始めに皮膚をずらす。(b) 指先を筋線維の上に滑らす。硬化している筋線維束がその索状組織から認められる (c) 最後に皮膚を反対方向へずらす。同じ動作を速く行うと、クィック法と呼ばれる (d-f) トリガーポイントのある硬化している筋線維束（黒い輪）を指ではさんで触診しているようすの断面図。このような触診は、胸鎖乳突筋、大胸筋、広背筋といった指でつまめる筋肉に適している。(d) 筋線維を母指と他の指ではさむ (e) 硬化している筋線維束を指の間で転がしてみると、硬結がはっきりと感じられる。指先ではさむ角度を変えてあちこち動かすと、細部もよくわかる (f) 硬化している筋線維束を指先からはずしてみると、その周辺部が際立ってきて触知できるようになる。同時に局所的な痙攣反応がよく起こる。

を収縮させても、伸張してもいけない。表層の筋肉では長軸に垂直にその組織を指先で触診する（**フラット法による触診**）。明らかに緊張している索状になった個所が見つかれば、それがトリガーポイントを内包していると思われる緊張が亢進している筋束である。筋束中の一番敏感なポイントを探すとトリガーポイントが見つかる。トリガーポイントを圧迫すると局所にはっきりとした痛みが出て、圧迫し続けると関連痛が生じる。局所の痛みは大きくて鋭く、急に現れるので、患者は「**ジャンプ**」**サイン**で反応する。びくっとして、痛みを声高に訴え、施術者が触っていた筋肉を引っ込める。

筋肉が深層にあると、その上にある組織が邪魔をして緊張が亢進している筋束を探し出すのが難しかったり、不可能だったりする。こういった場合にトリガーポイントを探すには、組織の深層に直接**圧迫法による触診**をする。

2本の指でつかめる筋肉（たとえば僧帽筋）は、**指ではさんでみる**とよい。筋腹の部分を母指と示指の間であちこち転がして、緊張が亢進している筋束を探す。同じように指ではさんでみてその筋束の中にトリガーポイントを探す。

トリガーポイント付近の筋束か、直接トリガーポイントを触診していると、筋束の筋線維が短時間収縮するのがよく観察できる。施術者は筋肉がこのように反応して痙攣するのを見たり、感じたりできる。この局所に限定される筋肉の収縮は、筋束の長軸を横切って触診した時に特にはっきりとわか

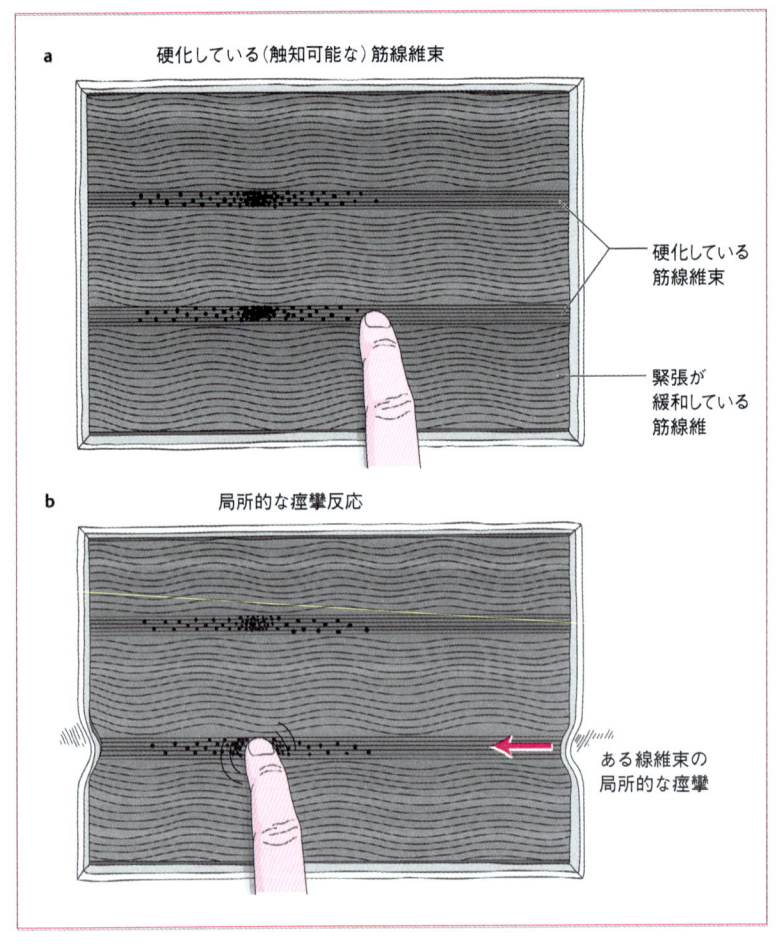

**図15.2a、b**
硬化している筋線維束、筋筋膜のトリガーポイント、局所的な攣縮反応を筋肉の縦断面で表したもの(a)弛緩して、緊張が緩和している筋線維(波線)に囲まれた硬化している線維束(直線)の触診。点の密度で硬化している線維束の圧迫に対する過敏度を表している。トリガーポイントは線維束中で一番圧迫に敏感な個所である(b)トリガーポイントのある線維束を指先で速く転がすと(クィック法)、局所的な攣縮反応を引き起こすことがよくある。皮膚がぴくぴくとする痙攣は、トリガーポイントと筋線維の停止部の間で一番はっきりと現れる。

a　硬化している(触知可能な)筋線維束
　　硬化している筋線維束
　　緊張が緩和している筋線維

b　局所的な痙攣反応
　　ある線維束の局所的な痙攣

る。その場合筋束を横に伸ばした後で、ギターの弦のように弾かせる。ギターの弦をつま弾くように行う。このような**局所的な痙攣反応**はトリガーポイントの特徴である。

　触診を繰り返して、トリガーポイントの位置をもう一度念のため確かめる。活動性トリガーポイントがあると同じ診断結果となる。

---

筋肉性の痛みは、次のように分類しなければならない。
　神経性の痛み
　リューマチによる痛み
　腫瘍による痛み
　心因性の痛み
　炎症性の痛み
　血管系の痛み

原　因
通常、動作するか負担のかかる姿勢をとって当該筋肉が活性化するのといっしょに、筋肉性の痛みが生じたり消えたりする。

# 16　トリガーポイント療法

トリガーポイントの治療が可能なさまざまなテクニックと並んで、療法を行う際、非常に重要な事項が2つある。
1. トリガーポイントを直接治療すると高い効果を上げられるが、トリガーポイントを保持する因子があると、またすぐ定期的にトリガーポイントが再活性して身体の不調を招く。そのためこれらの因子の除去が筋肉の治療と同様に大事である。
2. 患者も治療に参加するべきだ。自分の身体のことなのだから、協力しなければならない。負担となるような姿勢や運動に敏感になること、自分なりにプログラムを作って当該筋肉や筋群全体を伸張させるのもその一環となる。

### ■ ストレッチ＆スプレーテクニック

トリガーポイントを不活性にするのがこのテクニックの目的である。反射作用で反対に緊張が生じることなく、あまり痛まないようにして、筋肉を最大限に伸張させる。

### 冷却スプレーを噴射

治療を受ける筋肉が投射される体表部に向かって、平行線を描きながら冷却スプレーを噴射する。完全に冷やしてはいけない。「陽動的な」入力刺激が生じるように、スプレーで皮膚を刺激するだけである。その入力刺激は治療する筋肉の反射的な筋緊張亢進や痙攣を脊髄の領域でブロックする。

1秒間に10cmのスピードで、約45cm離して筋肉全体にスプレー噴射する。体表部に向ける角度は30度にする。関連痛があるゾーンにも同様に行う。四肢では近位から遠位に、体幹では頭側から尾側へかけてスプレーする。

### 受動的伸張

2、3回最初にスプレーした後で、筋肉の受動的伸張を始める。緊張による制限に気をつけながら、ゆっくりと筋肉を最大限に伸張する。伸張の途中で継続してスプレー噴射する。

スプレーすると反射的にトーンが低下するので、痛みも問題もなく伸張できる。反射的な緊張緩和を補助するために、スプレーに加えて伸張の途中で患者にゆっくりと息を吐いて、下を向いてもらってもよい。

### 能動的伸張

受動的に動かされた範囲まで伸張できるように、ストレッチ＆スプレーの後で動く練習をしてもらうとよい。

**もう一度強調しよう。スプレー噴射は脊髄の領域への陽動作戦であり、伸張は治療である。**

### ■ 等尺性収縮後リラクゼーション、マッスルエナジーテクニック、筋筋膜リリース

治療を施す筋肉を緊張のためそれ以上ストレッチできなくなる位置まで伸張する。

施術者がかける抵抗に対して筋肉を収縮させるよう患者に要求する。施術者は動かさないようにして、筋肉が短縮している方向へ3秒から7秒ほど3次元で抵抗（最大限の力の25％ほどで）を加える（等尺性収縮）。

患者は緊張を緩め、施術者は新たに緊張による制限がある個所まで受動的に筋肉を伸張するといったように、同じ手順を繰り返す。

筋肉の長さが正常になったら、新たに可動するようになった範囲で能動的に動く練習をしてもらう。

このテクニックでもまた、緊張緩和期にゆっくりと息を吐いてうつむいた姿勢をとってもらうと効果が上がる。

### ■ 虚血圧迫、手技による抑制

このテクニックではトリガーポイントを手で圧迫する。その時に生じる痛みは耐えられるものでなければならなく、痛みで見立てをチェックする。しばらくして（15秒から1分）痛みが消えたなら、次の

痛みの境界線まで圧迫を強めるといった具合に、トリガーポイントで痛みを生じなくなるまで圧迫を繰り返す。

　新たに可動するようになった範囲で動く練習をしてもらう。

### ■ 深部摩擦 (deep friction)

　トリガーポイントがある緊張亢進している筋束を手で横に伸張する。一定のスピードで長さに沿って行う。このテクニックを使うと最初は痛みがあるが、患者が我慢できる程度でなければならない。痛みが消えるまで伸張を続ける(2〜3分)。その後新たに可動するようになった範囲で患者が能動的に動く練習をしてみる。

# 17　トリガーポイントを保持する因子

　トリガーポイントを保持する因子があると、治療で一時的に身体の不調から開放されるだけとなる。これらの因子に気づいて除去すれば、ずっと痛みから解放される。

　転んだり、筋肉に短期間過負荷がかかったりするとトリガーポイントができることがある。このトリガーポイントが外傷を負った後すぐに除去されると、即座に後遺症もなく回復する。このような治療が成功するのはスポーツ競技の世界で、それはプロのスポーツ選手が常に療法士のコントロール下にあるからだ。

　外傷後すぐに治療を受けないと、身体が負傷した筋肉をさらなる負担から守る保護姿勢や回避運動を作り出す時間ができる。この回避のメカニズム自体がまた別の靭帯、関節などの過負荷となることもあり、新たな不調を生み出しかねない。そうなるともともとの外傷は背後に隠れ、保護の連鎖の中で一番弱い個所が目立ってくる。後から発生した保護メカニズムに注意を払うことなく、最初にできたトリガーポイントを診察で見つけて治療しても、その治療効果は持続しないし、満足のいくものにはならないだろう。

　完全ではないが、トリガーポイントを保持する因子のリストを次に記す。

### ■ 力学的な因子
- 脚長差
- 座位、立位での歪み（たとえば骨盤と胸部のトランスレーションによる2重の負荷）
- 脊柱の歪み
- 斜頸
- 翼状肩甲
- 骨盤の歪み（腸骨や仙骨の機能障害）
- 尾骨の変位
- 腕の長さの違い

### ■ 全身性の因子

　全身性の因子とは、筋肉のエネルギー源を損なうような影響を与えかねないものすべてである。筋肉のエネルギー源が減るとトリガーポイントの発生や保持に好都合となる。

　そのような因子は次のものである。
- ビタミンBの欠乏
- 電解質の障害（たとえば、カルシウム、銅、マグネシウム、鉄）
- 痛風
- 貧血
- 低血糖
- 慢性的な感染
- 弱い免疫・抵抗
- 精神的なストレス

# 18　促通された分節

　髄節支配にはいくつもの側面がある。体性神経系と自律神経系は髄節から出ている。求心性線維が後角を通って脊髄まで走行している一方、遠心性線維が前角を通って分節を後にする。その間、脊髄そのものの内部でこの両方の神経によって多くの情報伝達が行われている。求心性インパルスが介在ニューロンに転送されると、本来の神経インパルスをさまざまに調整できるようになる。刺激は強められたり、弱められたりする。このメカニズムは分節の領域で一部見られるが、たとえば錐体外路系を通して脳の中枢が推し進めるか抑制する影響も受ける。

　個々の求心性神経をもう一度見てみよう。髄節はいくつかに区分できる。硬節から求心性神経が出ている。骨の神経支配のことだけではなく、関節（軟骨も含む）、関節包、筋膜、滑膜、靭帯の神経支配も含む。固有受容感覚や痛覚はこの硬節のニューロンの働きによる。

　同様に筋肉組織も分節の神経支配を受けている。それが筋分節である。筋肉とそれに付属する線維・腱のセンサーが、固有受容や痛みの情報を伝える。

　ある皮膚領域は皮膚分節といって髄節の支配のみを受けている。表面感覚が入力される。

　分節の支配がおよぶ最後の部位を内臓分節と呼ぶ。痛みや有害な作用物質一般についての入力情報が脊髄に送られる。

　求心性神経にあてはまることは遠心性神経にもあてはまる。どの支配領域も脊髄から遠心的にコントロールされている。皮膚、内臓、骨格筋の筋膜や筋肉はそのように運動神経支配を受けている。

　これらすべては分節のいわばハードウェアである。ソフトウェアは「促通された分節」だと理解している。入力刺激は脊髄の領域で幅広く処理、調整され、遠心性インパルスとなる。状況によってはその分節のすべての支配領域でもこの処理が行われ、出力応答も複雑なものになりうる。

　例を挙げよう。ある人が十二指腸潰瘍をわずらっているとする。粘膜の損傷についての情報は内臓からの求心性神経によって脊髄に届く。この情報に対する応答を分節全体が挑まれる。一方で内臓分節が反応する。平滑筋の緊張が亢進し、腸壁に痙攣が生じる。脊髄での情報伝達を通して、皮膚分節が応答するかもしれない。分節に属する腹皮の部位に過敏症、循環の変化（蒼白または発赤）、または立毛筋の活性化が見られることがある。硬節が反応すると、損傷を受けている部位の筋膜を収縮して、炎症を起こしている腸の部位を固定する。または生理的な運動パターン内で分節に属する関節の可動域制限へと発展していく。最後に筋分節、つまり腹筋内にトリガーポイントが発生しかねない。

　この複雑な分節の反応は再生という身体の自己治癒力のために起こる。すべての身体部位は十二指腸にある潰瘍を除去しようと働くのだ。

　治癒すると、反応が起こる部位のうちの特に2つが、もう安定させる必要がなくなったとしても働き続ける。その2つの部位が筋膜と筋肉組織なのだ。

　筋肉に関連していえば、活性化しているトリガーポイントは療法で取り除いた方がいいだろう。さもないと運動制限がそのままになり、それが新たな病変の始まりとなる可能性があるからだ。

　筋膜の緊張にも同じことがいえる。

---

本書に載せた筋肉ごとに関連する内臓をリストアップしてある。反応の連鎖は反対からもたどることができるからである。

ある筋肉内にトリガーポイントを見つけたなら、分節に関連する内臓も診て、機能障害があるかどうかチェックし、機能障害がある場合には治療した方がよい。トリガーポイントだけを除去して内臓の機能障害を見逃すと、筋肉組織の障害が全く解消されないばかりか、症状の再発につながる。

「促通された分節」から、物事を単純に考えてはいけないこと、神経解剖学を取り入れること、身体の不調状態をもっと広げて分節との関係で見ることを施術者はいつも教えられる。たとえば肩を動かした時の痛みを除去するために、トリガーポイントを治療するだけで終えてはいけない。身体は複雑にできているので簡単にはすまされない。その複雑さと取り組む者がさらに治療効果を上げ、その効果は持続するだろう。

# 19 トリガーポイント

## 19.1 頭部・項部に痛みをもたらす筋肉

この節で取り上げる筋肉は、活動性トリガーポイントがある場合に頭部と項部に痛みをもたらす。その痛みは次のような疾患と間違われやすい。
- 偏頭痛
- 顎関節症
- 静脈洞炎
- 咽頭炎
- 喉頭炎
- 歯の疾患
- 三叉神経痛など

### 僧帽筋（図19.1、19.4）

**起始**
- 上項線の中1/3
- 項靱帯
- 第12胸椎体までの棘突起と棘上靱帯

**停止**
- 鎖骨後縁の外1/3
- 肩峰突起内側部
- 肩甲棘上縁

**機能**
- 肩関節の外旋
- 肩甲骨の挙上
- 肩甲骨を脊柱方向へ後退
- 肩甲骨が固定されている場合：頚椎の伸展と側屈

**支配神経**
- 副神経
- C3/4から出ている固有受容の線維

**トリガーポイントの位置**
僧帽筋ではトリガーポイント（TP）が筋肉のどこでも見られる。

TP1　下行部の自由縁において緊張亢進している索状硬結として触知が可能
TP2　TP1の後方と肩甲棘上方、肩甲棘のほぼ中央
TP3　上行部の外縁部、肩甲骨内側縁の付近
TP4　肩甲棘の直下にある上行部、肩甲骨内側縁の付近
TP5　肩甲挙筋の肩甲骨の停止部より約1cm内側の水平部
TP6　肩甲骨の棘上窩、肩峰突起の付近

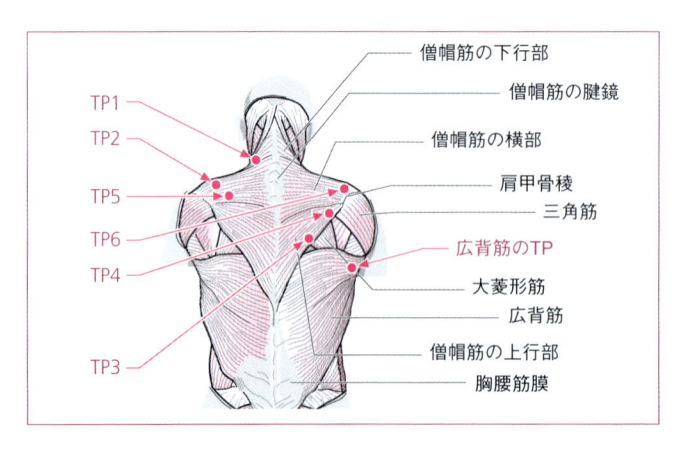

図19.1

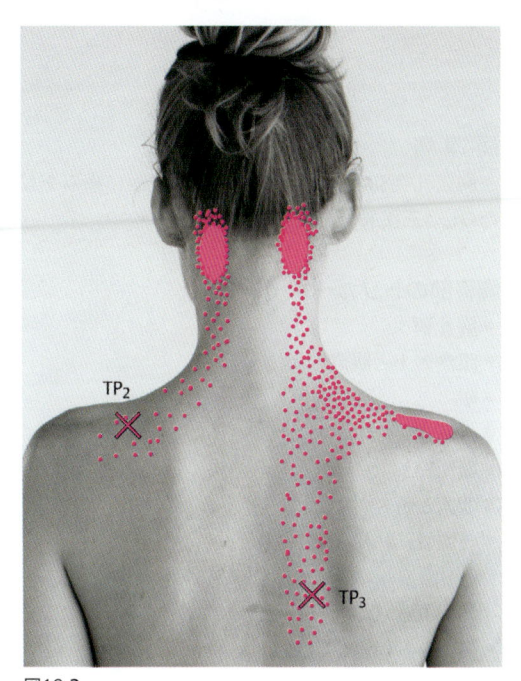

図19.2  図19.3

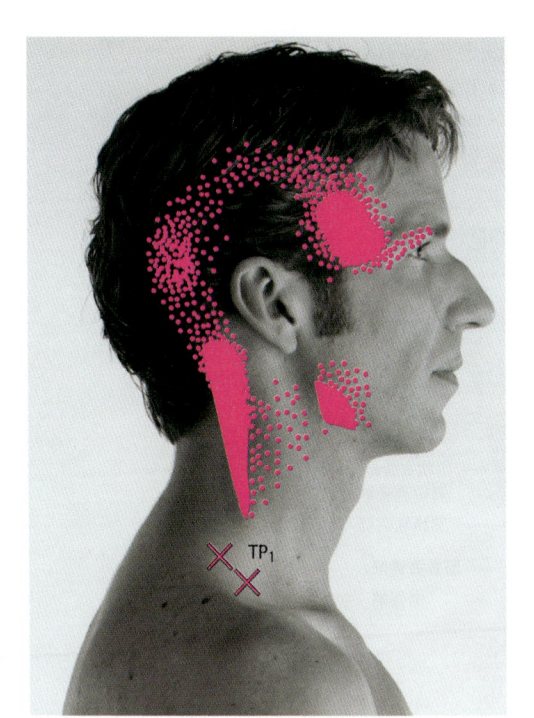

図19.4

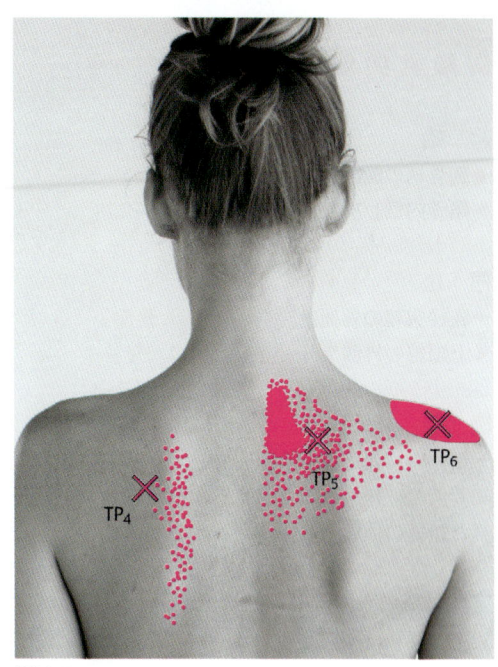

### 関連痛
TP1 乳様突起までの頸部・項部の後外側
　　　頭部外側、特にこめかみ部、眼窩、顎角
TP2 乳様突起と頸椎上部(後外側)
TP3 乳様突起、頸椎上部(後外側)、肩峰突起部
TP4 肩甲骨の内側縁に沿って
TP5 第7頸椎体とTP5の間にある脊柱に沿って
TP6 肩峰突起

### 関連する内臓
- 肝臓
- 胆嚢
- 胃

## 胸鎖乳突筋（図19.5、19.7）

### 起始
- 胸骨柄の腹頭側
- 鎖骨内側1/3の上縁

### 停止
- 乳様突起の外面
- 上項線の外側半分

### 機能
- 頚椎の同側側屈と対側回旋
- 両側で収縮　腹側へのトランスレーションを伴った頚椎の伸展

### 支配神経
- 副神経

### トリガーポイントの位置
　胸骨部と鎖骨部に延びる筋肉のどこでもトリガーポイントが見られる。

### 関連痛
　胸鎖乳突筋のトリガーポイントは顔面に痛みをもたらし、三叉神経痛と間違われやすい。

### 胸骨部のトリガーポイント
- 胸骨柄
- 眼窩の上と眼窩の奥
- 頬
- 外耳道
- 顎関節部
- 咽頭と舌
- 後頭骨、乳様突起の後部

### 鎖骨部のトリガーポイント
- 額、場合によっては両側
- 外耳道
- 耳のすぐ後方

### 関連する内臓
- 肝臓
- 胆嚢
- 胃

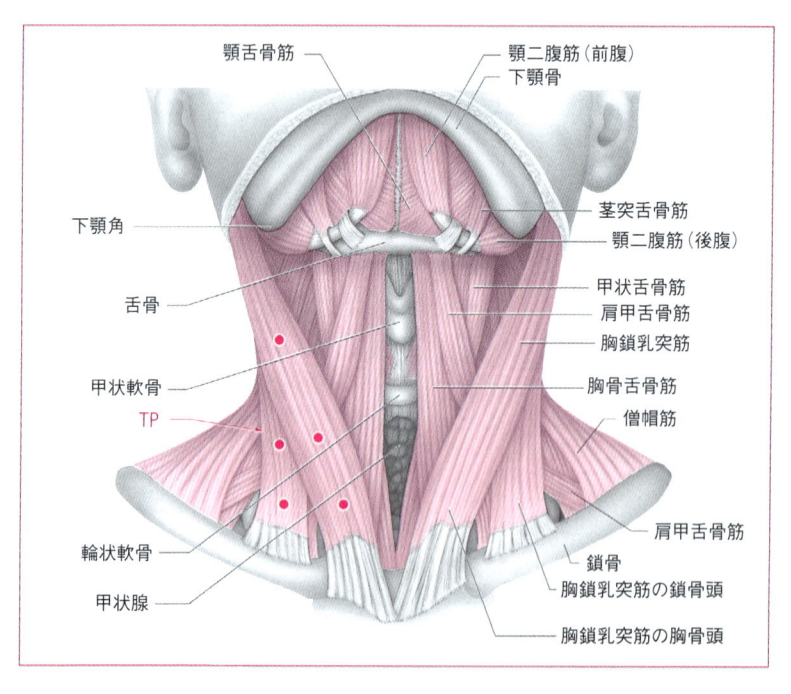

図19.5

頭部・項部に痛みをもたらす筋肉 **131**

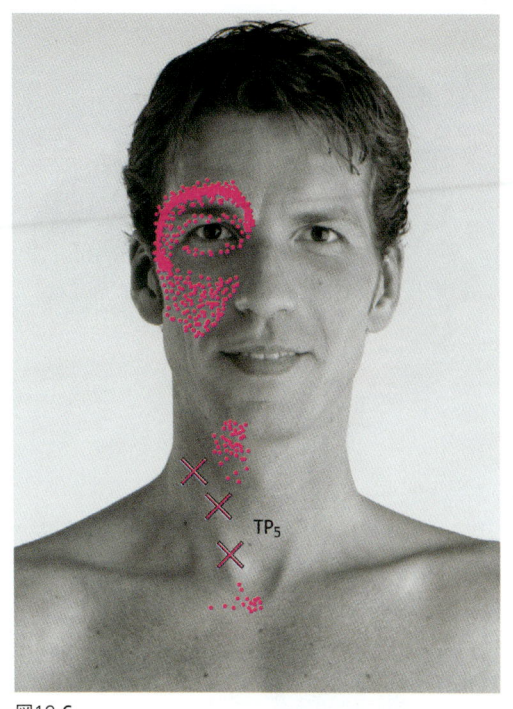

図19.6

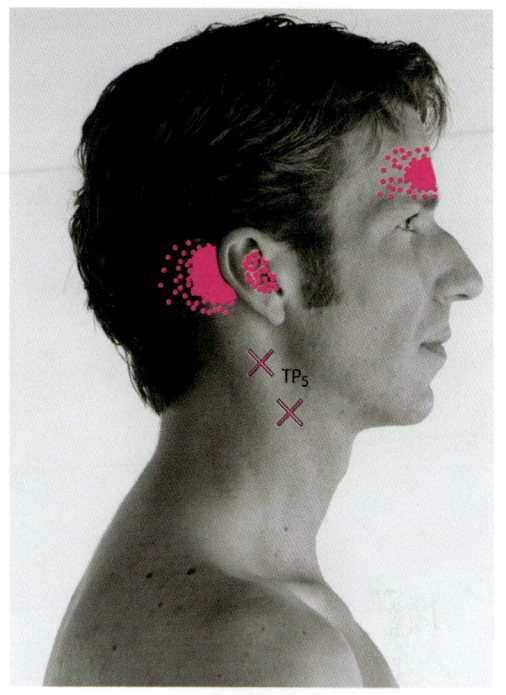

図19.7

## 咬　筋（図19.8、19.9）

**起　始**
- 頬骨弓の前2/3
- 上顎骨の頬骨突起

**停　止**
- 下顎角の外側面
- 下顎枝下部

**機　能**
　　下顎の挙上（閉口）

**支配神経**
　　下顎神経（三叉神経）

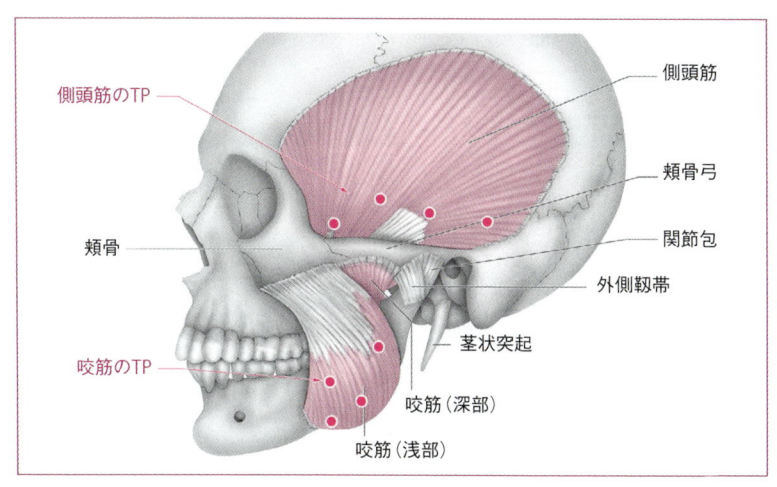

図19.8

側頭筋のTP
頬骨
咬筋のTP
側頭筋
頬骨弓
関節包
外側靭帯
茎状突起
咬筋（深部）
咬筋（浅部）

図19.9a-d

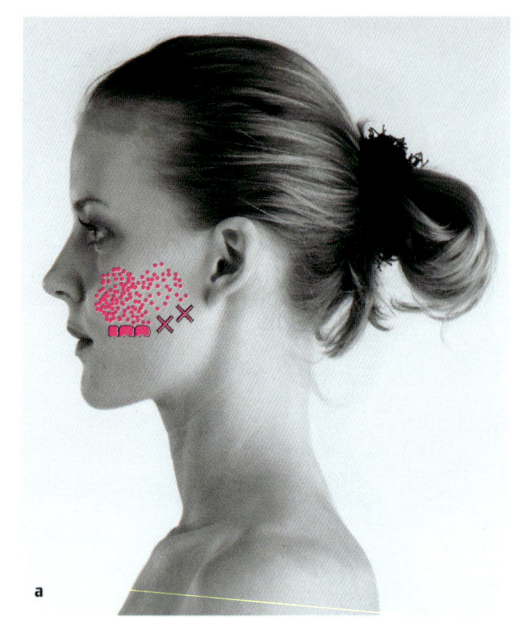

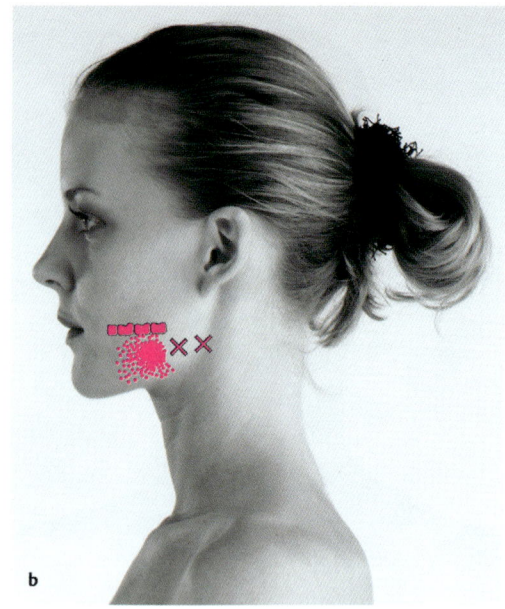

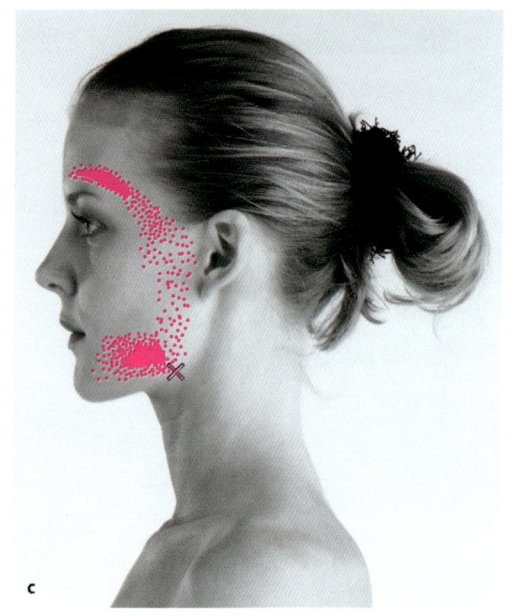

## トリガーポイントの位置
筋肉全体にトリガーポイントが分布している。

## 関連痛
- 上顎骨と上の大臼歯
- 下顎骨と下の大臼歯
- こめかみから眉毛の上まで
- 顎関節
- 外耳道

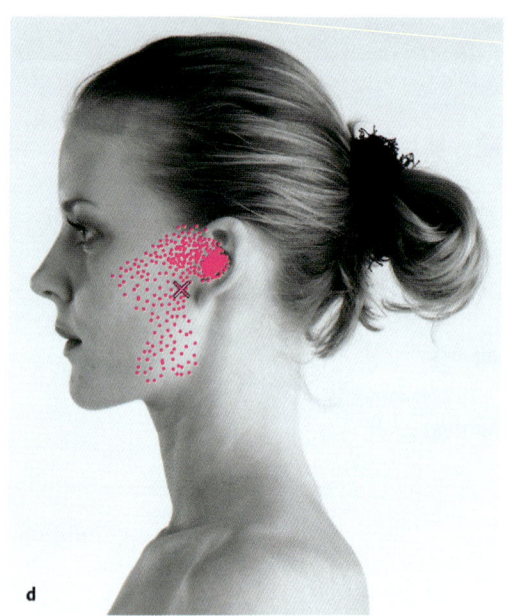

咬筋のトリガーポイントは時折耳鳴りの原因となる。

## 関連する内臓
なし

## 側頭筋（図19.10）

起　始
下側頭線と側頭下稜の間にある側頭窩

停　止
下顎骨の筋突起の内側部と腹側部

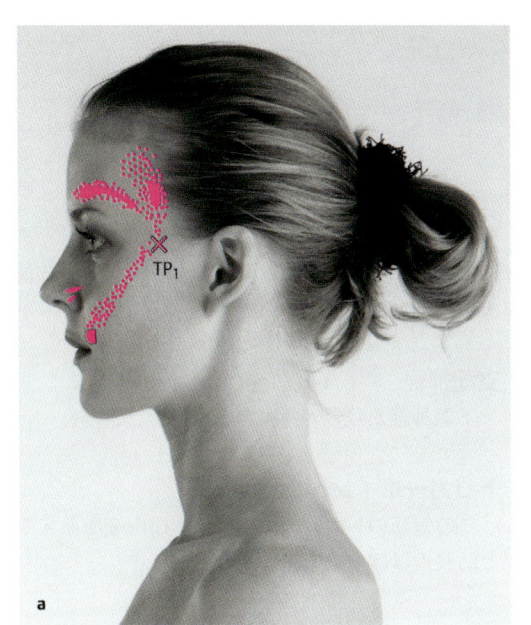

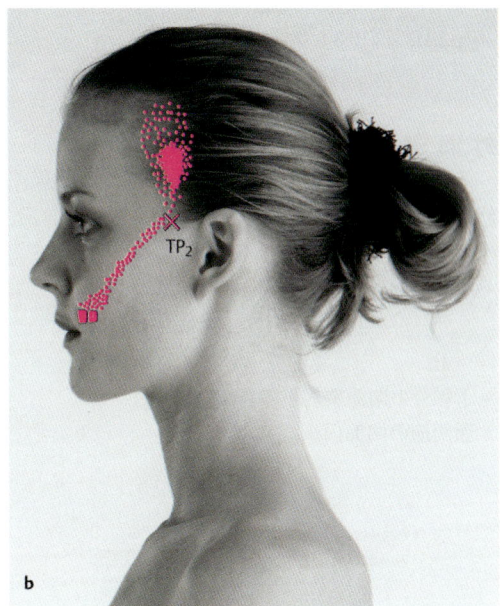

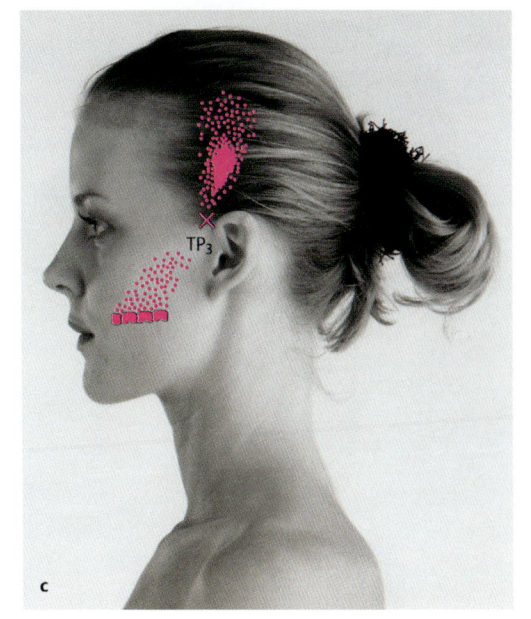

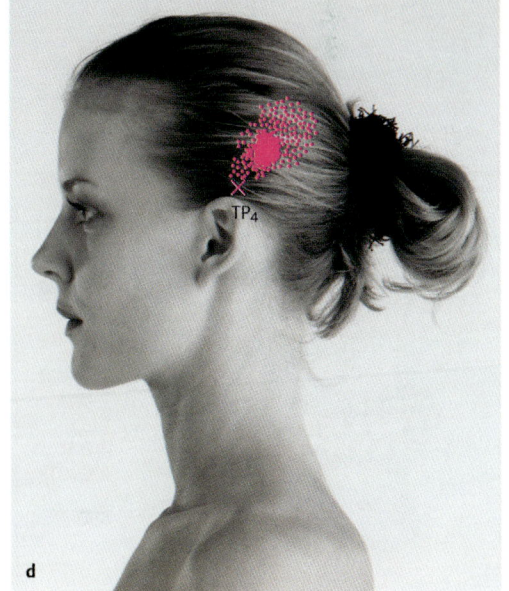

図19.10a-d

機　能
　下顎の挙上と下制

支配神経
　下顎神経（三叉神経）

トリガーポイントの位置
TP1〜3　頬骨突起の上方
TP4　耳の上方
　（p.131の図19.8も参照）

関連痛
- こめかみから頭頂にかけて
- 眉毛の上方
- 上の歯列
- 目の奥

関連する内臓
　なし

## 外側翼突筋（図19.11、19.12）

起　始
- 蝶形骨の大翼の下面
- 翼状突起外側板の外面

停　止
- 下顎骨の関節突起下の翼突窩
- 顎関節の関節円板

機　能
　開口（下顎を前方に牽引、関節円板もその時前方に牽引される）

支配神経
　下顎神経からの外側翼突筋神経（三叉神経）

トリガーポイントの位置
　この短筋のトリガーポイントは、口内を触診すると筋腹のほぼ中央で見つかる。

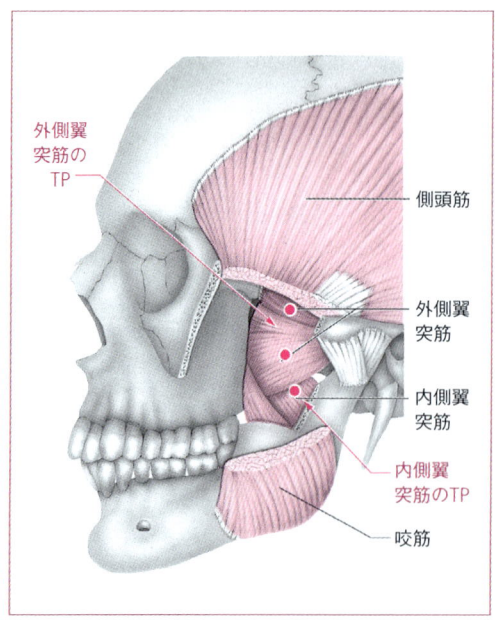

図19.11

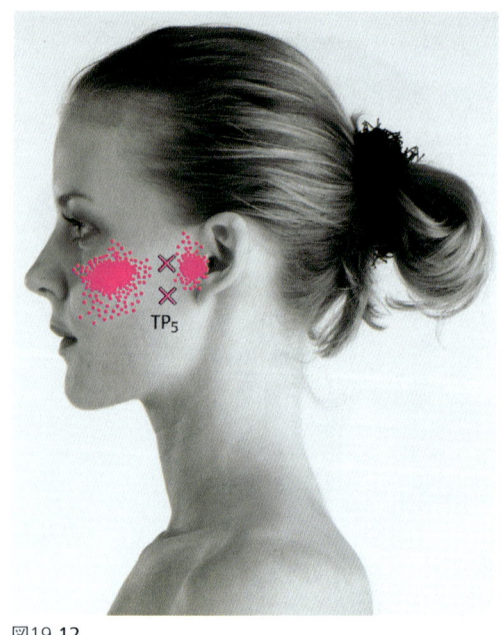

図19.12

頭部・項部に痛みをもたらす筋肉 **135**

関 連 痛
- 顎関節
- 上顎骨

関連する内臓
なし

## 内側翼突筋（図19.13）

起　始
- 翼状突起外側板の内面
- 翼突窩
- 上顎結節
- 口蓋骨の錐体突起

停　止
- 下顎角の内側

機　能
- 下顎を前方、上方、外側へ動かす（咀嚼）

支配神経
- 下顎神経からの内側翼突筋神経（三叉神経）

トリガーポイントの位置
　この短筋のトリガーポイントは、口内を触診すると筋腹のほぼ中央で見つかる（図19.11も参照）。

関 連 痛
- 舌
- 咽頭
- 喉頭

- 顎関節

関連する内臓
なし

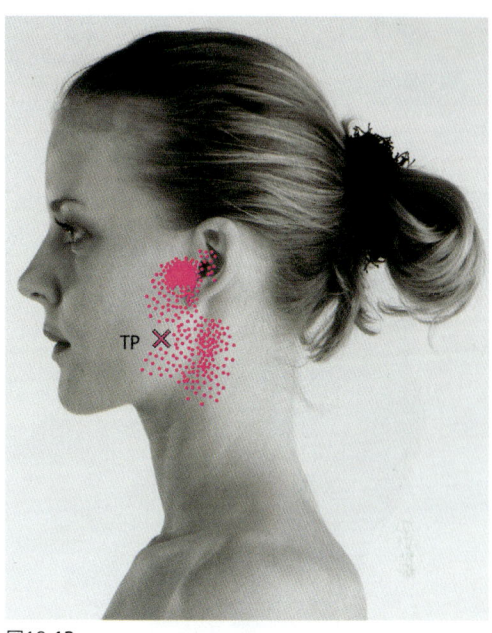

図19.13

## 顎二腹筋（図19.14、19.15）

起　始
- 頭部腹側：下顎結合の後面にある二腹筋窩
- 頭部背側：乳様突起にある乳突切痕

停　止
- 舌骨外側にある中間腱

機　能
- 舌骨の挙上
- 下顎骨を前方に牽引

- 嚥下機能を補助

支配神経
- 頭部腹側：下顎神経（三叉神経）
- 頭部背側：顔面神経

トリガーポイントの位置
　トリガーポイントは胸鎖乳突筋の内側の筋肉内で過敏なポイントとして触知される。

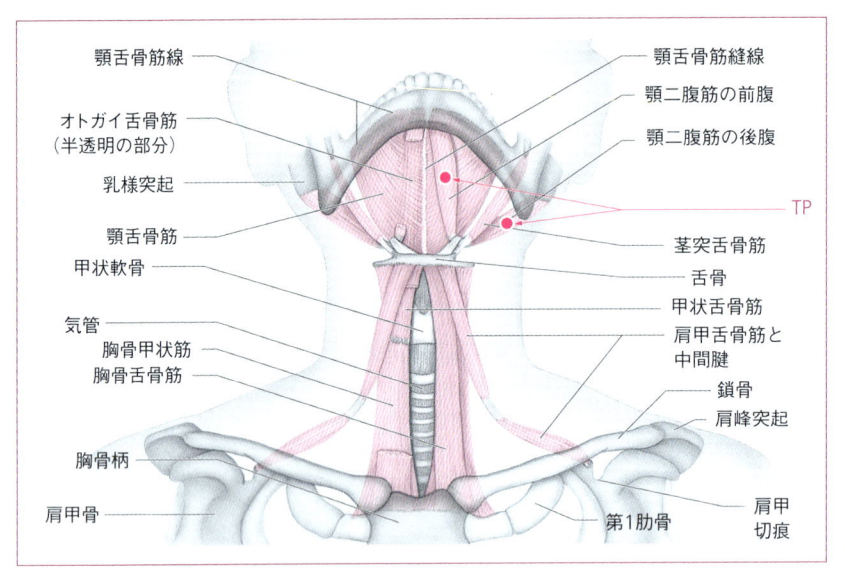

図19.14

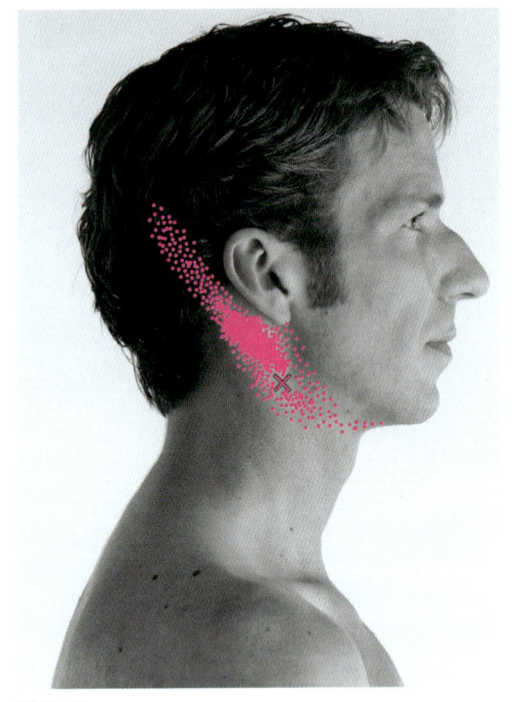

図19.15

### 関連痛
頭部背側
- 胸鎖乳突筋上部へ
- 後頭骨
- 頸部、下顎骨の付近
  頭部腹側：下の切歯とその下にある下顎骨

### 関連する内臓
なし

## 眼輪筋、大頬骨筋、広頸筋（図19.16）

### ◼ 眼輪筋

**起　始**
眼窩縁の内側、涙嚢壁

**停　止**
眼瞼靱帯

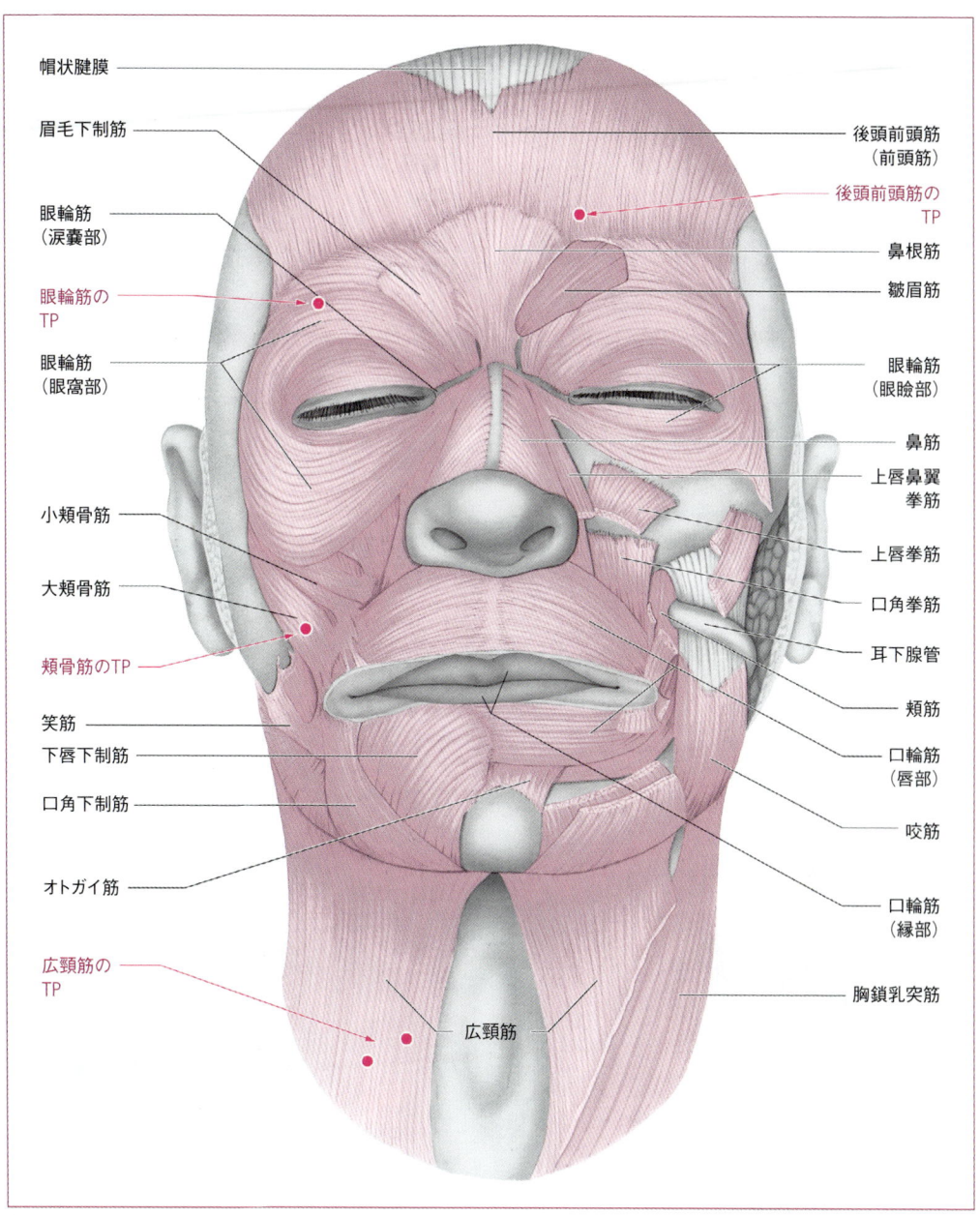

頭部・項部に痛みをもたらす筋肉 137

図19.16

| 帽状腱膜 | 後頭前頭筋（前頭筋） |
| 眉毛下制筋 | 後頭前頭筋のTP |
| 眼輪筋（涙嚢部） | 鼻根筋 |
| 眼輪筋のTP | 皺眉筋 |
| 眼輪筋（眼窩部） | 眼輪筋（眼瞼部） |
| 小頬骨筋 | 鼻筋 |
| 大頬骨筋 | 上唇鼻翼挙筋 |
| 頬骨筋のTP | 上唇挙筋 |
| 笑筋 | 口角挙筋 |
| 下唇下制筋 | 耳下腺管 |
| 口角下制筋 | 頬筋 |
| オトガイ筋 | 口輪筋（唇部） |
| 広頸筋のTP | 咬筋 |
| 広頸筋 | 口輪筋（縁部） |
| | 胸鎖乳突筋 |

機　能
　眼瞼を閉じる、導涙機能の補助

■ **大頬骨筋**

起　始
　頬骨の前面

停　止
　口角の外側

機　能
　口角を後上方へ牽引

## 広頸筋

起　始
頸部下部と胸部上外側の皮膚

停　止
下顎骨の下縁、顔面下部の皮膚、口角

機　能
顔面下部・口の周囲の皮膚と下顎を下方へ牽引

支配神経
顔面神経

トリガーポイントの位置
**眼輪筋**
瞼の上、眉毛の直下
**大頬骨筋**
停止部の付近、口角の頭外側

**広頸筋**
鎖骨の約2cm上にある胸鎖乳突筋との交点

関連痛
**眼輪筋**
- 鼻梁
- 上唇

**大頬骨筋**
トリガーポイントから鼻の外側と眼の内側を経て、額(正中)まで痛みが走る。

**広頸筋**
- 下顎骨
- 頬
- 顎

関連する内臓
なし

## 後頭前頭筋 (図19.17、19.18)

起　始
- 最上項線、乳様突起
- 顔筋上部の線維へ広がって付着

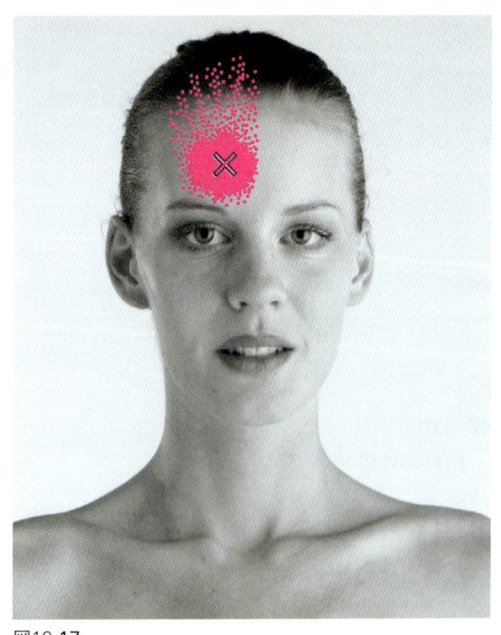

図19.17

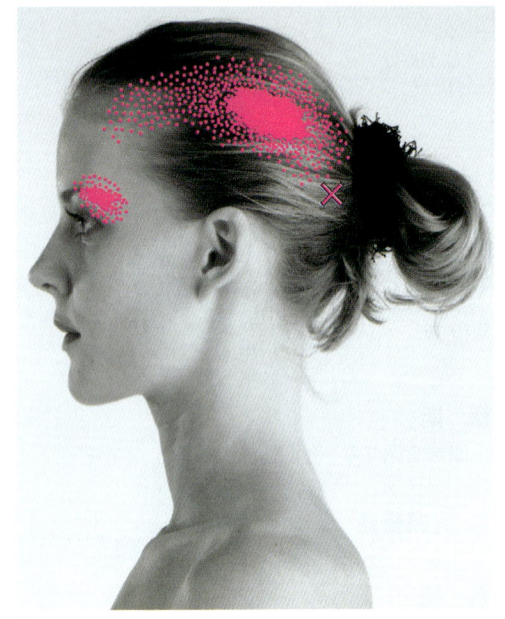

図19.18

## 停止
帽状腱膜

## 機能
- 帽状腱膜の固定
- 額にしわを寄せる

## 支配神経
顔面神経

## トリガーポイントの位置
- 前頭部：眉毛の内側端の上
- 後頭部：上項線の上と正中線の約4cm外側
（図19.16も参照）

## 関連痛
眼窩から、頭蓋の同側半分を経て筋肉の走行方向へ広がる。

## 関連する内臓
なし

### 頭板状筋、頸板状筋（図19.19、19.20）

## 起始
- 頭板状筋：項靱帯、棘突起、第1〜第3胸椎体の棘上靱帯
- 頸板状筋：第3〜第6胸椎体の棘突起と棘上靱帯

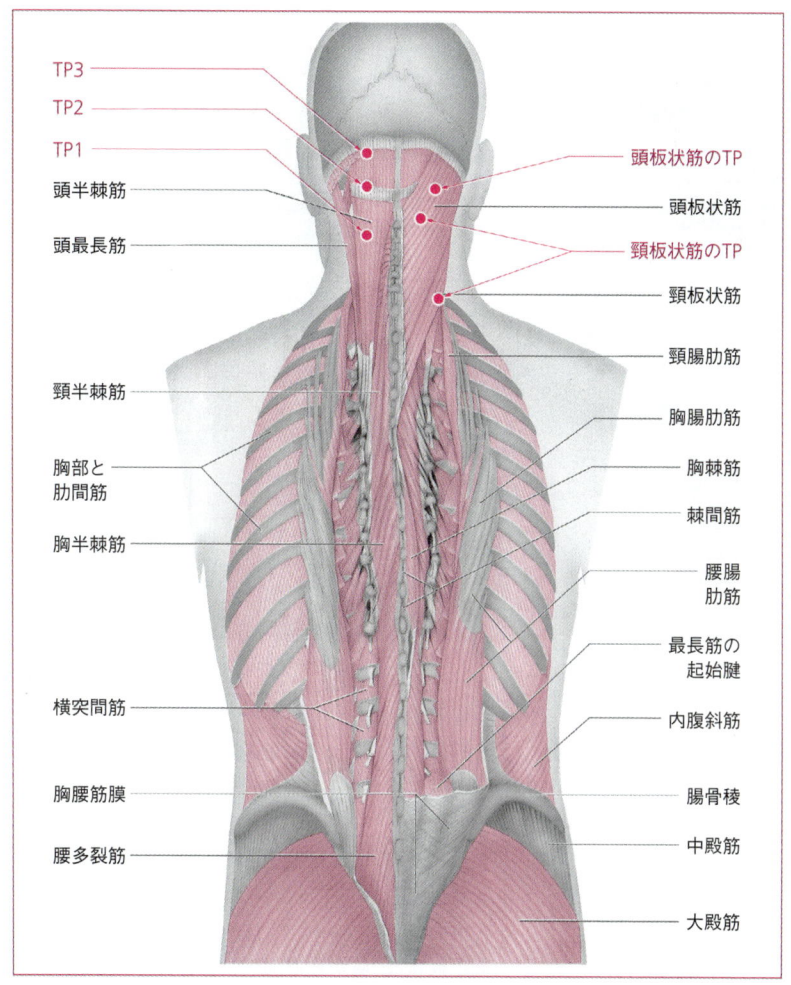

図19.19

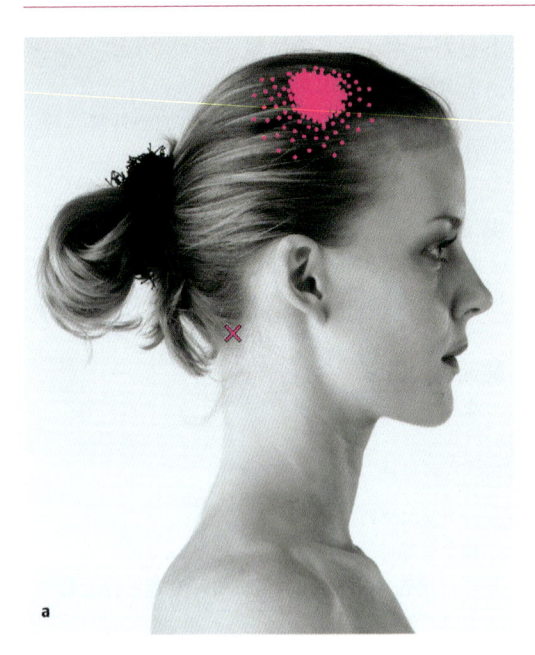

図19.20

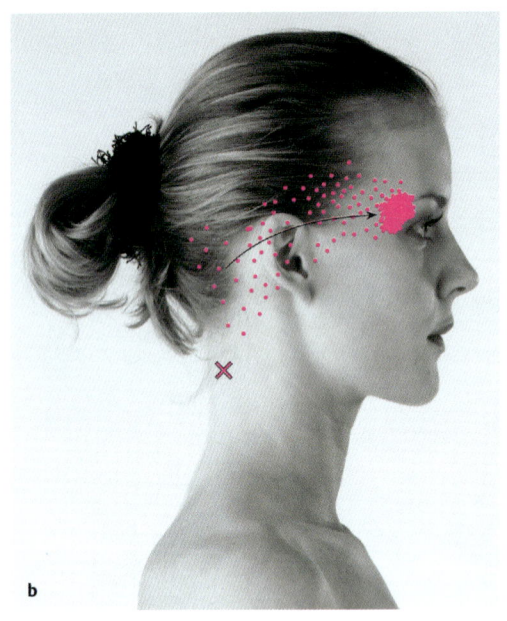

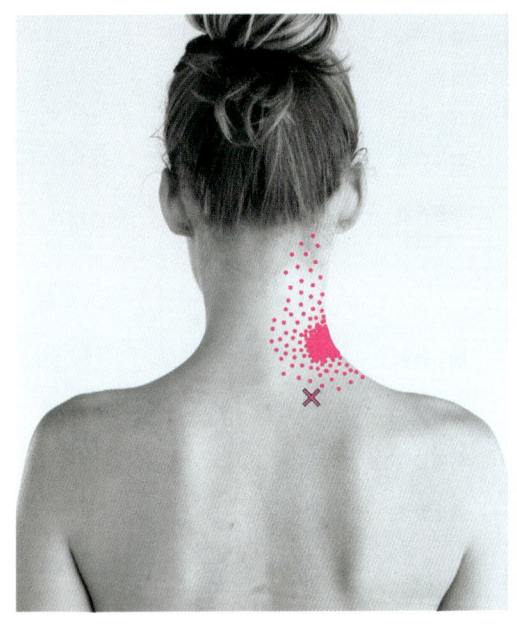

## 停 止
- 頭板状筋：項靱帯の上部と下部の間（後頭骨の外側）
- 頸板状筋：第1～第3頸椎体の後結節

## 機 能
頸椎の伸展と同側回旋

## 支配神経
- 頭板状筋：C3/4の脊髄神経（後枝）
- 頸板状筋：C5/6の脊髄神経（後枝）

## トリガーポイントの位置
- 頭板状筋：軸椎の棘突起とほぼ同じ高さにある筋腹の中
- 頸板状筋：肩から項部への移行部の高さに第1の

頭部・項部に痛みをもたらす筋肉

トリガーポイント、それよりもう少し上、第2/第3頚椎体の高さの筋停止部付近に第2のトリガーポイントがある。
僧帽筋と肩甲挙筋の間で指をスライドさせて触診する。

## 関連痛
- 頭板状筋：頭頂へ、同側
- 頚板状筋：頭蓋内を目の奥まで。時には後頭骨、肩から頚部への移行部が痛み、項部の同側を上方へ痛みが広がる

## 関連する内臓
- 肝臓
- 胆嚢

## 頭半棘筋、頚半棘筋、多裂筋（横突棘筋）（図19.21、19.22）

### 起 始
- 半棘筋：横突起
- 多裂筋：椎弓板

### 停 止
- 半棘筋：棘突起（起始部の頭側約6個の椎骨）
- 多裂筋：棘突起（起始部の頭側約2、3個の椎骨）
  これらの筋肉は、だいたい第6胸椎体と上項線・下項線の間を走行している。

### 機 能
脊柱の伸展と同側側屈

### 支配神経
分節の脊髄神経後枝

### トリガーポイントの位置
TP1　第4/第5頚椎体の高さにある項部下部
TP2　後頭骨の2〜4cm下
TP3　上項線の直下
　（図19.19も参照）

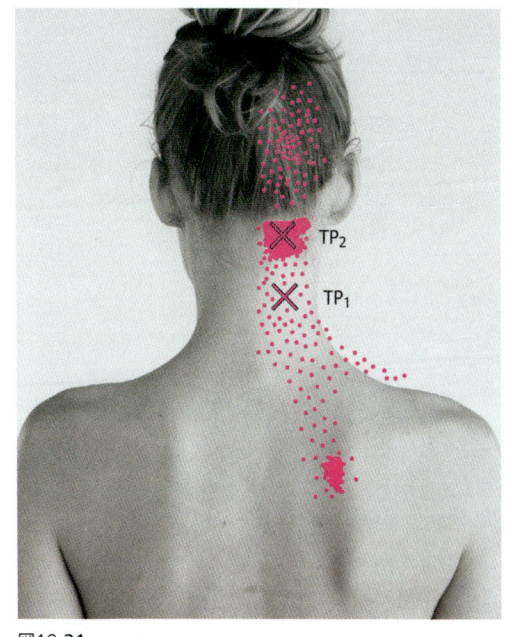

図19.21

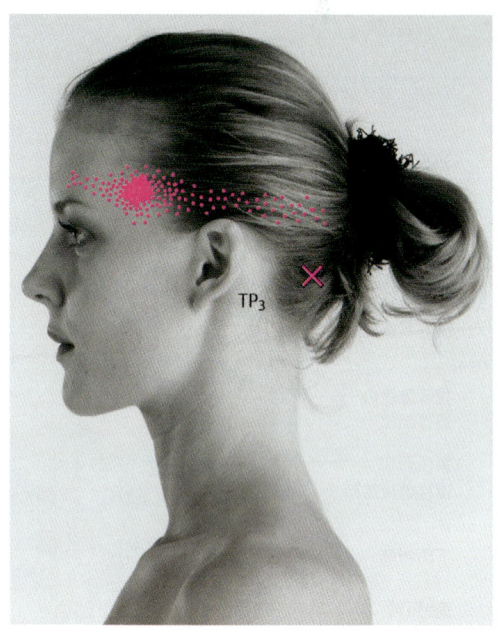

図19.22

## 関連痛
- TP1 項部に沿って後頭下部までと、尾側へ肩甲骨内側縁まで
- TP2 後頭骨から頭頂方向へ
- TP3 頭蓋の横をこめかみの部位まで痛みが帯状に走る

## 関連する内臓
- 心臓
- 肺・気管支

### 大後頭直筋、小後頭直筋、下頭斜筋、上頭斜筋（図19.23、19.24）

#### 起始
- 大後頭直筋：第2頚椎体の棘突起
- 小後頭直筋：環椎の後結節
- 下頭斜筋：第2頚椎体の棘突起
- 上頭斜筋：環椎外側塊

#### 停止
- 大後頭直筋：下項線の外側半分
- 小後頭直筋：下項線の内側半分
- 下頭斜筋：環椎外側塊
- 上頭斜筋：下項線の外側半分

#### 機能
- 大後頭直筋：頭部の伸展と環椎後頭関節の同側回旋
- 小後頭直筋：頭部の伸展
- 下頭斜筋：環軸関節の同側回旋
- 上頭斜筋：頭部の側屈

#### 支配神経
後頭下神経（C1の後枝）

#### トリガーポイントの位置
筋腹内で一般的な筋緊張が触知できるだけで、これがトリガーポイントだと断定できるような個所は触診ではわからない。

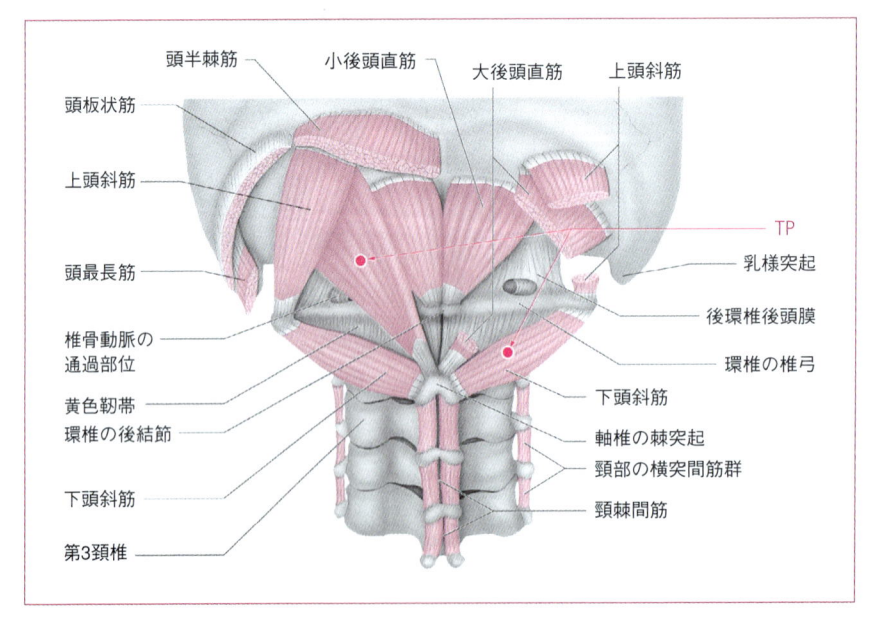

図19.23

## 関連痛
後頭骨からこめかみ部を経て眼窩までと額（同側）。痛む部位は正確にはっきりと特定できない。

## 関連する内臓
なし

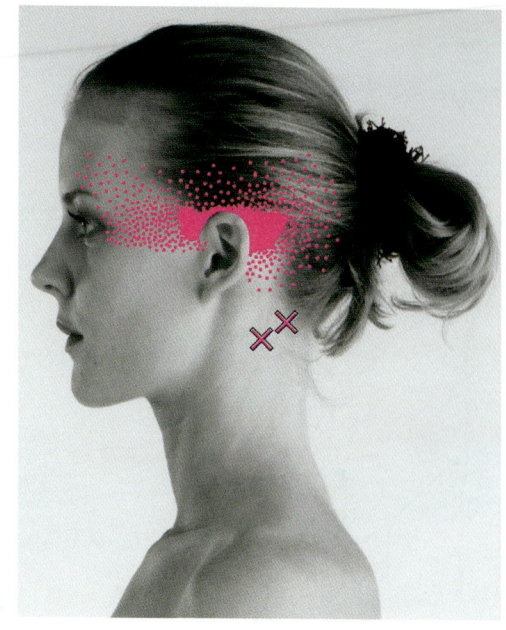

図19.24

# 19.2　胸部上部と肩、腕に痛みをもたらす筋肉

## 肩甲挙筋（図19.25、19.26）

### 起始
第1〜第4頚椎体の後結節

### 停止
肩甲骨の内側縁（頭側）

### 機能
- 肩甲骨下角を内側回旋、上角を頭内側へ挙上
- 頚椎の伸展（両側を収縮）と同側回旋

### 支配神経
肩甲背神経（C5）とC3-C4の脊髄神経前枝

### トリガーポイントの位置
TP1　肩から項部への移行部、僧帽筋を後方へ押し出すと触知
TP2　肩甲骨上角の約1.3cm上

### 関連痛
- 肩から項部への移行部
- 肩甲骨内側縁
- 肩部の背側

### 関連する内臓
- 肝臓
- 胆嚢
- 胃
- 心臓

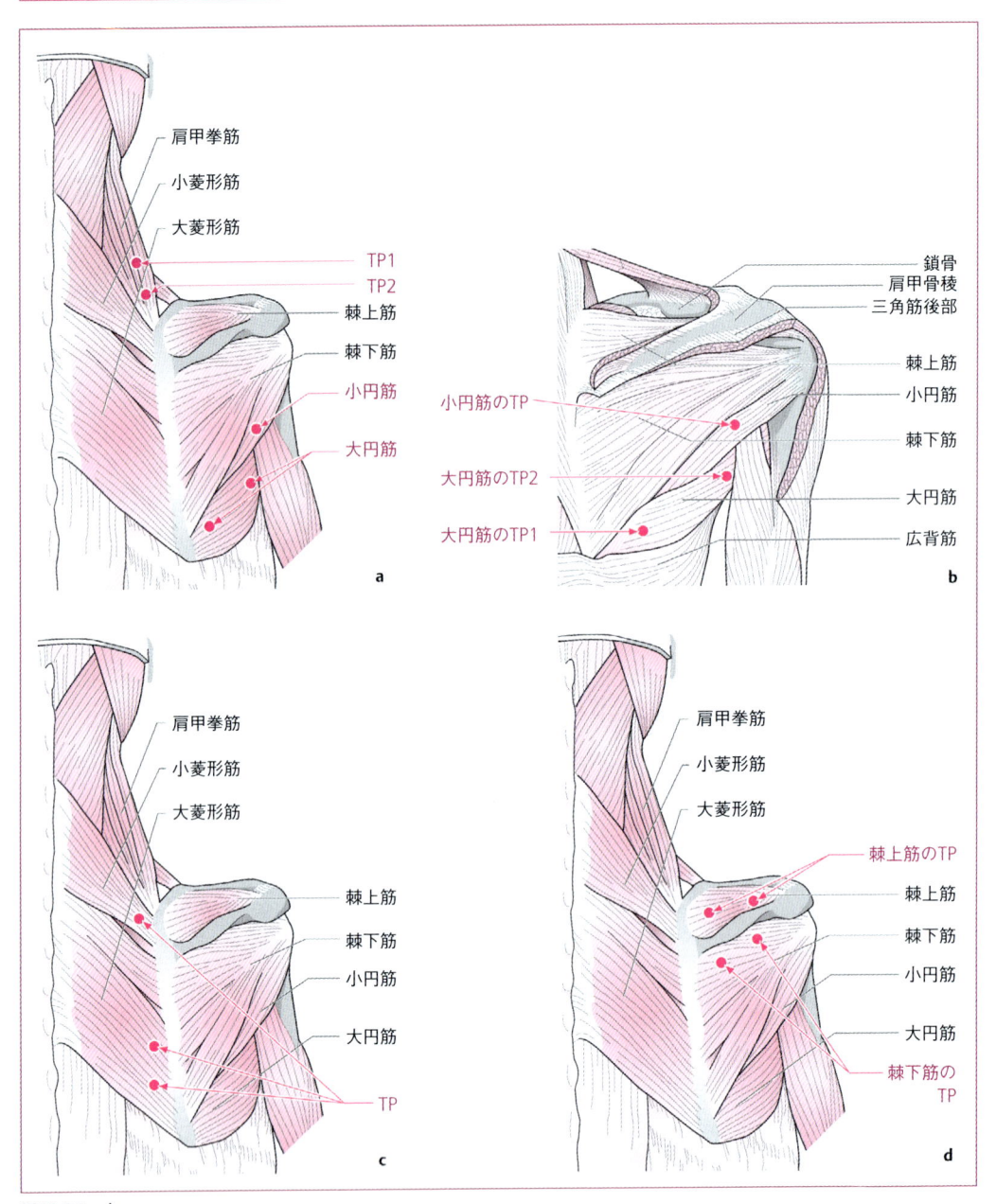

図19.25a-d

胸部上部と肩、腕に痛みをもたらす筋肉 145

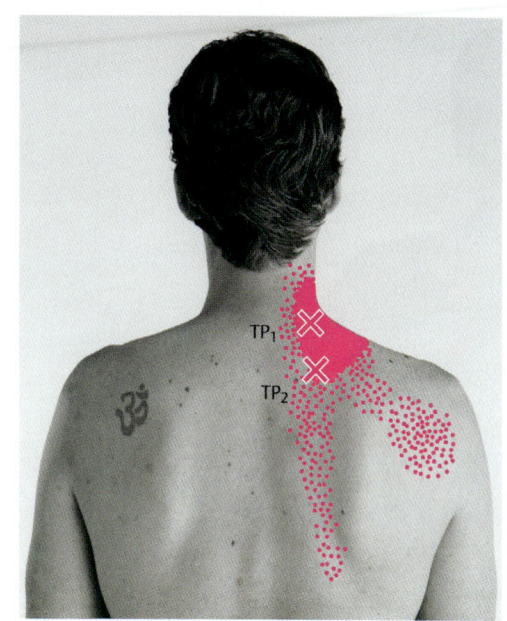

図19.26

## 斜角筋群（図19.27、19.29）

### 起　始
- 前斜角筋：第3〜第6頚椎体の前結節
- 中斜角筋：第2〜第7頚椎体の後結節
- 後斜角筋：第4〜第6頚椎体の後結節
- 最小斜角筋：第7頚椎体の前結節

### 停　止
- 前斜角筋：第1肋骨の前斜角筋結節
- 中斜角筋：第1肋骨の上縁（肋骨頚の付近）
- 後斜角筋：第2肋骨外面の外後側
- 最小斜角筋：胸膜上膜

### 機　能
- 吸気筋
- 前斜角筋はそれに加えて、肋骨が固定された場合には頚椎の側屈を補助する
- 最小斜角筋は胸膜上膜を固定する

### 支配神経
脊髄神経前枝
- 前斜角筋：C5-6
- 中斜角筋：C3-8
- 後斜角筋：C6-8
- 最小斜角筋：C7

### トリガーポイントの位置
　斜角筋群は大鎖骨上窩にあり、一部頚椎の横突起方向へ圧縮されている。トリガーポイントは筋肉内のさまざまな個所に分布している。

### 関連痛
- 胸部

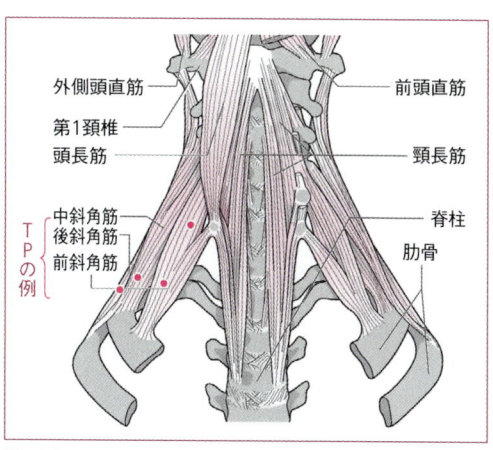

図19.27

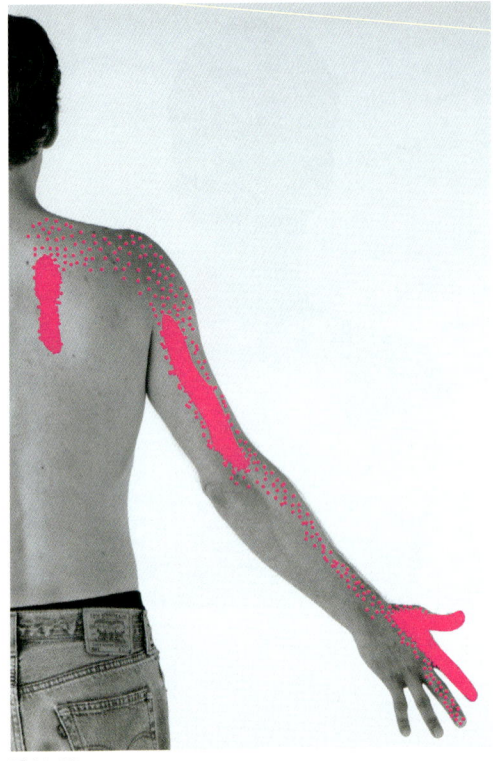

図19.28

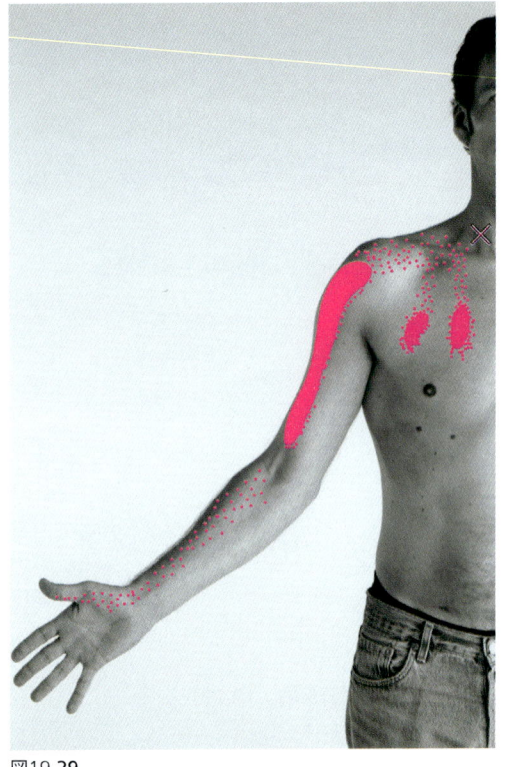

図19.29

- 上腕・下腕の腹・背橈側
- 母指・示指の背側（最小斜角筋の関連痛は、手の甲全体）
- 肩甲骨内側縁

**これらの関連痛は心筋梗塞の痛みのパターンと間違われることがある！**

関連する内臓
　大円筋の項（p.149）参照

## 棘上筋（図19.30、19.31）

起　始
- 肩甲骨棘上窩
- 肩甲棘

停　止
- 上腕骨大結節（近位の関節面）
- 肩関節包

機　能
- 腕の外転
- 肩関節の安定筋

支配神経
　肩甲上神経（C5-6）

トリガーポイントの位置
　両方のトリガーポイントは肩甲骨棘上窩の付近で触知しやすい。

関連痛
- 三角部の外側
- 外側上顆
- 上腕・下腕の外側

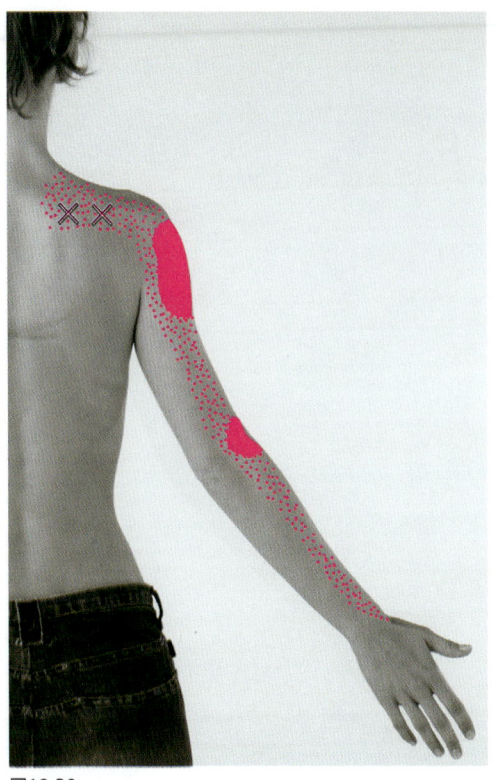

胸部上部と肩、腕に痛みをもたらす筋肉 147

図19.30

- 肩峰突起

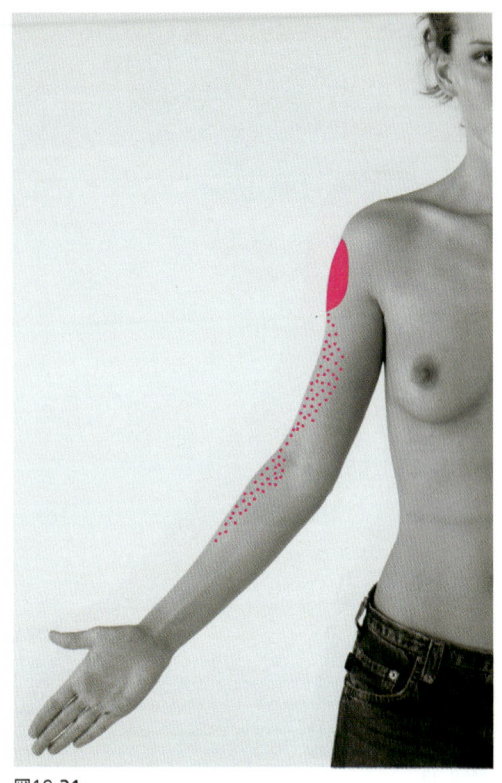

図19.31

**関連する内臓**
　大円筋の項（p.149）参照

## 棘下筋（図19.32、19.33）

**起　始**
　肩甲骨棘下窩

**停　止**
- 上腕骨大結節（中部の関節面）
- 肩関節包

**機　能**
- 腕の外旋
- 肩関節の安定筋

**支配神経**
　肩甲上神経（C5-6）

**トリガーポイントの位置**
　肩甲棘直下の棘下窩内で、TP1は肩甲骨内側縁の付近、TP2はそれよりいくぶん外側に見つかる（図19.25も参照）。

**関連痛**
- 肩部の腹側
- 上腕・下腕の腹外側
- 掌・手の甲の橈側

**関連する内臓**
　大円筋の項（p.149）参照

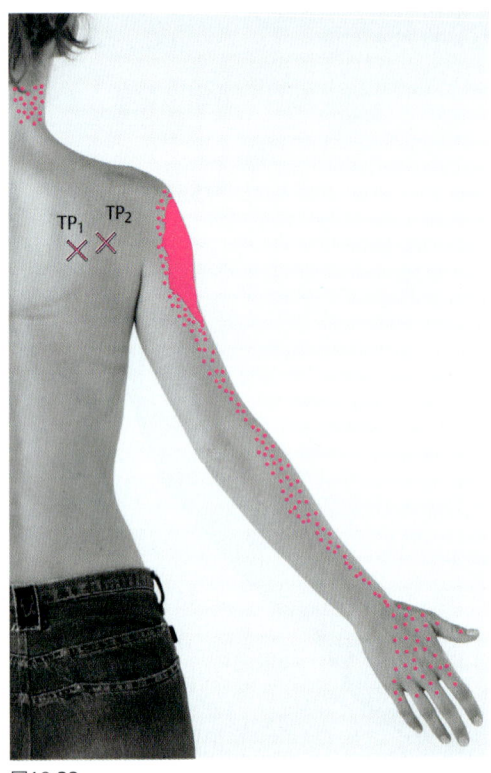

図19.32

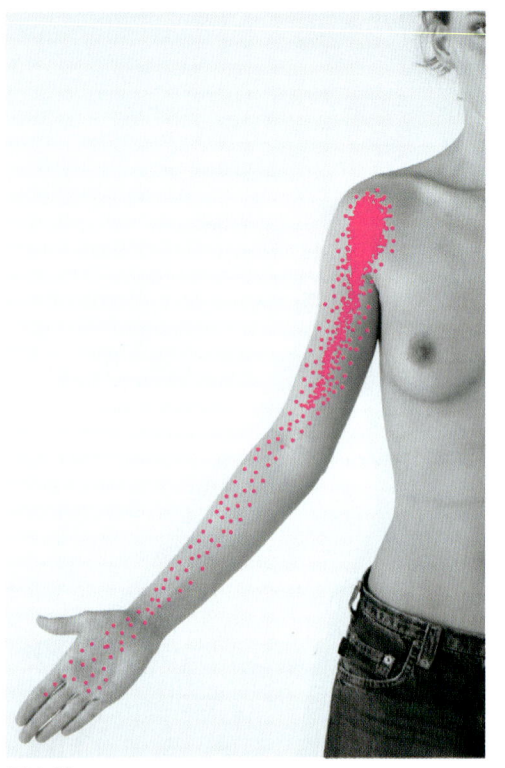

図19.33

## 小円筋（図19.34）

**起　始**
　　肩甲骨外側縁（中1/3）、大円筋の上

**停　止**
- 上腕骨大結節（下部の関節面）
- 肩関節包

**機　能**
- 腕の外旋
- 肩関節の安定筋

**支配神経**
　　腋窩神経（C5-6）

**トリガーポイントの位置**
　　棘下筋と大円筋の間にある肩甲骨外側縁の外側

**関連痛**
- 三角部後方、三角筋停止部の上方

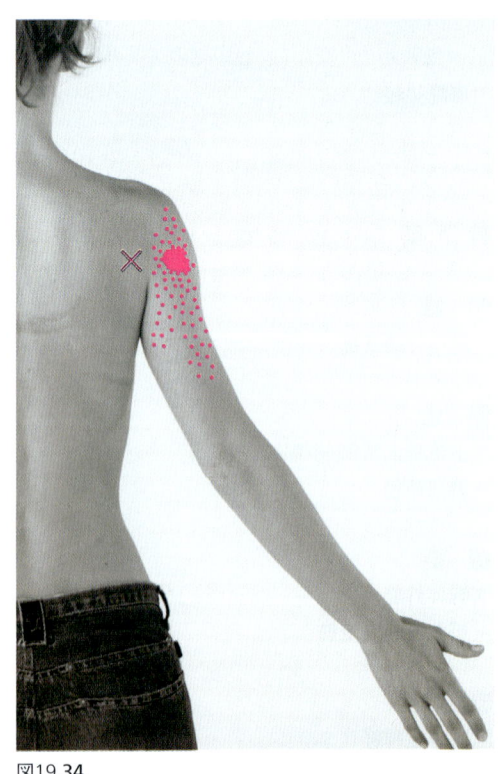

図19.34

- 上腕の後方

関連する内臓
　大円筋の項(p.149)参照

## 大円筋(図19.35)

**起　始**
- 肩甲骨外側縁の遠位1/3(小円筋の下)
- 肩甲骨下角

**停　止**
- 上腕骨小結節稜

**機　能**
- 内旋
- 内転
- 肩関節の安定筋

**支配神経**
- 肩甲下神経(C5-6)

**トリガーポイントの位置**
TP1　肩甲骨下角の部位
TP2　後腋窩ヒダにある筋腹の外側
　　　(図19.25も参照)

**関連痛**
- 三角部の背側
- 上腕三頭筋の長頭に沿って
- 下腕の背側
- 斜角筋、棘上筋、棘下筋、大円筋、小円筋、三角筋では、頸部の椎間板ヘルニアの結果トリガーポイントが発生することがよくある(C4/5、5/6、6/7)

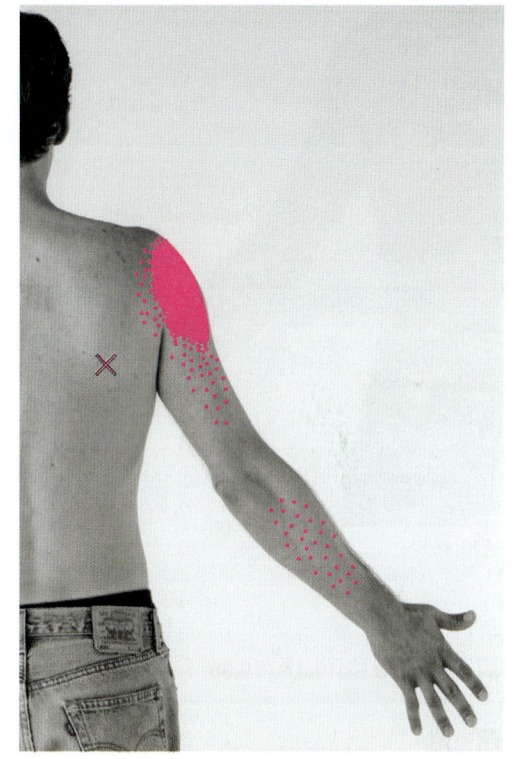

図19.35

関連する内臓
- 心臓

## 広背筋(図19.36)

**起　始**
- 第7胸椎体から下の胸椎・腰椎・仙椎の棘突起と棘上靱帯
- 胸腰筋膜
- 腸骨稜(後1/3)
- 第9～第12肋骨
- 肩甲骨下角

**停　止**
- 上腕骨小結節稜

**機　能**
- 腕の伸展、内旋、内転
- 深吸気して呼気を促す

支配神経
　胸背神経（C6-8）

トリガーポイントの位置
　肩甲骨の外側縁のほぼ中央の高さにある後腋窩ヒダの自由縁（図19.1も参照）

関連痛
- 肩甲骨下角とその周囲
- 肩部の背側
- 第4指と第5指を含めた上腕・下腕の背内側

関連する内臓
　なし

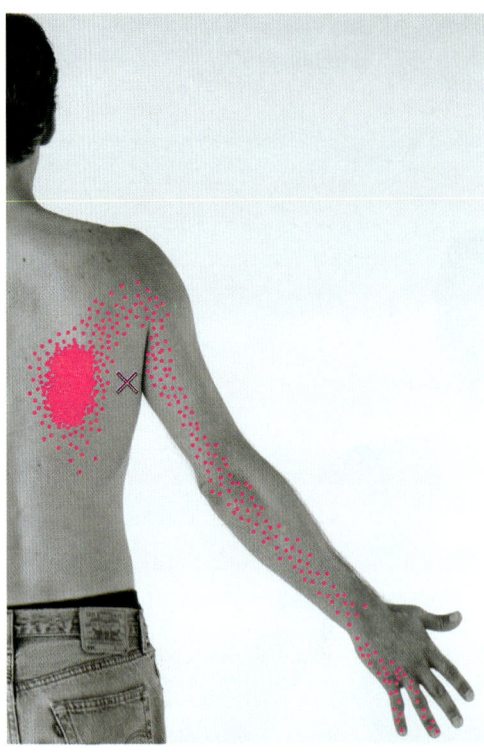

図19.36

## 肩甲下筋（図19.37、19.38）

起　始
　肩甲下窩

停　止
- 上腕骨小結節
- 上腕骨小結節稜（近位）
- 肩関節包

機　能
- 内旋
- 肩関節の安定筋

支配神経
　肩甲下神経（C6-7）

トリガーポイントの位置
- 肩甲下窩の肩甲骨外側縁の付近
- 肩甲下窩内ではその他にも肩甲骨上角方向の内側にトリガーポイントが見つかる

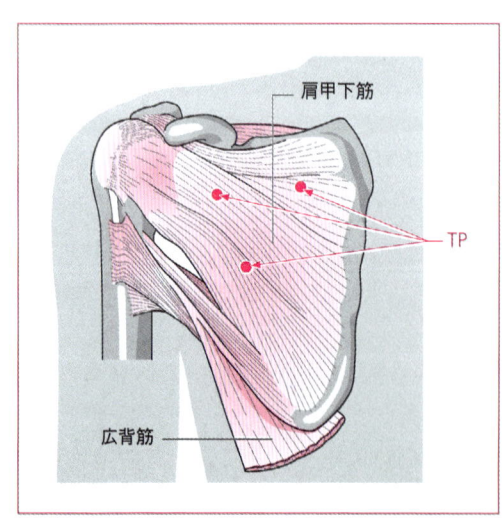

図19.37

胸部上部と肩、腕に痛みをもたらす筋肉 **151**

関連痛
- 肩の後部
- 肩甲骨面全体
- 肘までの上腕背側部
- 手根関節（背側と掌側）

関連する内臓
　なし

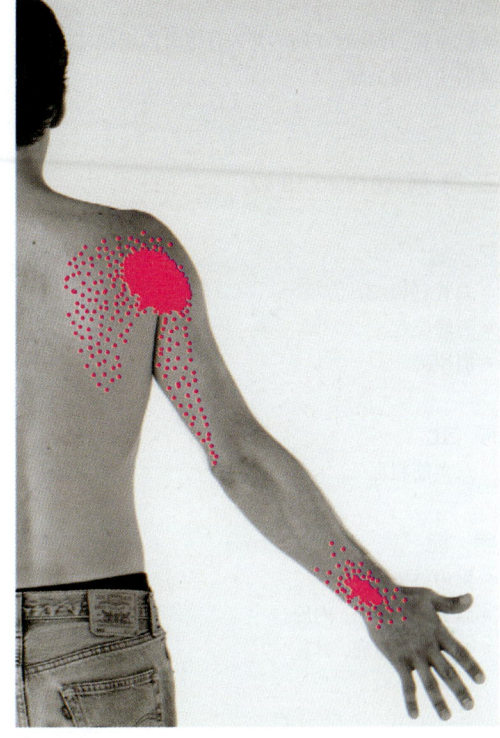

図19.38

## 菱形筋（図19.39）

起　始
- 項靱帯
- 第7頸椎体〜第5胸椎体の棘突起と棘上靱帯

停　止
　肩甲骨内側縁

機　能
　肩甲骨の後退

支配神経
　肩甲背神経（C5）

トリガーポイントの位置
　肩甲骨内側縁の付近、肩甲骨内側縁に沿った部位（図19.25も参照）

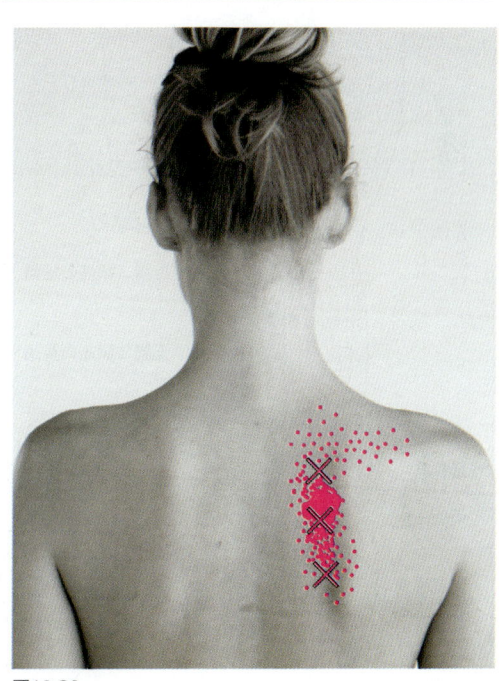

図19.39

### 関連痛
- 肩甲骨と脊柱起立筋の間の肩甲骨内側縁に沿って
- 肩甲骨棘上窩

### 関連する内臓
心臓

## 三角筋（図19.40-19.42）

### 起始
- 鎖骨（外1/3）
- 肩峰突起
- 肩甲棘

### 停止
三角筋粗面

### 機能
- 腕の外転
- 腹側部：屈曲、内旋
- 背側部：伸展、外旋

### 支配神経
腋窩神経（C5-C6）

### トリガーポイントの位置
- 腹側のトリガーポイントは、肩甲上腕関節の前にある筋腹の上1/3と、筋腹と肩甲上腕関節の前方の境界線付近に見られる。
- 背側のトリガーポイントは、筋腹下半分の後側縁に沿った個所にある。

### 関連痛
- 腹側部のトリガーポイント：三角部と上腕の前外側

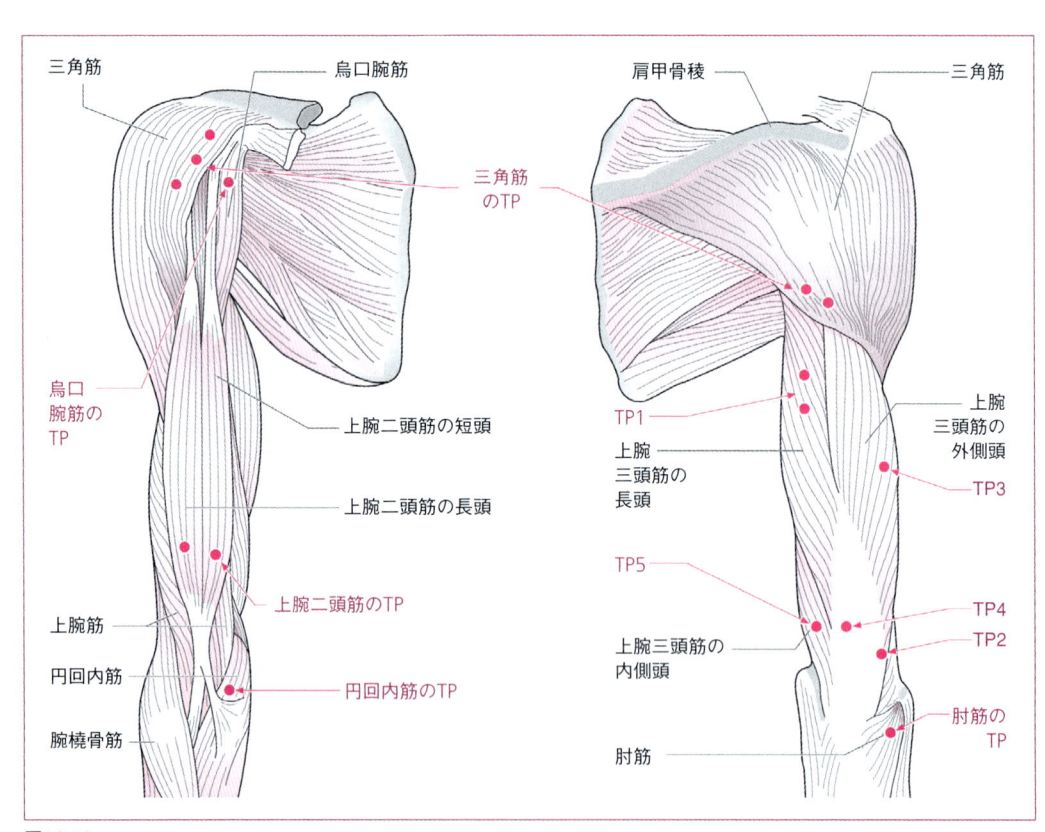

図19.40

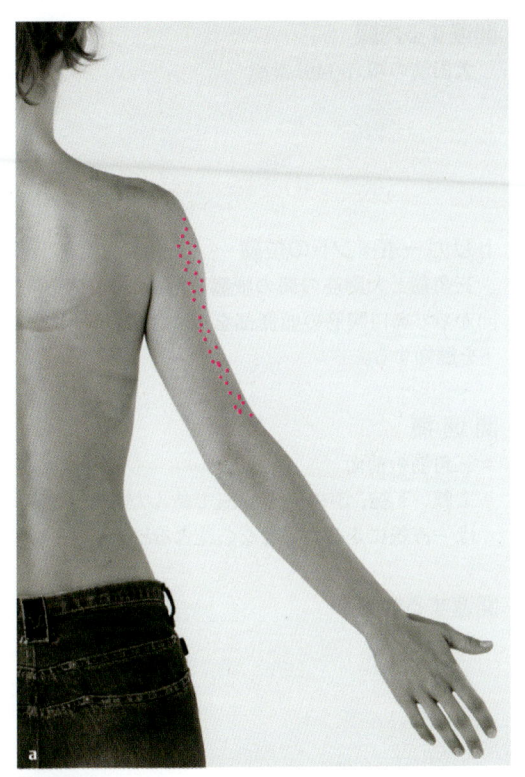

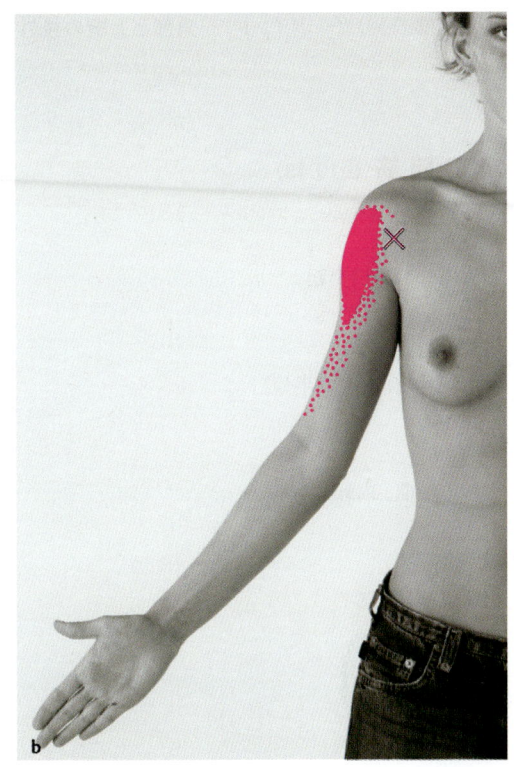

胸部上部と肩、腕に痛みをもたらす筋肉 **153**

図19.41

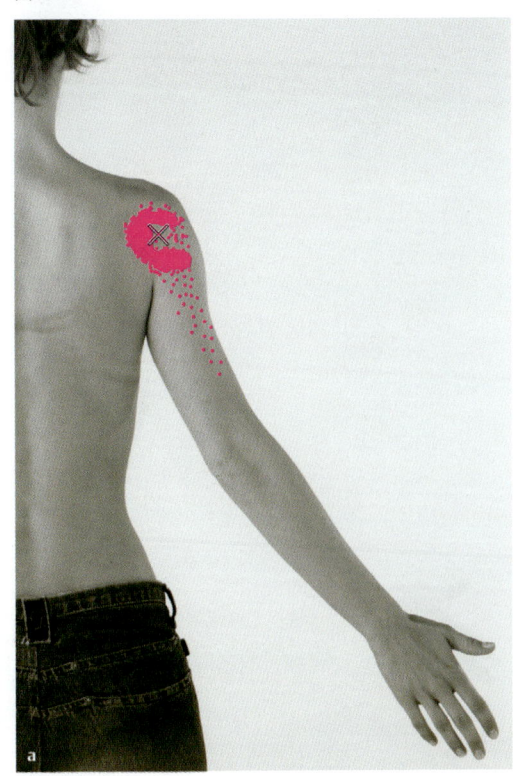

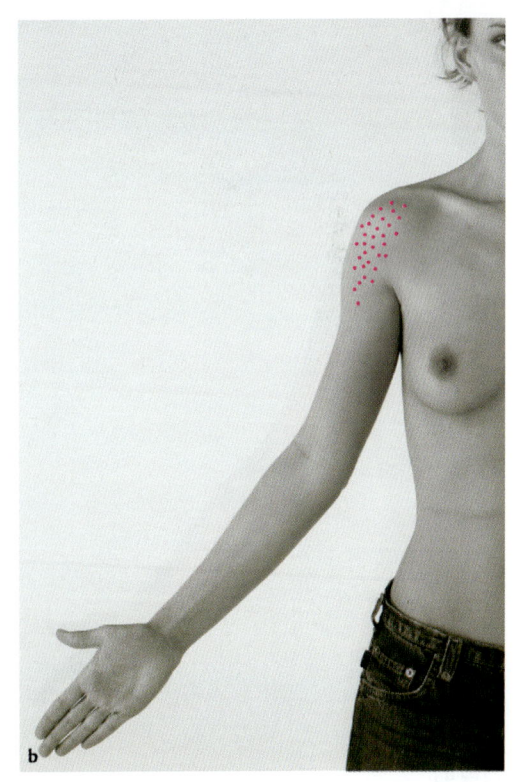

図19.42

- 背側部のトリガーポイント：三角部と上腕の後外側

**関連する内臓**
大円筋の項(p.149)参照

## 烏口腕筋（図19.43）

**起　始**
肩甲骨の烏口突起

**停　止**
上腕骨内面（近位半分）

**機　能**
腕の屈曲、内転

**支配神経**
筋皮神経（C5-7）

**トリガーポイントの位置**
三角筋と大胸筋の間の腋窩を触診し、上腕骨に向かって烏口腕筋の頭側部を押すとトリガーポイントを触知する。

**関 連 痛**
- 三角筋の前面
- 上腕、下腕、手の甲を直線で結んだ部位。痛みは一直線に走るのではなく、ところどころ痛む。

**関連する内臓**
なし

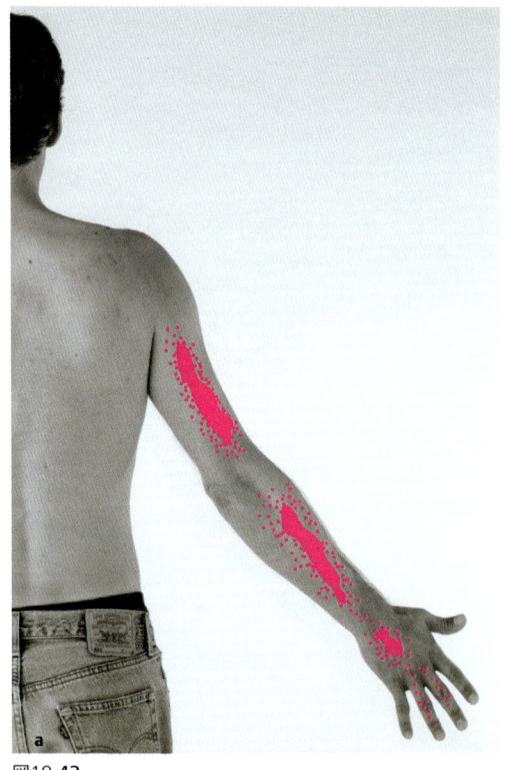

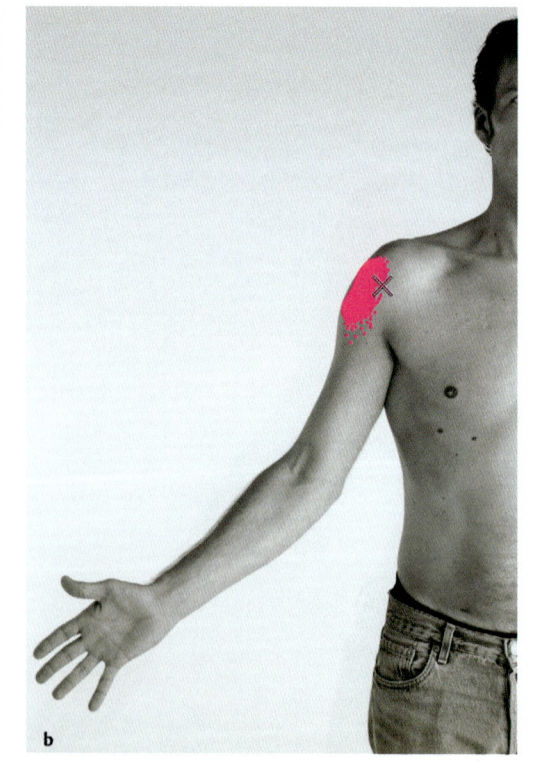

図19.43

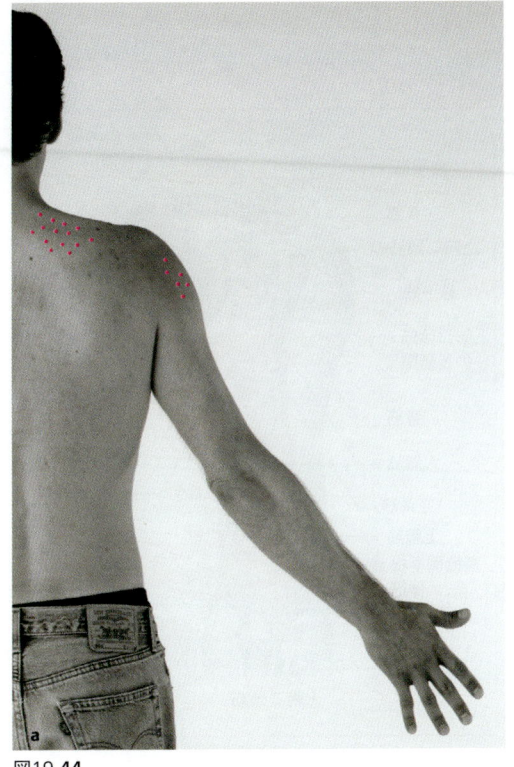

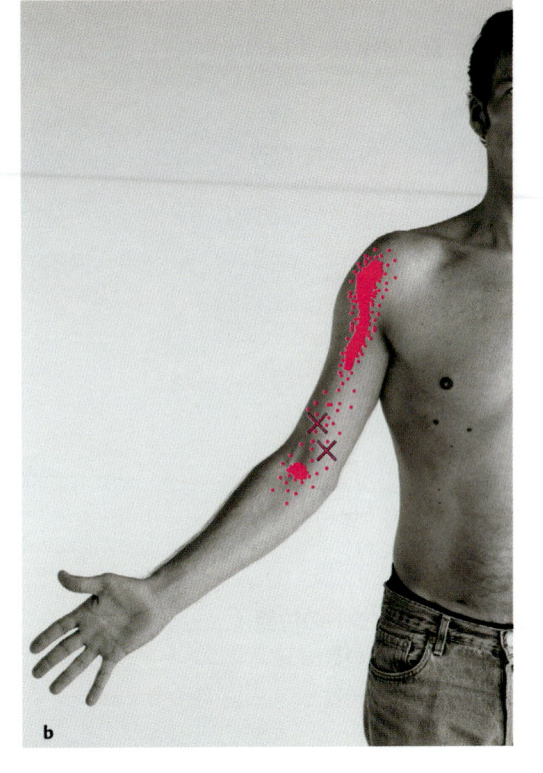

図19.44

## 上腕二頭筋（図19.44）

**起　始**
- 長頭：肩甲骨の関節上結節
- 短頭：肩甲骨の烏口突起

**停　止**
- 橈骨粗面
- 上腕二頭筋腱膜

**機　能**
- 腕の屈曲
- 肘の屈曲
- 下腕の回外

**支配神経**
　筋皮神経（C5-6）

**トリガーポイントの位置**
　筋肉の遠位1/3（図19.40も参照）

**関連痛**
- 三角部の腹側
- 筋肉が走行している上腕の腹側
- 肘の内側
- 肩甲上部

**関連する内臓**
　なし

## 上腕筋（図19.45、19.47）

### 起　始
上腕骨の前面（遠位半分）

### 停　止
- 尺骨粗面
- 鉤状突起

### 機　能
肘関節の屈曲

### 支配神経
- 筋皮神経（C5-6）
- 橈骨神経（C7）

### トリガーポイントの位置
TP1　肘の内側の数cm上
TP2　筋腹の上半分

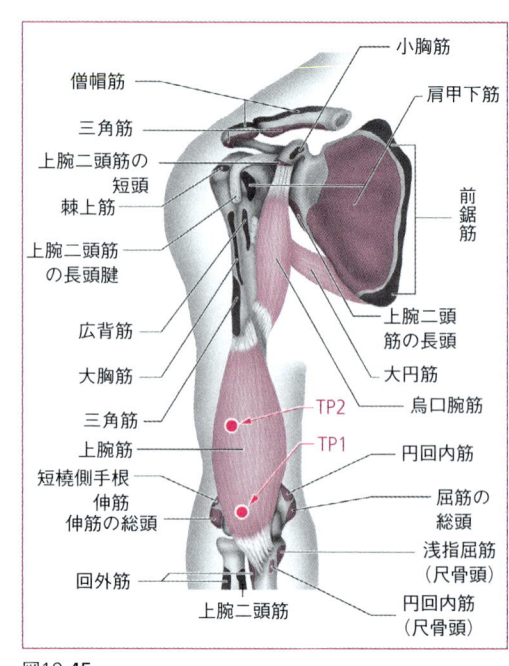

図19.45

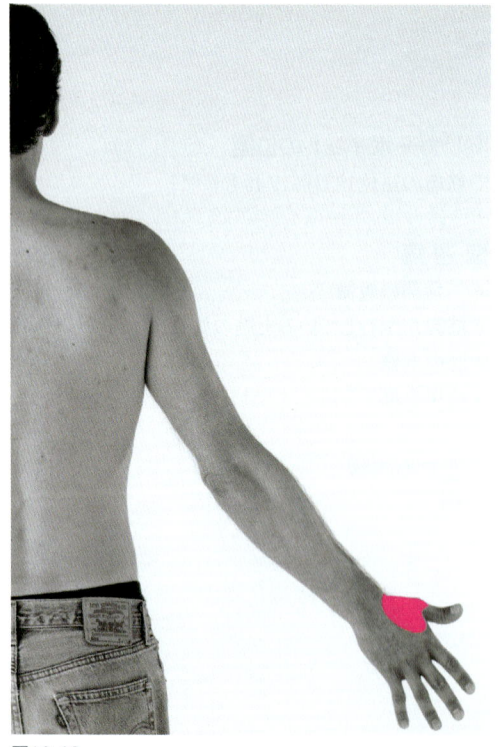

図19.46

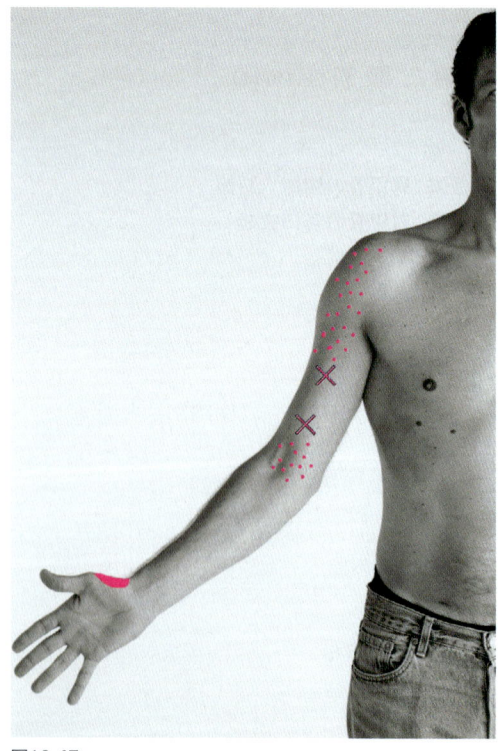

図19.47

### 関連痛
- 手の甲の第1手根中手根関節部へ、母指基節骨底
- 肘の内側
- 上腕・三角部の腹側

### 関連する内臓
なし

## 上腕三頭筋（図19.48、19.49）

### 起始
- 長頭：肩甲骨の関節下結節
- 外側頭：上腕骨後面（近位半分）
- 内側頭：上腕骨後面（遠位半分）、橈骨神経溝の下内側

### 停止
- 肘頭
- 肘関節包

### 機能
- 肘の伸展
- 肩関節の安定筋

### 支配神経
橈骨神経（C7-8）

### トリガーポイントの位置
TP1　長頭では大円筋が上腕三頭筋の長頭を交差する個所の数cm遠位
TP2　内側頭では上腕三頭筋の外側縁にある外側上顆の約4〜6cm上
TP3　外側頭では上腕ほぼ中央の上腕三頭筋の外側縁、つまり上腕背側の橈骨神経の触知点の高さ
TP4　内側頭では肘頭のやや上
TP5　内側頭内縁では内側上顆のやや上

### 関連痛
TP1　上腕背側
　　　項部までの肩部背側
　　　手の甲までの下腕背側（肘は除く）

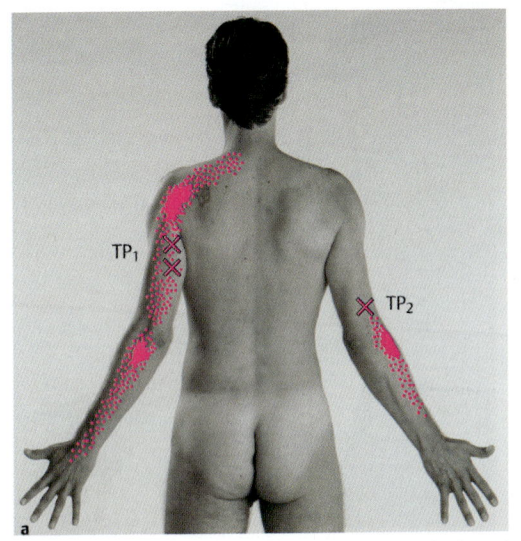

図19.48

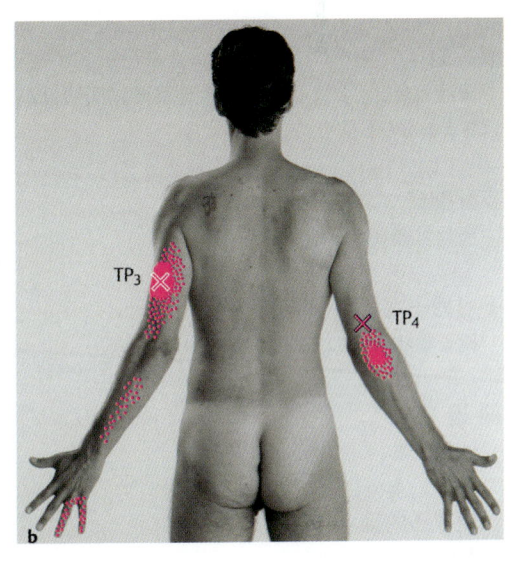

TP2　外側上顆
　　　下腕橈側
TP3　上腕背側
　　　下腕背側、第4指と第5指（背側）
TP4　肘頭
TP5　内側上顆
　　　下腕の腹内側、第4指・第5指の掌側

**関連する内臓**
　なし

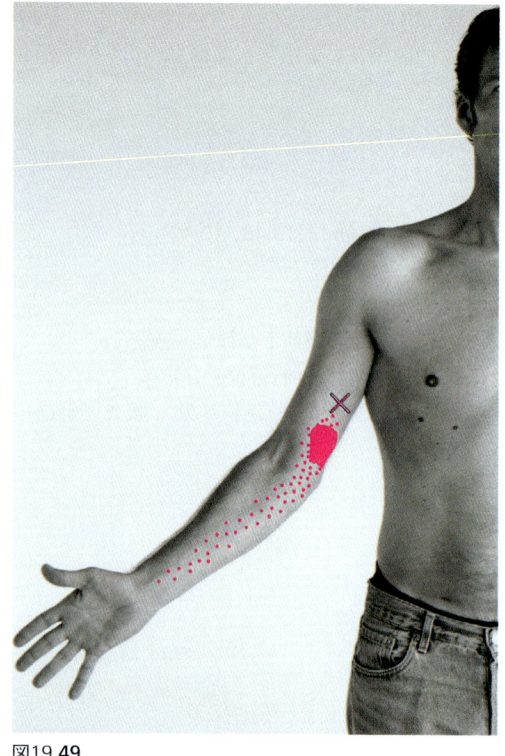

図19.49

## 肘　筋（図19.50）

**起　始**
　上腕骨の外側上顆（背側面）

**停　止**
　肘関節包

**機　能**
　関節包をぴんと張らせる（肘の伸展時に関節包がはさまれるのを防ぐ）

**支配神経**
　橈骨神経（C6-8）

**トリガーポイントの位置**
　橈骨輪状靭帯のやや遠位（図19.40も参照）

**関 連 痛**
　外側上顆

**関連する内臓**
　なし

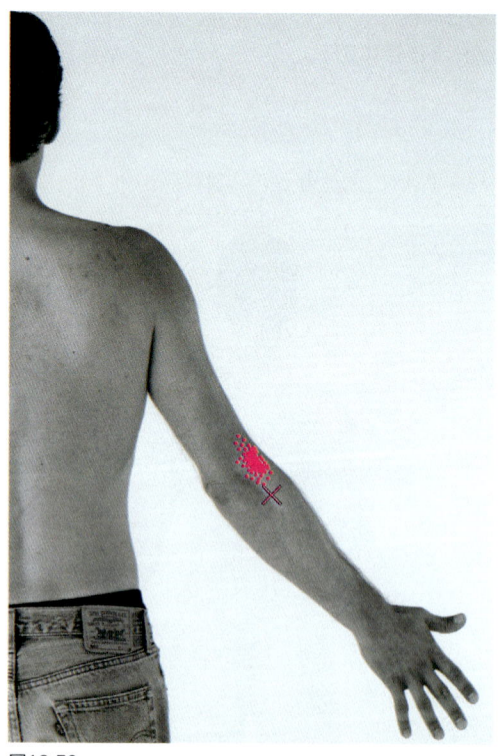

図19.50

## 19.3 肘、指に痛みをもたらす筋肉

### 腕橈骨筋、手根伸筋

■ **腕 橈 骨 筋**（図19.51、19.52）

**起　始**
- 上腕骨の顆上稜（上2/3）
- 外側筋間中隔

**停　止**
橈骨茎状突起

**機　能**
- 肘関節の屈曲
- 下腕を回外と回内の中間位に持っていく

**支配神経**
橈骨神経（C5-6）

**トリガーポイントの位置**
筋腹中央付近の下腕橈側にある橈骨小頭から1

〜2cm遠位

**関連痛**
- 手の甲の母指鞍関節と示指基関節の間
- 外側上顆
- 下腕橈側

**関連する内臓**
なし

■ **長橈側手根伸筋**（図19.53）

**起　始**
- 上腕骨の外側顆上稜（遠位1/3）
- 外側筋間中隔

**停　止**
第2中手骨底（伸側）

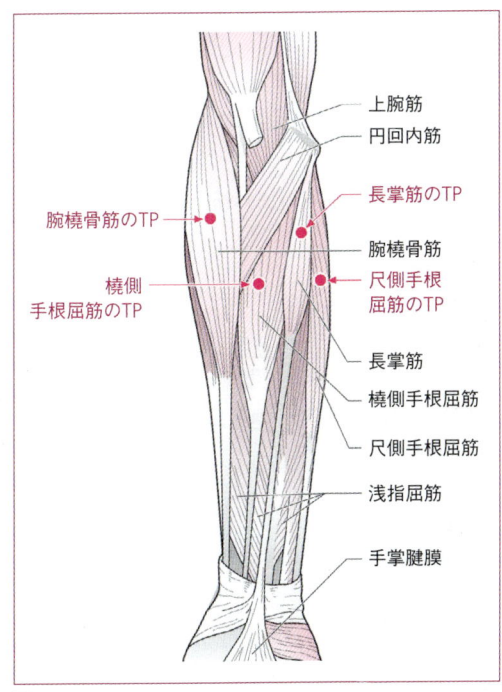

図19.51

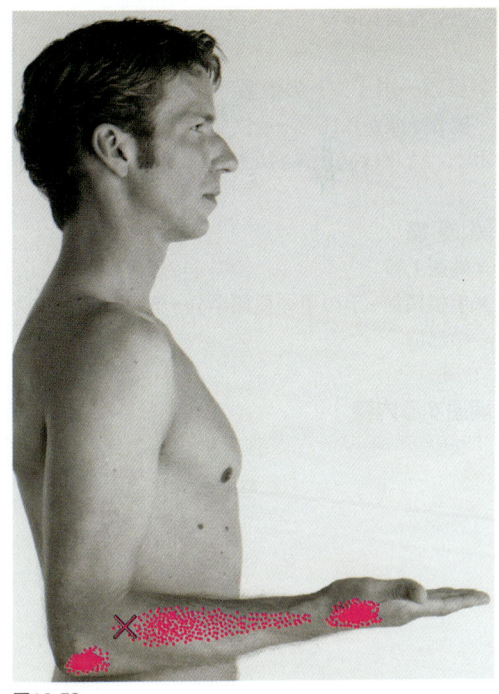

図19.52

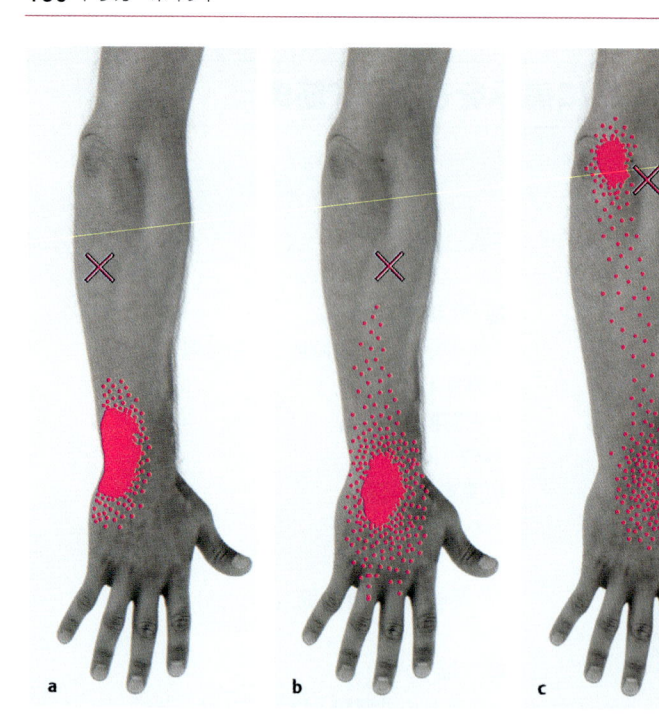

図19.53 a-c

**機　能**
　手根関節の背屈と橈側外転

**支配神経**
　橈骨神経（C6-7）

**トリガーポイントの位置**
　橈骨小頭から1〜2cm遠位で、腕橈骨筋のトリガーポイントとほぼ同じ高さにあるが、さらに尺側

**関　連　痛**
- 外側上顆
- 手根関節・手の甲の橈側半分、第1〜第3中手骨の部位

**関連する内臓**
　なし

■ **短橈側手根伸筋**

**起　始**
　上腕骨の外側上顆（腹側面）

**停　止**
　第3中手骨底（伸側）

**機　能**
　手根関節の背屈と橈側外転

**支配神経**
　橈骨神経（C7-8）

**トリガーポイントの位置**
　橈骨小頭から約5〜6cm遠位（筋腹のほぼ中央）、図19.53参照

**関　連　痛**
　手根関節部の中央と手の甲

**関連する内臓**
　なし

## 肘、指に痛みをもたらす筋肉

### ■ 尺側手根伸筋

**起　始**
上腕骨の外側上顆（腹側面）

**停　止**
第5中手骨底

**機　能**
手根関節の背屈と尺側外転

**支配神経**
橈骨神経（C7-8）

**トリガーポイントの位置**
外側上顆から約7〜8cm遠位（図19.53と19.55参照）

**関連痛**
手根関節の尺側半分

**関連する内臓**
なし

## 指伸筋、示指伸筋

### ■ 指伸筋（図19.54、19.55）

**起　始**
上腕骨の外側上顆（腹側面）

**停　止**
第2〜第5指の中節骨と末節骨（4つの筋腱を経て間接的に指背腱膜につながっている）

**機　能**
指関節の伸展

**支配神経**
橈骨神経（C7-8）

**トリガーポイントの位置**
　中指のトリガーポイントは、橈骨小頭から3〜4cm遠位でやや背側。薬指と小指のトリガーポイントはそれよりやや遠位で、筋腹の深層にある。

**関連痛**
- 外側上顆（薬指と小指に症状が現れるなら、時として加えられる）
- 下腕背側
- 手根関節
- 手の甲
- 末節骨を除いた指

図19.54

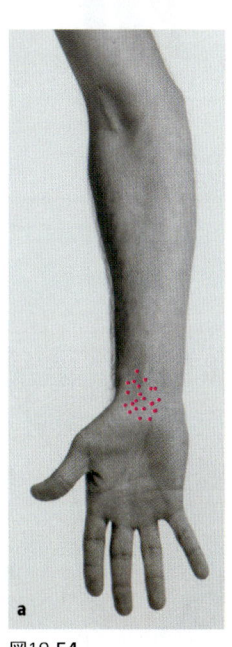

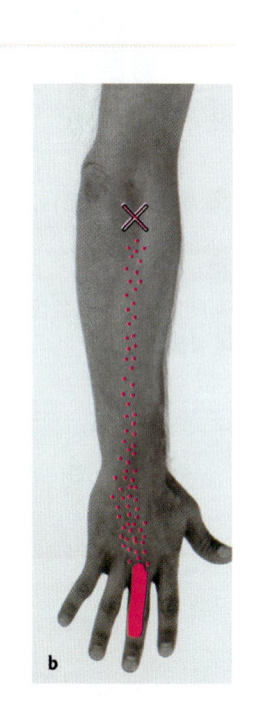

トリガーポイントの位置次第で、トリガーポイントがある指とは別の指で関連痛が感じられる。

**関連する内臓**
なし

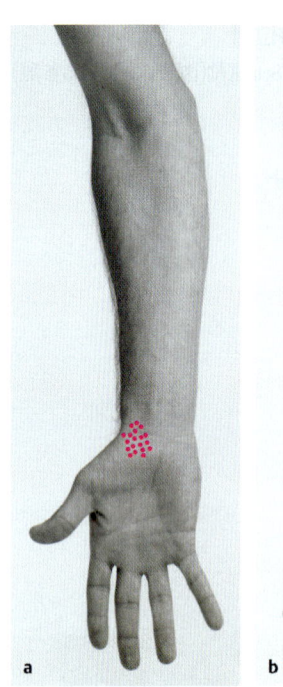

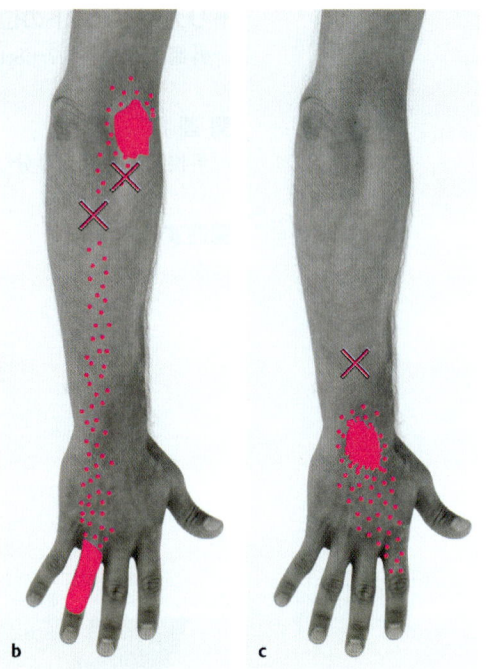

図19.55a-c

### ■ 示指伸筋（図19.56）

**起　始**
- 尺骨の後面（遠位部）
- 骨間膜

**停　止**
示指の指背腱膜につながっている個所

**機　能**
示指の伸展

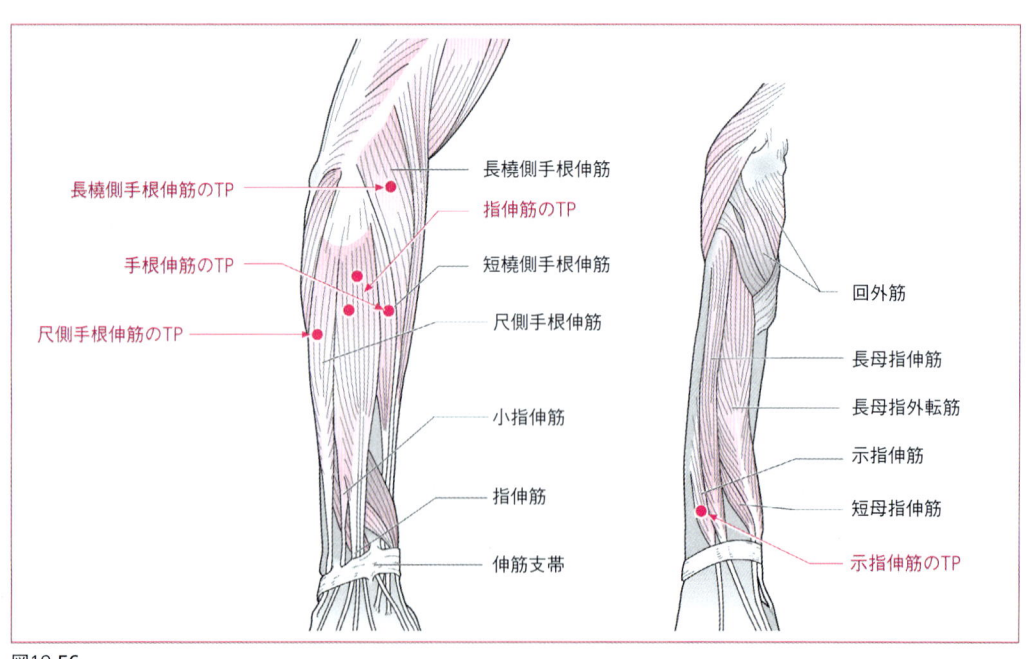

図19.56

肘、指に痛みをもたらす筋肉　163

支配神経
　橈骨神経（C7-8）

トリガーポイントの位置
　橈骨と尺骨の間の下腕中央にある示指伸筋の遠位半分（図19.55参照）

関連痛
　手根関節・手の甲の橈側

関連する内臓
　なし

## 回外筋（図19.57〜19.59）

起　始
- 尺骨の回外筋稜
- 上腕骨の外側上顆
- 肘関節の外側側副靱帯
- 橈骨輪状靱帯

停　止
　橈骨頚と橈骨体（橈骨粗面と円回内筋停止部の間）

機　能
　下腕の回外

支配神経
　橈骨神経（C5-6）

トリガーポイントの位置
　橈骨腹側の回外筋表面、上腕二頭筋腱のやや外側で遠位

関連痛
- 外側上顆と、肘の外側部へ広がる
- 第1中手骨と第2中手骨の間にある手の甲の背側
- 母指基節骨の背側

関連する内臓
　なし

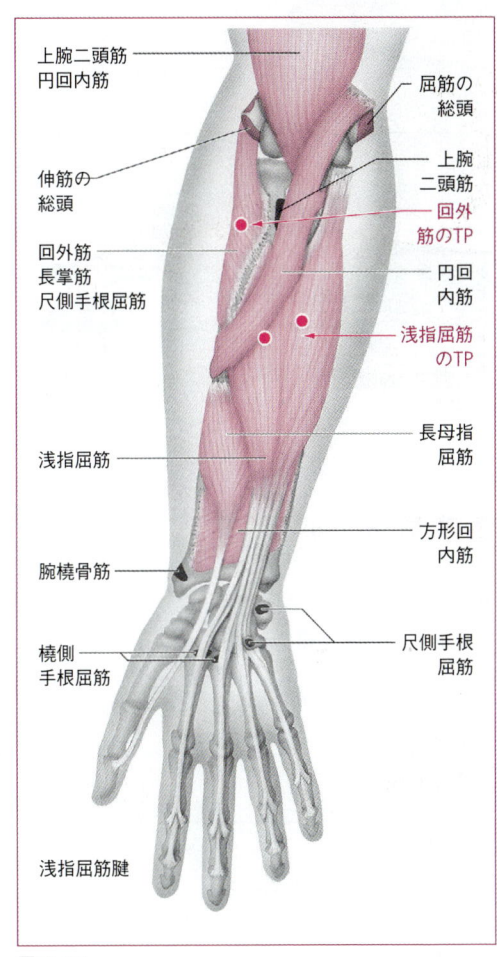

図19.57

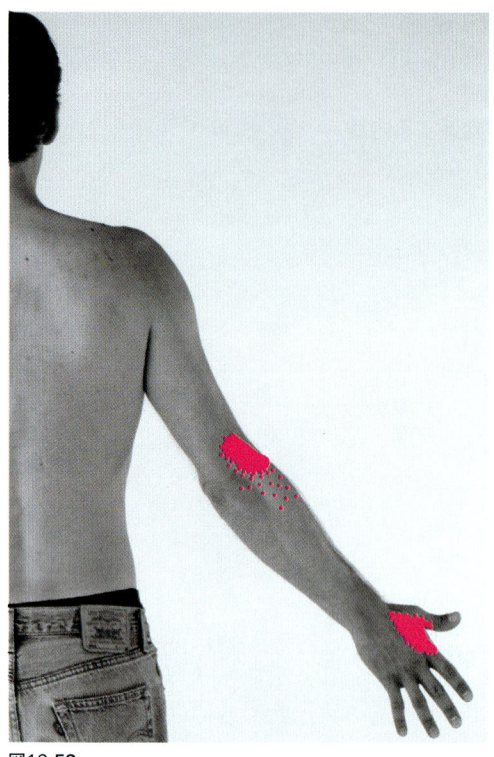

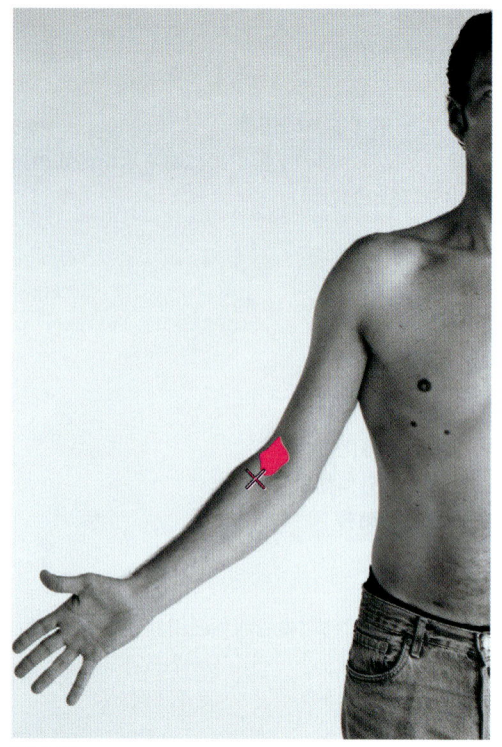

図19.58　　　　　　　　　　　　　　図19.59

### 長掌筋（図19.60）

起　始
　上腕骨の内側上顆

停　止
- 屈筋支帯
- 手掌腱膜

機　能
　手掌腱膜をぴんと張らせる

支配神経
　正中神経（C7-8）

トリガーポイントの位置
　下腕腹側の近位から中1/3への移行部

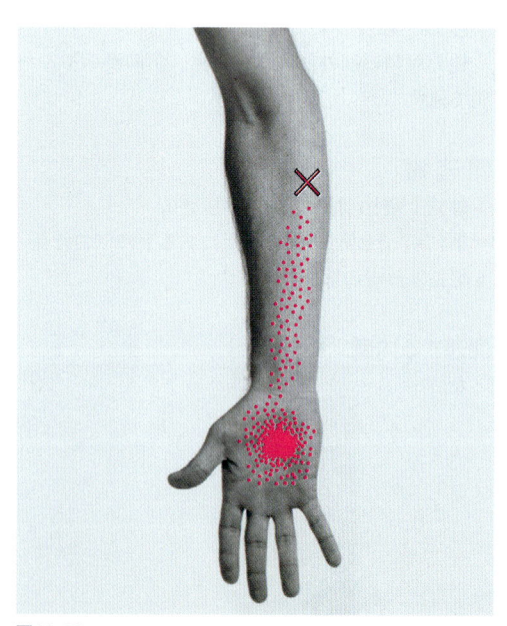

図19.60

肘、指に痛みをもたらす筋肉 165

関 連 痛
- 掌
- 下腕前方の遠位半分

関連する内臓
なし

## 橈側手根屈筋、尺側手根屈筋、浅指屈筋、深指屈筋、長母指屈筋、円回内筋

### ■ 橈側手根屈筋（図19.61）

起 始
上腕骨の内側上顆

停 止
- 第2と第3中手骨底
- 舟状骨

機 能
- 掌屈
- 橈側外転

支配神経
正中神経（C6-7）

トリガーポイントの位置
筋腹中央（近位半分にある下腕腹側の中央）

関 連 痛
- 母指球と小指球の間の手根関節腹側部
- 掌の近位半分
- 下腕の遠位半分を細い帯状に痛みが走る

関連する内臓
なし

### ■ 尺側手根屈筋

起 始
- 上腕骨の内側上顆
- 肘頭
- 尺骨の後縁
- 前腕筋膜

停 止
- 豆状骨

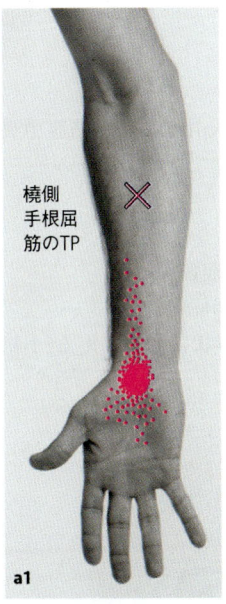

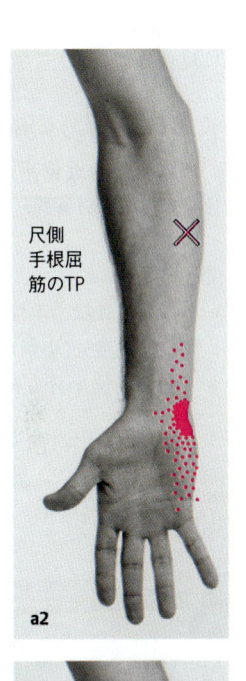

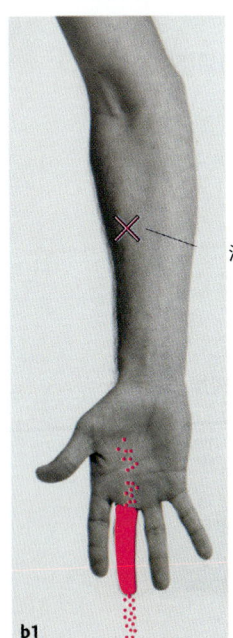

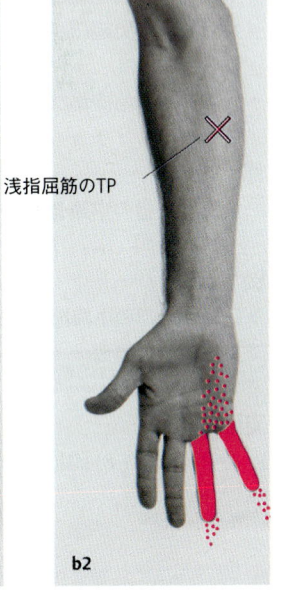

図19.61

- 有鈎骨鈎
- 第5中手骨底の豆鈎靭帯と豆中手靭帯

**機　能**
- 掌屈
- 尺側外転

**支配神経**
　尺骨神経(C6-7)

**トリガーポイントの位置**
　下腕腹側の近位半分の尺骨縁にある筋腹中央（図19.51と19.61参照）

**関連痛**
- 小指球尺骨縁の手根関節腹側部
- 掌の近位半分(小指球の部位)
- 下腕の遠位半分で細い帯状に痛みが走る(小指球の部位)

**関連する内臓**
　なし

### 浅指屈筋

**起　始**
- 上腕骨の内側上顆(肘の内側側副靭帯まで)
- 尺骨の鈎状突起(内縁)
- 斜索
- 斜線に沿った橈骨の前面

**停　止**
　第2～第5指の中節骨側面

**機　能**
- 第2～第5指の中関節と基関節の屈曲
- 手根関節の屈曲

**支配神経**
　正中神経(C7-8)（図19.57参照）

### 深指屈筋

**起　始**
- 肘頭(内側)
- 尺骨の前面と内面
- 骨間膜

**停　止**
　第2～第5指の末節骨

**機　能**
- 指関節の屈曲
- 手根関節の屈曲

**支配神経**
　正中神経(C6-7)
　尺骨神経(C7-8)

**浅指屈筋と深指屈筋のトリガーポイントの位置**
　橈側手根屈筋と尺側手根屈筋のトリガーポイントと同じ線上にある下腕腹側の近位半分（図19.61参照）

**浅指屈筋と深指屈筋の関連痛**
　第3～第5指の掌側面(個々に痛むこともある)

**浅指屈筋と深指屈筋に関連する内臓**
　なし

### 長母指屈筋（図19.62）

**起　始**
- 橈骨の前面(斜線の遠位)
- 骨間膜

**停　止**
　母指末節骨底

**機　能**
　母指末節骨の屈曲

**支配神経**
　正中神経(C7-8)

肘、指に痛みをもたらす筋肉 167

**トリガーポイントの位置**
手根関節のやや近位と下腕の正中線の橈側

**関 連 痛**
母指の腹側面

**関連する内臓**
なし

### ■ 円回内筋（図19.63）

**起　始**
- 上腕骨の内側上顆
- 内側上腕筋間中隔
- 尺骨の鉤状突起

**停　止**
回内筋粗面

**機　能**
- 下腕の回内
- 肘関節の屈曲

**支配神経**
正中神経（C6-7）

**トリガーポイントの位置**
肘の内側の付近、上腕二頭筋の上腕二頭筋腱膜の尺側（図19.40参照）

**関 連 痛**
- 手根関節の腹側・橈側部
- 下腕の橈側・腹側半分

**関連する内臓**
なし

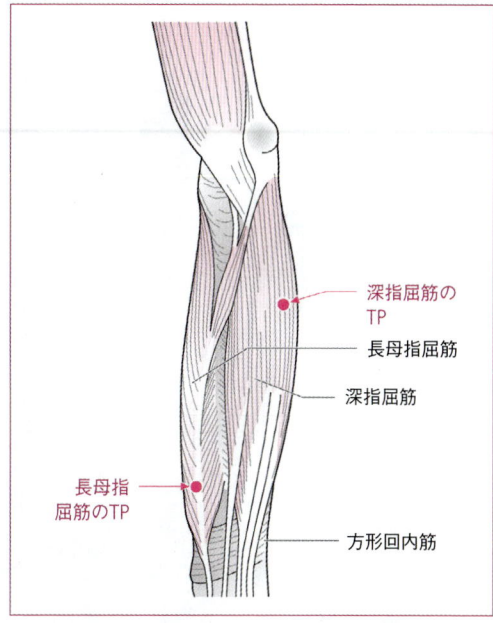

図19.62

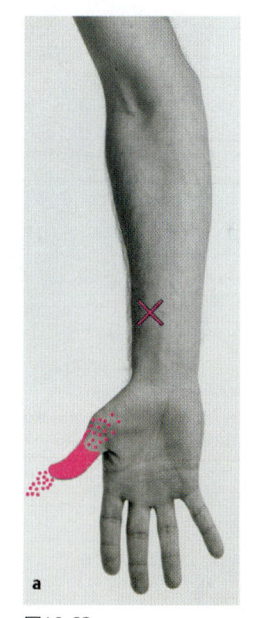

図19.63

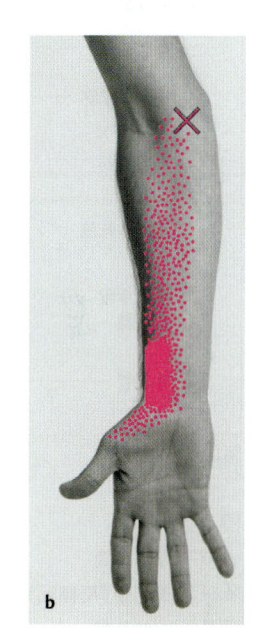

## 母指内転筋、母指対立筋

### ■ 母指内転筋（図19.64、19.65a）

**起　始**
- 第2～第3中手骨底
- 小菱形骨
- 有頭骨
- 第3中手骨体

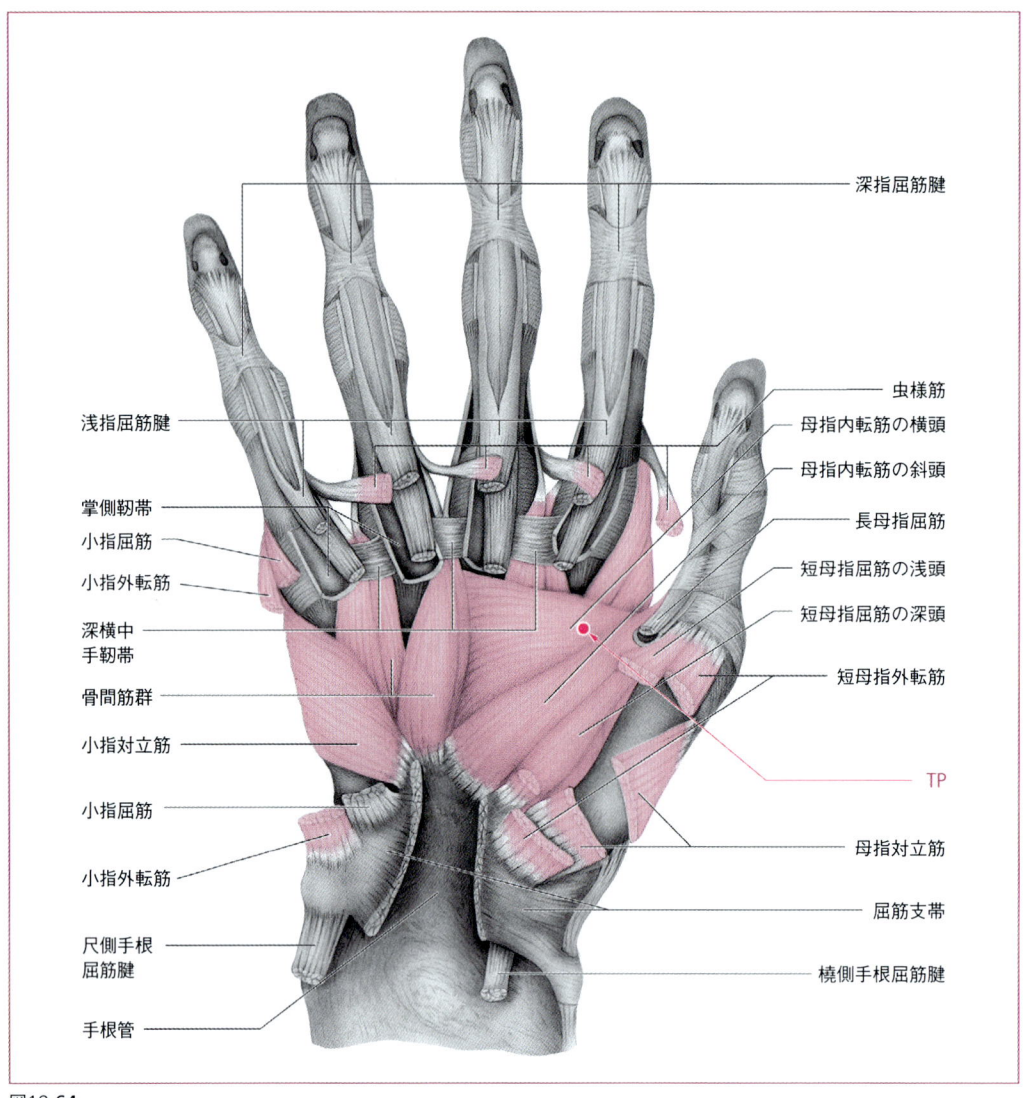

図19.64

## 停　止
- 種子骨の尺側
- 母指基節骨（尺側面）
- 長母指伸筋腱

## 機　能
母指の内転

## 支配神経
尺骨神経（Th1）

## トリガーポイントの位置
母指と示指の間のしわの付近で筋腹をつまんでみると触知しやすい。

## 関 連 痛
- 母指鞍関節までの母指基関節橈側
- 母指球
- 母指部にある手の甲の背側

## 関連する内臓
なし

肘、指に痛みをもたらす筋肉 169

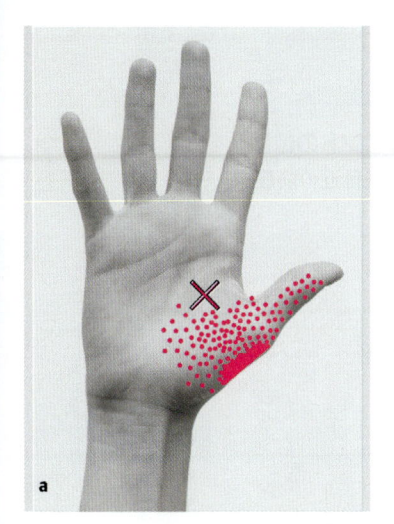

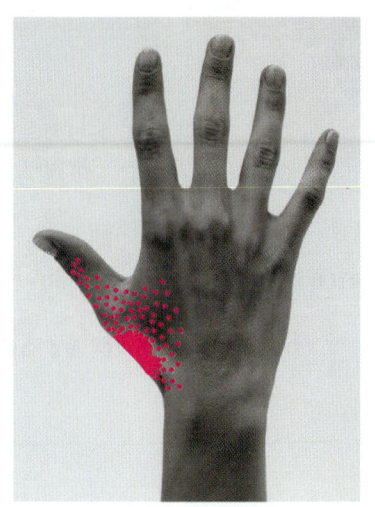

図19.65

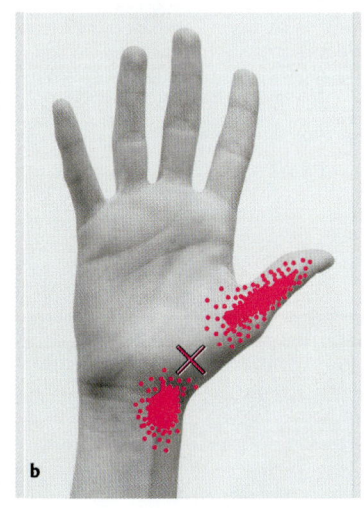

### ■ 母指対立筋（図19.65b）

**起　始**
- 屈筋支帯
- 大菱形骨結節

**停　止**
第1中手骨（橈側）

**機　能**
母指の対立

**支配神経**
- 正中神経（C8-Th1）
- 尺骨神経（Th1）

**トリガーポイントの位置**
手根関節付近の筋腹

**関 連 痛**
- 母指の掌側面
- 手根関節の橈側・掌側半分

**関連する内臓**
なし

## 小指外転筋（図19.67、19.68）

起　始
　豆状骨

停　止
　第5指の基節骨底の尺側と指背腱膜

機　能
- 小指基関節の屈曲と外転
- 小指の中関節と末関節の伸展

支配神経
　尺骨神経（C8-Th1）

トリガーポイントの位置
　第5中手骨底付近の筋腹

関連痛
　小指の尺側

関連する内臓
　なし

肘、指に痛みをもたらす筋肉 **171**

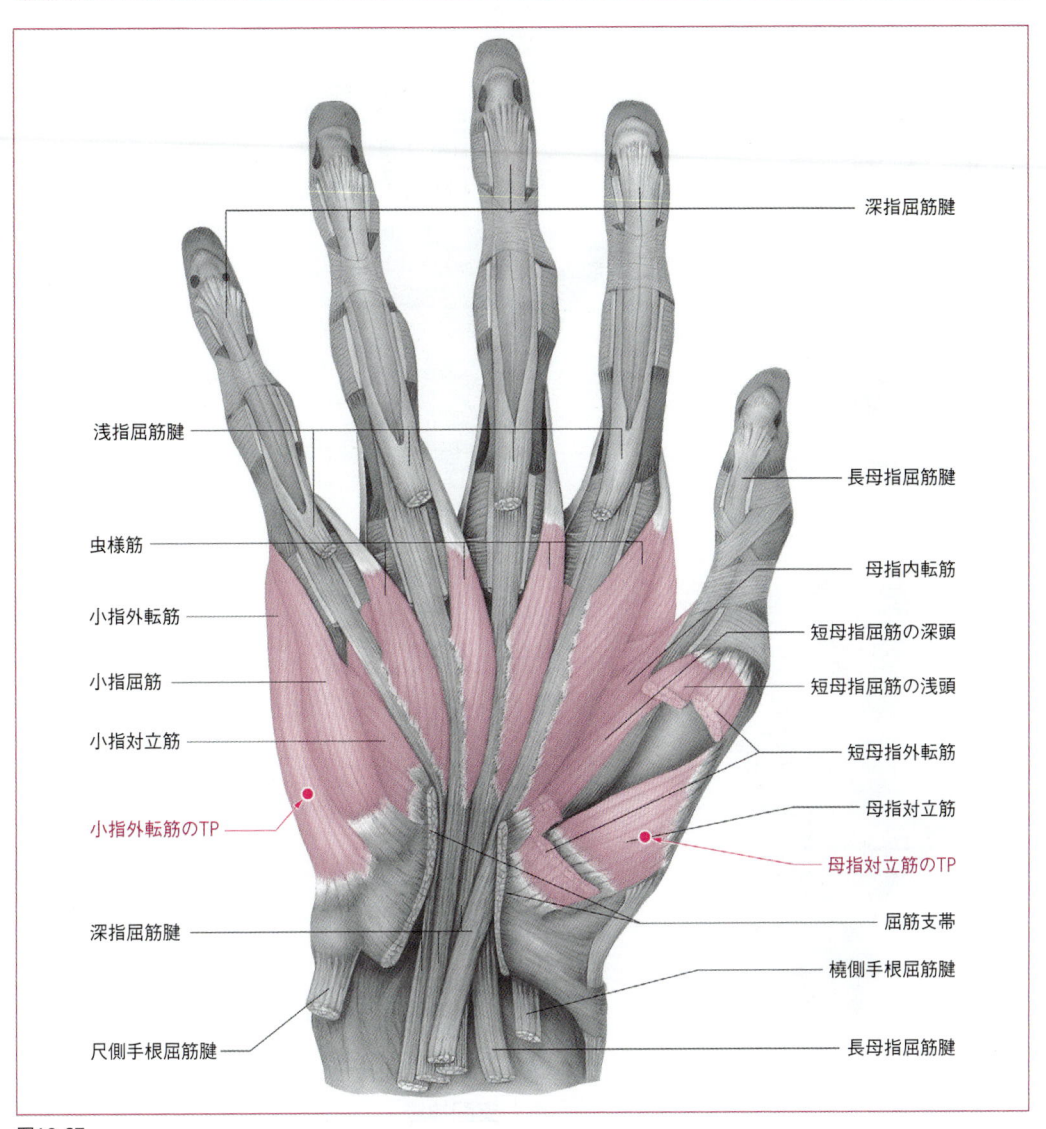

図19.67

## 骨間筋（図19.69）

### ■ 背側骨間筋

**起　始**
　すべての中手骨の内面

**停　止**
- 第2〜第4基節骨底
- 第2〜第4指背腱膜

**機　能**
- 第2〜第4指の外転
- 指の基関節を屈曲して、中関節・末関節を伸展

**支配神経**
　尺骨神経（Th1）

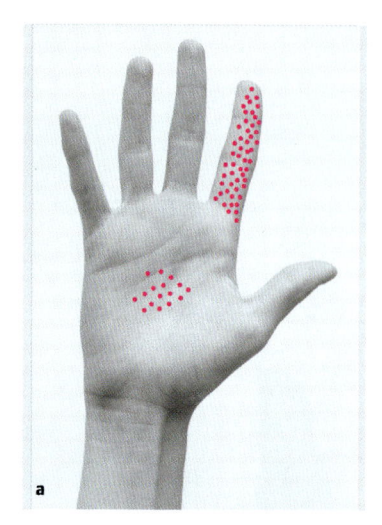

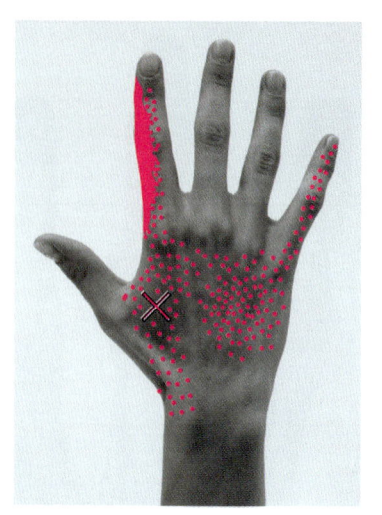

図19.68

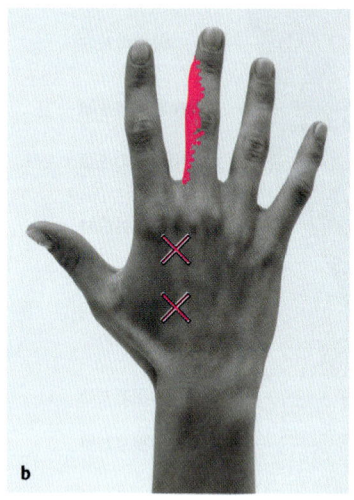

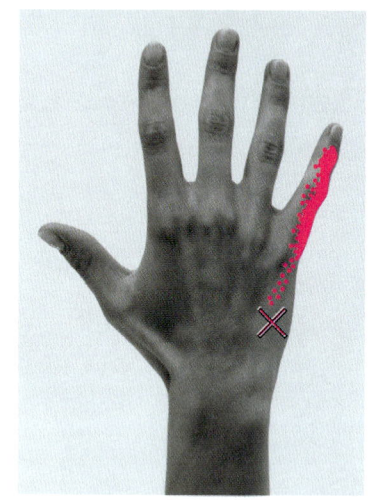

## ■ 掌側骨間筋

**起　始**
　第2、第4、第5中手骨

**停　止**
- 第2、第4、第5基節骨底
- 第2、第4、第5指の指背腱膜の腱に広がって付着
- 母指の種子骨尺側

**機　能**
- 第2、第4、第5指の内転
- 指の基関節を屈曲して、中関節、末関節を伸展

**支配神経**
　尺骨神経（Th1）

**トリガーポイントの位置**
　中手骨の間（図19.68参照）

**関連痛**
- 示指（橈側で最大）と手の甲（示指の背側骨間筋のトリガーポイント、このトリガーポイントはとてもよく見られる）
- 指の橈側

**関連する内臓**
　なし

肘、指に痛みをもたらす筋肉 **173**

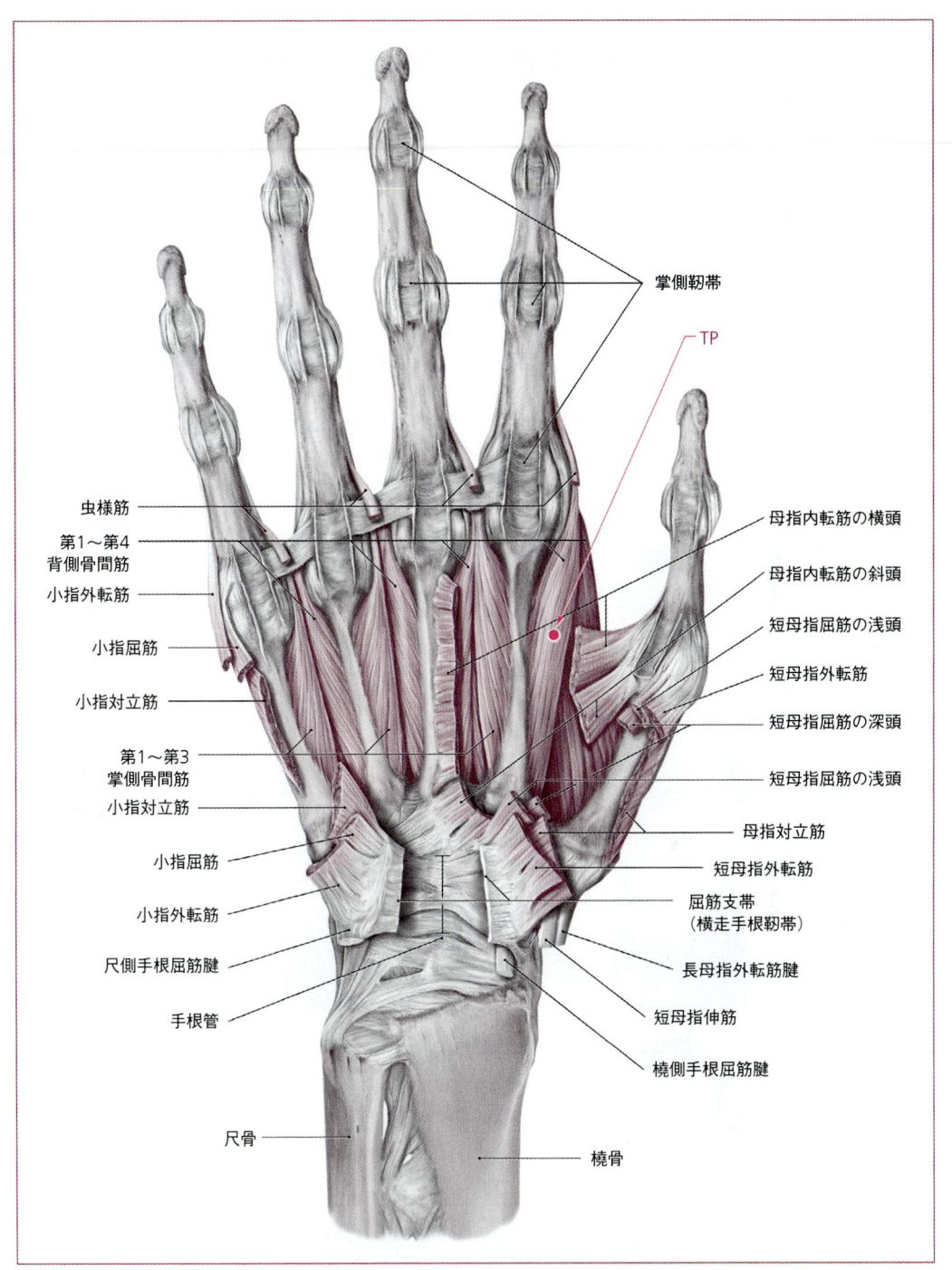

掌側靭帯

TP

虫様筋
第1〜第4
背側骨間筋
小指外転筋
小指屈筋
小指対立筋
第1〜第3
掌側骨間筋
小指対立筋
小指屈筋
小指外転筋
尺側手根屈筋腱
手根管
尺骨

母指内転筋の横頭
母指内転筋の斜頭
短母指屈筋の浅頭
短母指外転筋
短母指屈筋の深頭
短母指屈筋の浅頭
母指対立筋
短母指外転筋
屈筋支帯
（横走手根靭帯）
長母指外転筋腱
短母指伸筋
橈側手根屈筋腱
橈骨

図19.69　出典はPrometheus-LernAtlas der Anatomie.Thieme,Stuttgart 2005）

## 19.4　体幹上部に痛みをもたらす筋肉

**大胸筋**（図19.70）

起　始
- 鎖骨部：鎖骨（胸骨側半分）
- 胸肋部：胸骨柄と胸骨体の外側、第1～第6肋軟骨、外腹斜筋の腱膜

停　止
- 上腕骨小結節稜
- 三角筋粗面（腹側）

機　能
- 鎖骨部：肩関節の屈曲・内転
- 胸肋部：肩関節の内転・内旋、吸気筋

支配神経
　内側胸筋神経と外側胸筋神経（C6-8）

トリガーポイントの位置
　トリガーポイントは大胸筋全体に分布している。

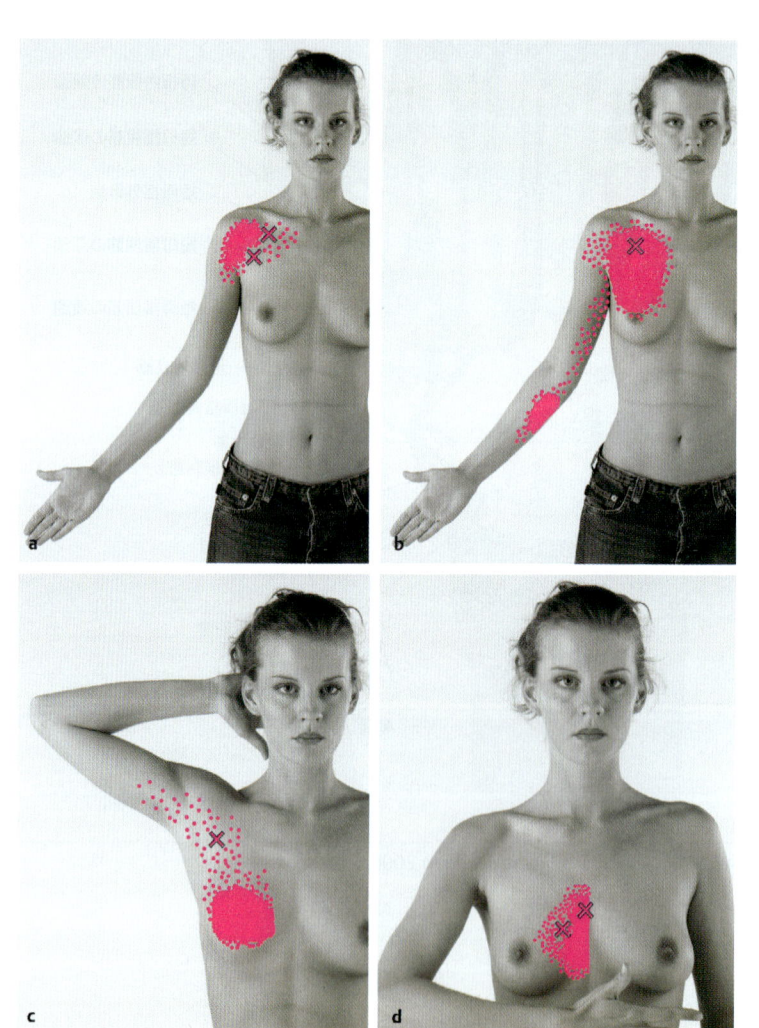

図19.70

腋窩ヒダ付近やや外側にあるトリガーポイントは指ではさんで触診すると見つかりやすい。もう少し胸骨寄りのポイントは、フラット法による触診で簡単にわかる。
　「心臓の鼓動を乱す」トリガーポイントがある。乳頭を通っている線と胸骨外縁を通っている線、この2本の垂線の間の中央で、右側の第5と第6肋骨の肋間部にそのようなトリガーポイントが見つかる。

## 関連痛
**鎖骨部のトリガーポイント**
- 三角部腹側
- 鎖骨部自体

**胸肋部外側のトリガーポイント**
- 胸部腹側
- 上腕内側
- 内側上顆
- 下腕腹側
- 手刀の尺側
- 第3〜第5指の掌面

**胸肋部内側のトリガーポイント**
- 胸骨(正中線は交差しない)、胸骨と接している胸部

**胸肋部尾側のトリガーポイント**
- 胸部腹側。乳頭や場合によっては胸部全体が過敏になる(特に女性に見られる)

**「心臓の鼓動を乱す」トリガーポイント**
- このトリガーポイントは心臓に不整脈がある時に生じ、痛みはない。

## 関連する内臓
　心臓

## 小胸筋（図19.71）

起　始
第3～第5肋骨

停　止
肩甲骨の烏口突起（頭内側）

機　能
- 肩甲骨を前下方へ牽引
- 肩甲骨が固定されていると吸気筋

支配神経
内側胸筋神経と外側胸筋神経（C6-8）

トリガーポイントの位置
TP1　小胸筋の第4肋骨起始部の付近
TP2　烏口突起のやや尾側の腱と筋腹の移行部

関連痛
- 三角部腹側
- 胸部
- 上腕・肘・下腕の尺側
- 第3～第5指の掌面

　小胸筋の関連痛のパターンは大胸筋のパターンと非常によく似ている。

関連する内臓
心臓

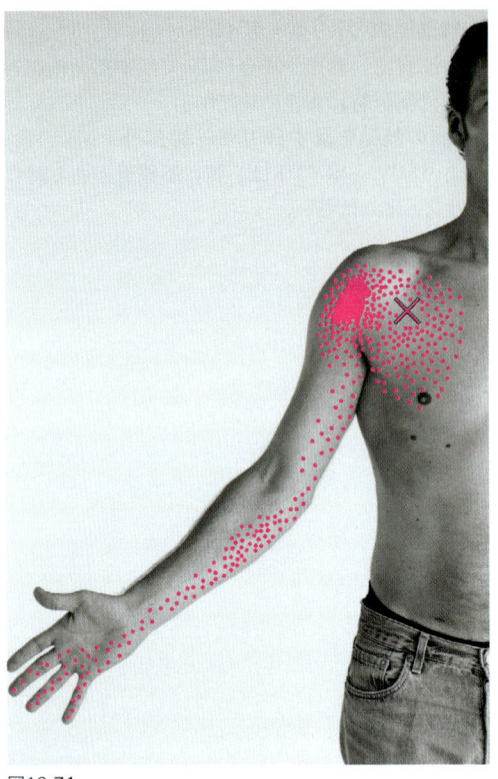

図19.71

## 鎖骨下筋（図19.72、19.73）

起　始
第1肋骨（軟骨と骨の境）

停　止
鎖骨下面、中1/3

機　能
鎖骨の下制

支配神経
鎖骨下筋神経（C5-6）

トリガーポイントの位置
筋停止部の付近

関連痛
- 肩・上腕の腹側部
- 下腕の橈側
- 第1～第3指の掌面と背面

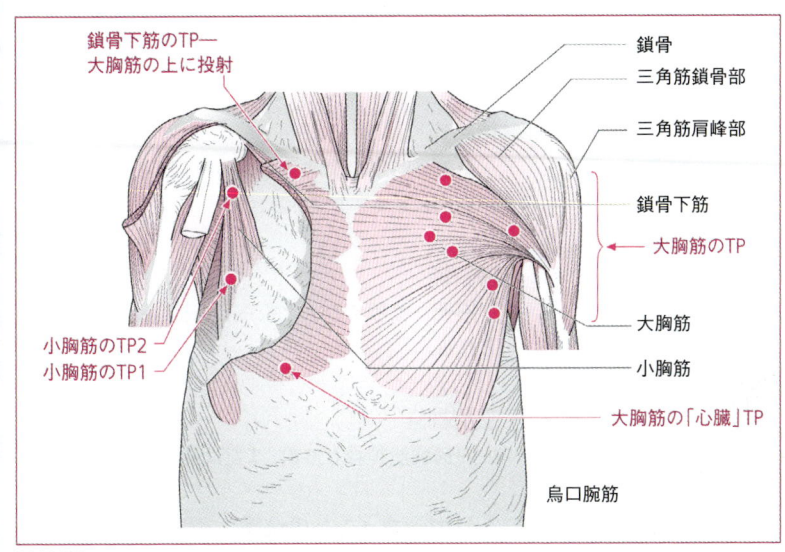

体幹上部に痛みをもたらす筋肉 177

鎖骨下筋のTP―
大胸筋の上に投射

鎖骨
三角筋鎖骨部
三角筋肩峰部
鎖骨下筋
大胸筋のTP
大胸筋
小胸筋
大胸筋の「心臓」TP
烏口腕筋

小胸筋のTP2
小胸筋のTP1

図19.72

## 関連する内臓

鎖骨下筋は、しばしば横隔神経の分枝に支配される。そのため以下の内臓とつながりができる。
- 肝臓
- 胆嚢

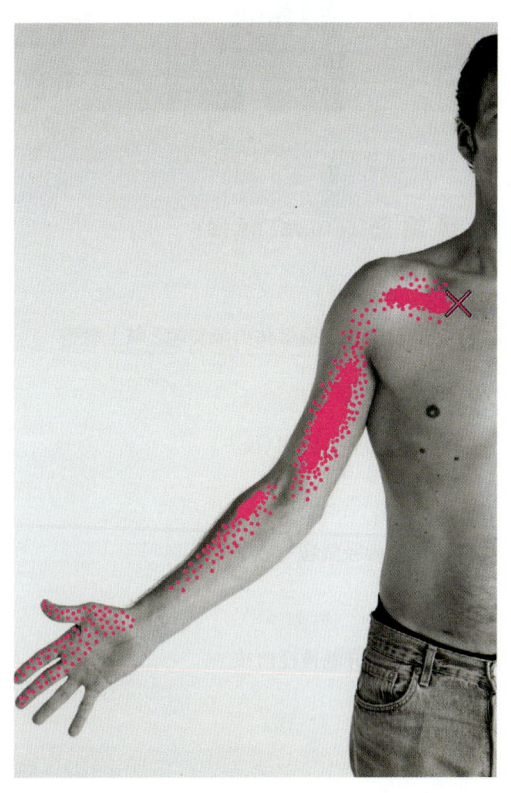

図19.73

## 胸骨筋（図19.74）

20人に1人にだけ存在する。

### 起　始
胸筋膜または胸鎖乳突筋筋膜の片側か両側、胸骨部の頭側に起始部を持つこともある。

### 停　止
第3〜第7肋軟骨の間、胸筋膜、腹直筋の筋膜と、停止部はさまざまである。

### 機　能
不明。筋膜をぴんと張らせる機能を持つと考えられる。

### 支配神経
内側胸筋神経（C6-8）、または肋間神経

### トリガーポイントの位置
トリガーポイントは筋腹のどこでも生じる可能性があり、ほとんどの場合胸骨の中部にある。

### 関連痛
- 胸骨全体、場合によっては胸骨下も
- 胸部上部
- 上腕と肘の腹側

関連痛は心筋梗塞や狭心症の痛みと似ている。

### 関連する内臓
心臓

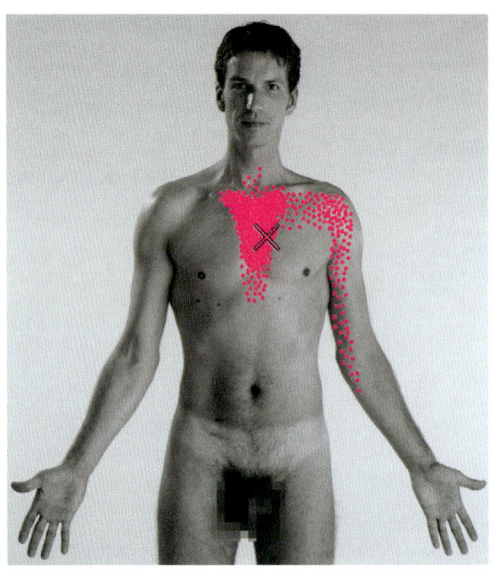

図19.74

## 上後鋸筋（図19.75、19.76）

### 起　始
第7頸椎体〜第2胸椎体の棘突起と棘上靱帯

### 停　止
第2〜第5肋骨の外面（後方）

### 機　能
深吸気時の吸気筋

### 支配神経
Th2-Th5の脊髄神経前枝

### トリガーポイントの位置
中間位では肩甲棘の近く、肩甲骨棘上窩の高さにあるトリガーポイントが背側壁に投射される。触診をするには、トリガーポイントが姿を現すように肩を突き出さなければならない。

### 関連痛
- 肩甲骨の下、上半分
- 三角部背側
- 上腕背側
- 下腕尺側
- 肘背側
- 小指球と第5指部にある掌の腹面と背面
- 胸筋部

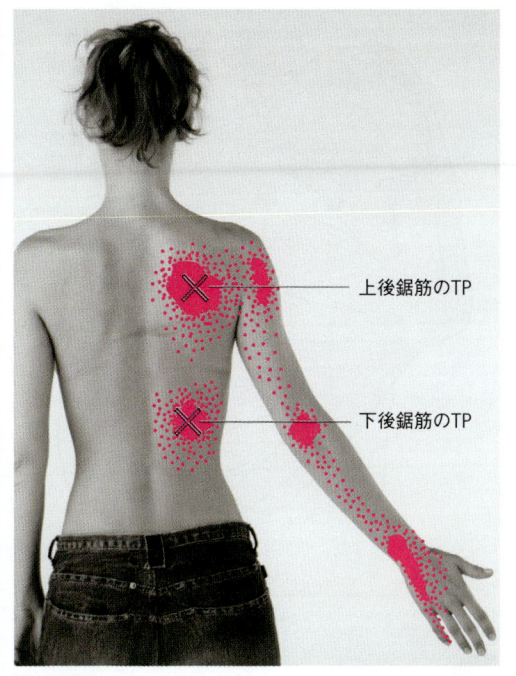

体幹上部に痛みをもたらす筋肉 179

図19.75

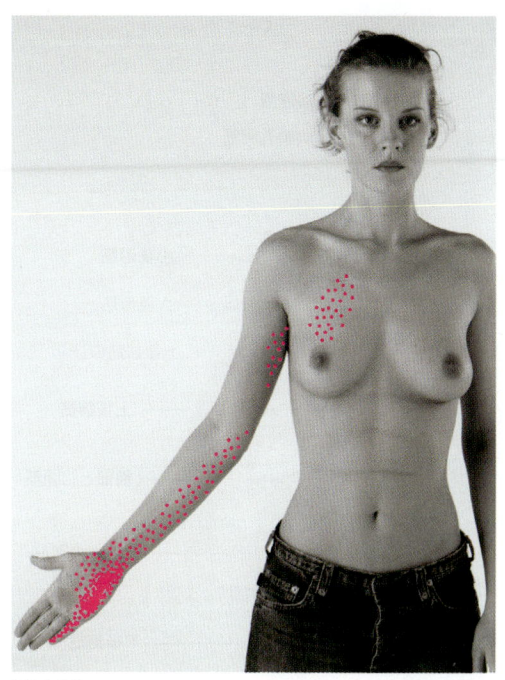

図19.76

### 関連する内臓
- 心臓
- 肺

## 下後鋸筋（図19.77）

**起 始**
第11胸椎体～第2腰椎体の棘突起と棘上靱帯

**停 止**
第9～第12肋骨の外面（後方）

**機 能**
深呼気時の呼気筋

**支配神経**
Th9-Th12の脊髄神経前枝

**トリガーポイントの位置**
肋骨にある停止部付近の筋腹（図19.75参照）

**関連痛**
下の肋骨のまわりの下後鋸筋部

**関連する内臓**
- 腎臓
- 十二指腸
- 膵臓
- 空腸、回腸
- 結腸
- 子宮

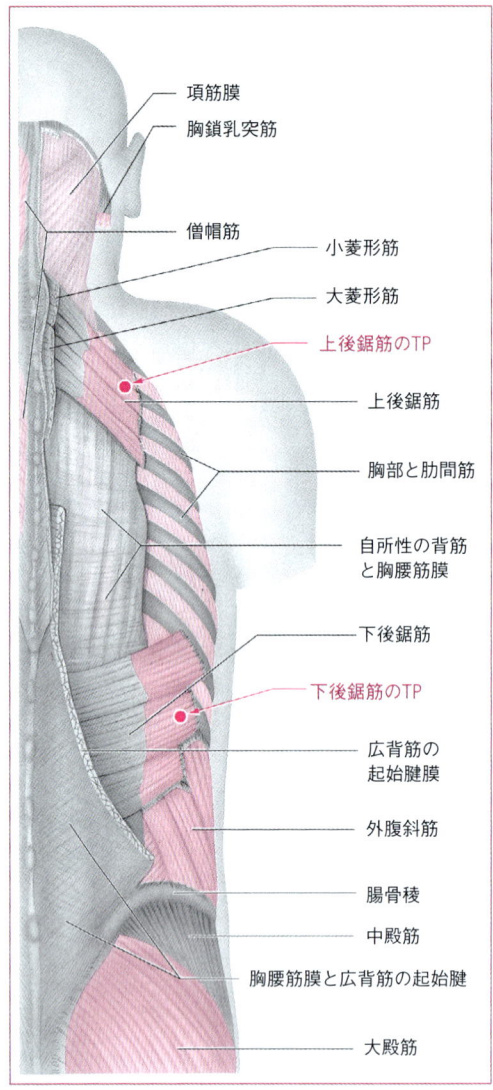

図19.77

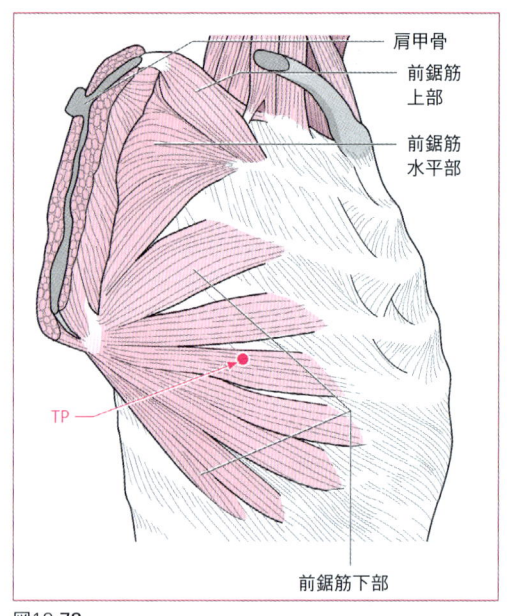

図19.78

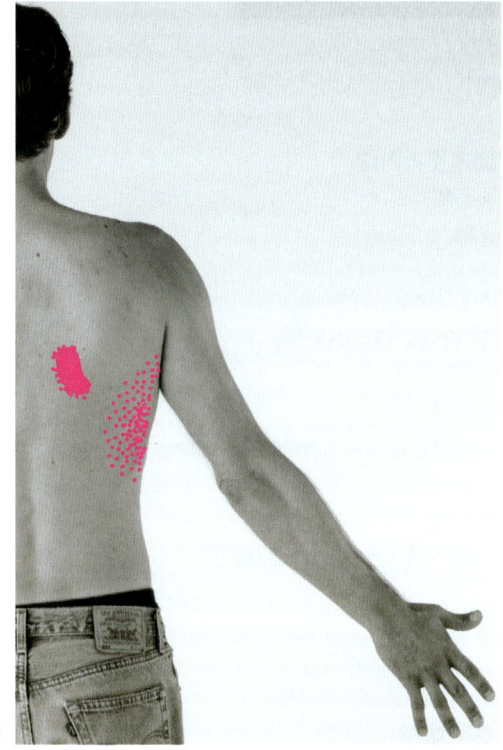

図19.79

## 前鋸筋（図19.78〜19.81）

起　始
第1〜第9肋骨と、鎖骨中線の領域にある肋間部

停　止
肩甲骨内側縁

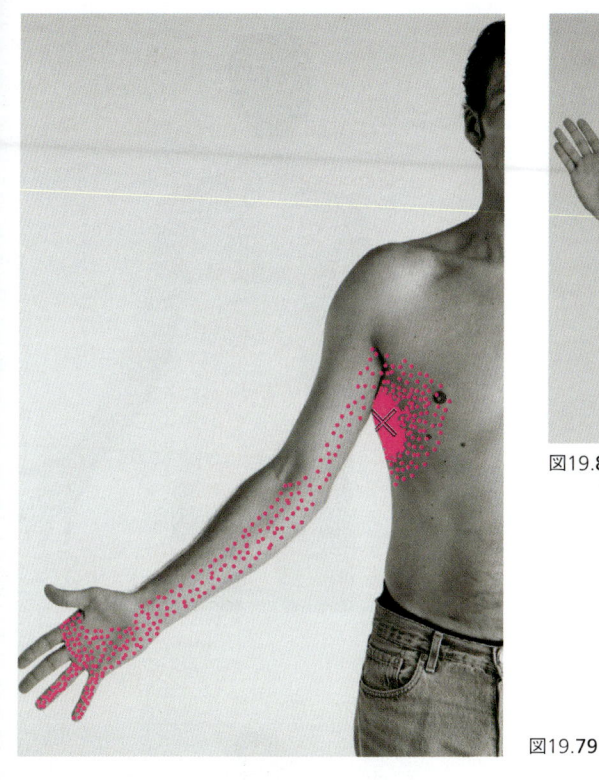

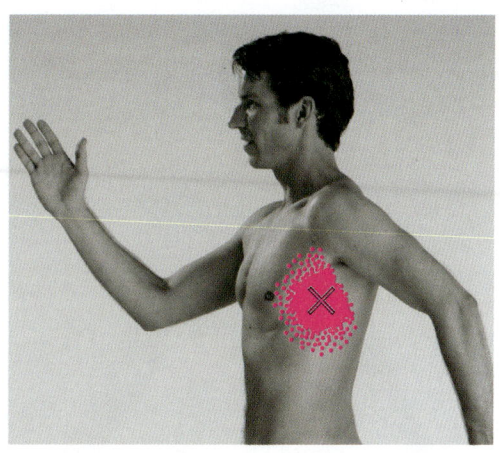

体幹上部に痛みをもたらす筋肉 **181**

図19.81

図19.79

**機　能**
- 肩甲骨を腹外側へ牽引
- 吸気補助筋

**支配神経**
- 長胸神経(C5-7)
- 肋間神経

**トリガーポイントの位置**
第5と第6肋骨にある起始部、中腋窩線の付近

**関連痛**
- 胸部中部の前外側
- 肩甲骨下角の内側
- 上腕・下腕の内側
- 掌と第4・第5指

たとえばスポーツによって深呼吸を行うと、わき腹の差しこみという形で痛みが生じることがある。

**関連する内臓**
心臓

## 脊柱起立筋（図19.82～19.84）

### ■ 腸肋筋

**起　始**
- 仙骨
- 腸骨稜
- 腰椎の棘突起
- 胸腰筋膜
- 肋骨角

**停　止**
頚椎中部の横突起の頭・尾側、または腰部・胸部の肋骨角

**機　能**
- 脊柱の側屈
- 脊柱の伸展

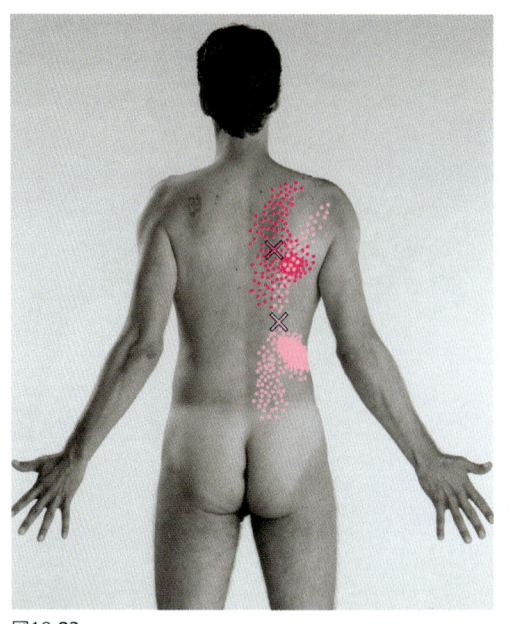

図19.82

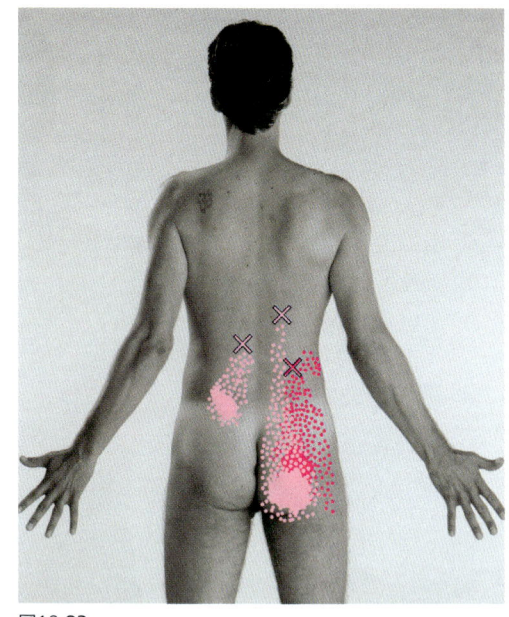

図19.83

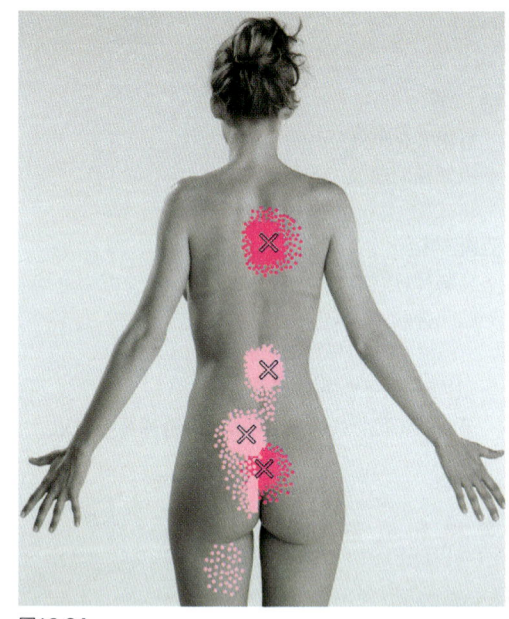

図19.84

支配神経
    分節の脊髄神経後枝

### ■ 最長筋

起　始
- 横突起
- 仙骨
- 腸骨稜
- 腰椎の棘突起と乳頭突起

停　止
- 起始部の横突起の頭側
- 乳様突起
- 第2〜第12肋骨の肋骨突起と副突起

機　能
    脊柱の伸展

支配神経
    分節の脊髄神経後枝

### ■ 棘筋

起　始
    脊柱の棘突起

停　止
    起始部に属する頭側6個の椎骨の棘突起

機　能
    脊柱の側屈

## 支配神経
分節の脊髄神経後枝

## トリガーポイントの位置
トリガーポイントは脊柱起立筋全体に分布している。脊柱起立筋でトリガーポイントが活性化している個所では棘突起が過敏になっている。トリガーポイントを見つける際にはこの知識が役立つ。

## 関連痛
胸部中部の腸肋筋のトリガーポイント：肩部と胸壁外側を頭側へ
胸部下部の腸肋筋のトリガーポイント：肩甲骨を経て頭側へ、腹腔と腰椎上部を前方へ
腰部の腸肋筋のトリガーポイント：殿部中部を尾側へ
最長筋のトリガーポイント：殿筋部と仙腸関節の方へ
棘筋のトリガーポイント：トリガーポイントのまわりに痛みが集中

## 関連する内臓
- 空腸、回腸
- 結腸
- 腎臓
- 膀胱
- 子宮
- 卵巣
- 前立腺

## 腹直筋、内腹斜筋、外腹斜筋、腹横筋、錐体筋（図19.85～19.88）

### ■ 腹直筋

#### 起 始
- 恥骨稜
- 恥骨結合

#### 停 止
- 第5～第7肋軟骨
- 肋骨弓内側部
- 剣状突起、後面

#### 機 能
- 体幹の屈曲
- 腹部のプレス
- 呼気の促進

#### 支配神経
Th7-12の脊髄神経前枝

### ■ 内腹斜筋

#### 起 始
- 胸腰筋膜
- 腸骨稜の前2/3
- 鼠径靭帯の外2/3

#### 停 止
- 肋骨弓
- 腹直筋鞘の前葉と後葉
- 恥骨稜と恥骨筋線へ向かう腱

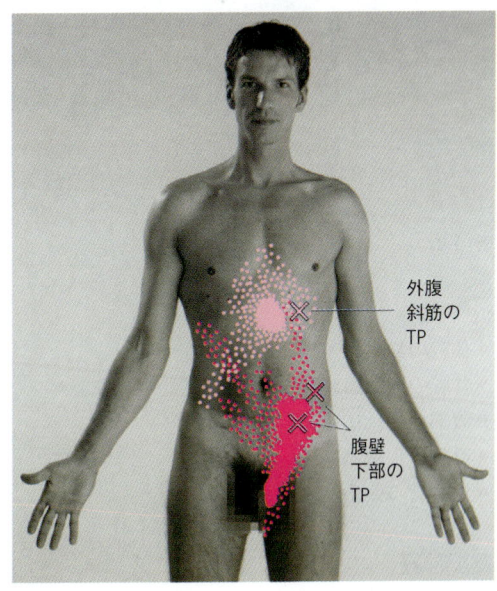

図19.85

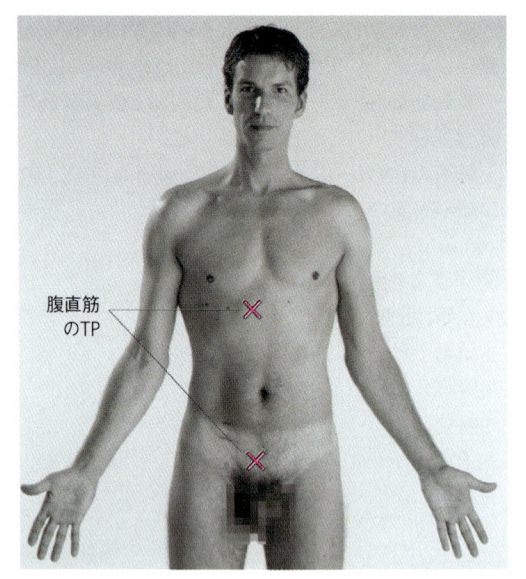

図19.86

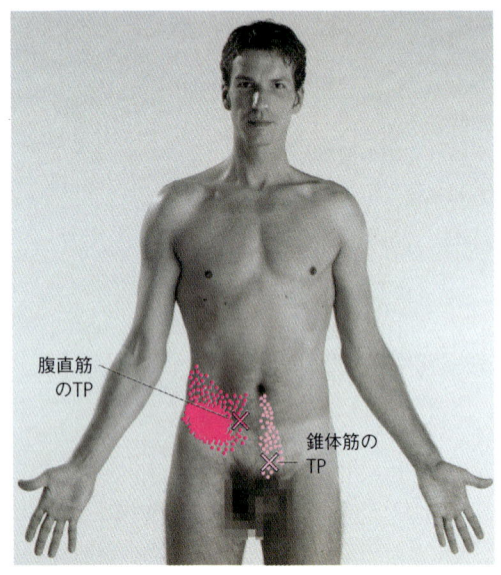

図19.87

機　能
- 体幹の側屈
- 体幹の同側回旋（対側の筋肉といっしょに）
- 腹部のプレス
- 呼気の促進
- 鼠径管の強化

支配神経
　Th7-12の脊髄神経前枝

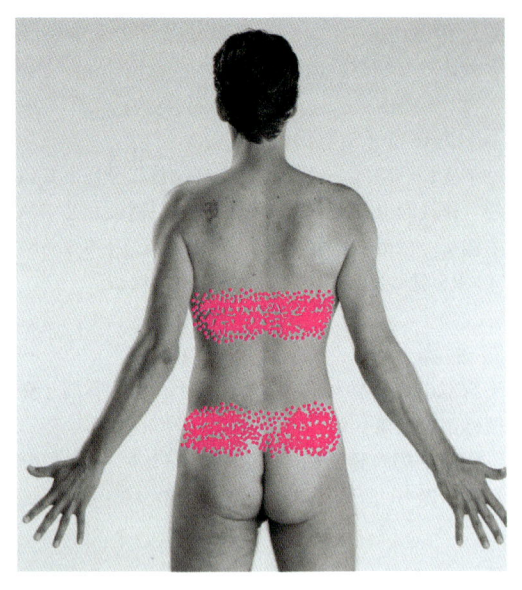

■ 外腹斜筋

起　始
　第5～第12肋骨の腹外側面

停　止
- 腸骨稜
- 鼠径靱帯
- 恥骨結節
- 恥骨稜
- 白線

機　能
- 体幹の側屈
- 体幹の対側回旋（対側の筋肉といっしょに）
- 腹部のプレス
- 呼気の促進

支配神経
　Th7-12の脊髄神経前枝

■ 腹横筋

起　始
- 肋骨下部の内面
- 胸腰筋膜
- 腸骨稜の前2/3
- 鼠径靱帯の外半分

体幹上部に痛みをもたらす筋肉 **185**

停　止
- 腹直筋鞘の前葉と後葉
- 恥骨稜
- 恥骨櫛

機　能
- 腹部のプレス
- 呼気の促進
- 鼠径管の強化

支配神経
　Th7-12の脊髄神経前枝

■ **錐体筋**

起　始
　恥骨稜、腹直筋停止部の腹側

停　止
　白線、遠位

機　能
　腹直筋鞘の強化

支配神経
　肋下神経（Th12）

■ **腹筋群**

**トリガーポイントの位置**
　トリガーポイントは腹筋全体に分布している。図にはよく見られるトリガーポイントの位置を選んで載せてある。

**関連痛**
　腹筋にはたくさんのトリガーポイントがあると思われるが、どこでもトリガーポイントのまわりの局所に痛みが集中している。また腹筋のトリガーポイントは不快感、吐き気、月経困難といった内臓の症状の原因になる。関連痛が正中線を越えるのも腹筋のトリガーポイントの特徴である。
　腹筋のトリガーポイントにもいくつか典型的な痛みのパターンがある。
**外腹斜筋**肋骨部のトリガーポイント

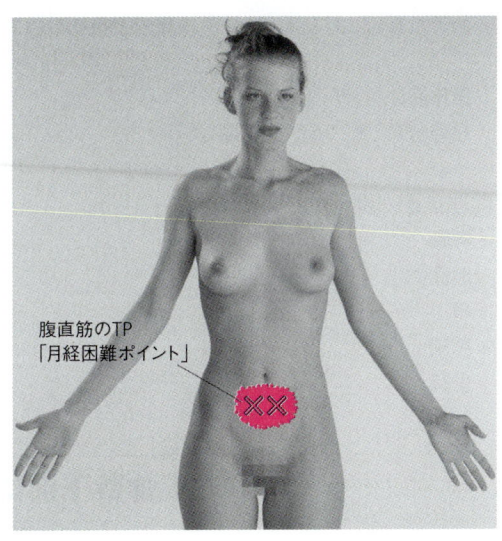

腹直筋のTP
「月経困難ポイント」

図19.88

- 「心臓の痛み」
- 食道裂孔ヘルニアに似た症状
- 別の腹腔部位に広がるみぞおちの痛み

**腹壁下部**（腹壁筋すべて）のトリガーポイント
- 鼠径部、睾丸、陰唇の痛み
- 別の腹腔領域

恥骨上縁と鼠径靭帯の外側半分に沿ったトリガーポイント（**内腹筋と腹直筋**）
- 膀胱部の痛み、膀胱痙攣まで起こす
- 鼠径部の痛み
- 尿閉

肋骨停止部付近の**腹横筋**のトリガーポイント
- 肋骨弓の間の腹腔上部

臍の上の**腹直筋**のトリガーポイント
- 胸腰移行部の高さにある背中で帯状の痛みが横に走る

臍の高さにある**腹直筋外縁部**のトリガーポイント
- 腹腔の痙攣と疝痛
- 決まったパターンを持たない前腹壁の痛み

臍の下の**腹直筋**のトリガーポイント
- 月経困難

- 仙骨の高さにある背中に帯状の痛みが横切る

**錐体筋**のトリガーポイント
- 恥骨結合と臍の間、正中線付近

## 関連する内臓
- 肝臓
- 胆嚢
- 胃
- 膵臓
- 脾臓

- 十二指腸
- 空腸、回腸
- 結腸
- 腎臓
- 子宮
- 卵巣

　急性腹症では腹壁が硬化する。これは分節の内臓体性反射による。腹筋は同じ分節に属する臓側腹膜の炎症に反応し、筋緊張が持続する。

　臓器の病状が治まっても、トリガーポイントは通常、腹筋内にそのままに残る。

## 19.5　体幹下部に痛みをもたらす筋肉

### 腰方形筋（図19.89〜19.91）

**起　始**
　第12肋骨の下縁

**停　止**
- 第1〜第4腰椎体の肋骨突起
- 腸腰靱帯
- 腸骨稜の後1/3

**機　能**
- 体幹の側屈
- 呼吸時に第12肋骨を固定

**支配神経**
　Th12-L3の脊髄神経前枝

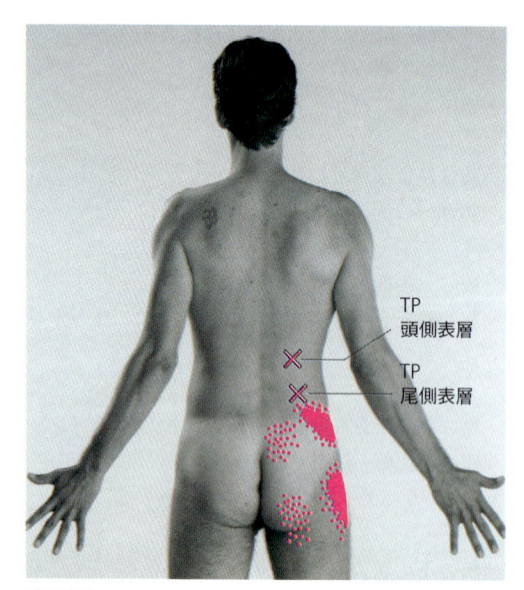

図19.89

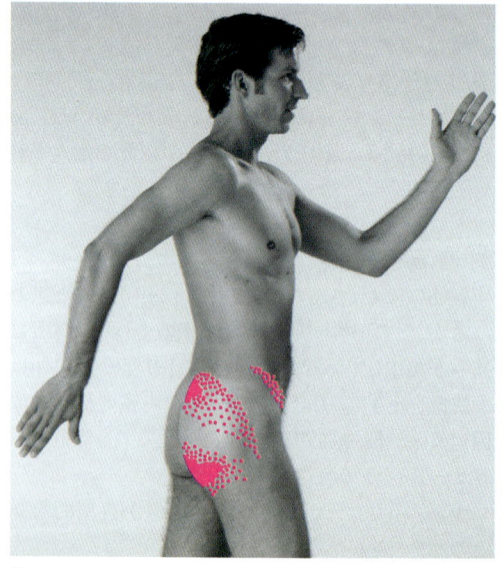

図19.90

## トリガーポイントの位置

　触診を容易にするため、対側のウェストの下に丸めたタオルを置いてから患者を横たわらせると、触診をしようとしている腰方形筋が脊柱を側屈させる。上にある方の腕を最大限に外転し、上方の脚を伸展、下の脚を軽く屈曲させると、目的の側屈がしっかりと起こる。

　以下の筋部位を触診してトリガーポイントを探す。
- 腸骨稜の上と脊柱起立筋外側が作る角
- 腸骨稜に沿って
- 第12肋骨と脊柱起立筋が作る角

　表層にあるトリガーポイントは筋肉の外側部に見つかる。第12肋骨の下や腸骨稜の上にある。

　深層にあるトリガーポイントは、第4と第5腰椎の肋骨突起の間にある腸骨稜の上と、腰方形筋の内側部にある第3腰椎の肋骨突起の高さで見つかる。

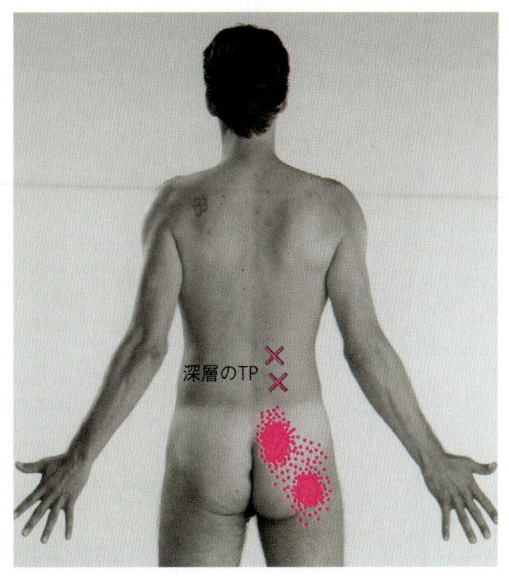

図19.91

## 関 連 痛
- 頭側の表層にあるトリガーポイント：腸骨稜沿い、時には鼠径部や腹腔部の下外側まで
- 尾側の表層にあるトリガーポイント：転子のまわり、一部大腿部外側まで広がる
- 頭側の深層にあるトリガーポイント：仙腸関節部
- 尾側の深層にあるトリガーポイント：殿部の尾側

## 関連する内臓
- 空腸、回腸
- 結腸
- 腎臓
- 膀胱
- 子宮、子宮付属器、前立腺

## 腸 腰 筋（図19.92、19.94）

### ■ 腸 骨 筋

**起 始**
　腸骨窩

**停 止**
　大腿骨の小転子

**機 能**
- 股関節の屈曲
- 股関節の外旋と内旋

**支配神経**
　大腿神経（L2-3）

### ■ 大 腰 筋

**起 始**
- 第1～第5腰椎体の横突起
- 第12胸椎体～第5腰椎体と、第12胸椎体より下の椎間板

**停 止**
　大腿骨の小転子

**機 能**
- 股関節の屈曲
- 股関節の外旋と内旋
- 股関節の外転
- 腰椎の伸展と側屈

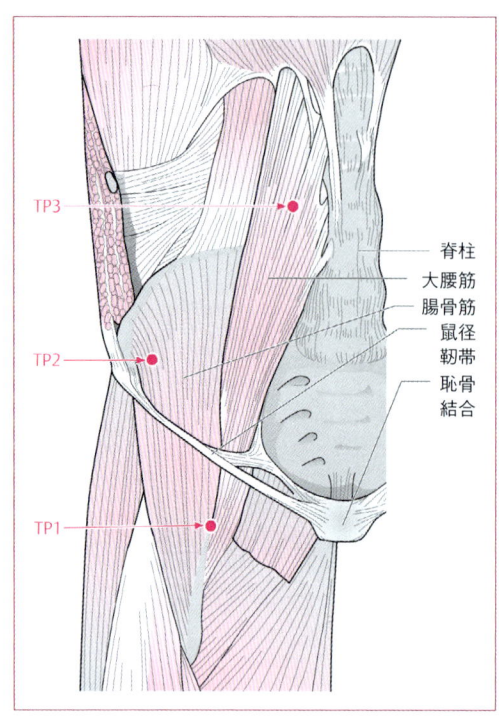

図19.92

脊柱
大腰筋
腸骨筋
鼠径靭帯
恥骨結合

支配神経
　L1-L2の脊髄神経前枝

### 小腰筋

起　始
　第12胸椎体〜第1腰椎体、椎間板を含む

停　止
　腸骨筋膜

機　能
　体幹の(弱い)屈曲

支配神経
　L1の脊髄神経前枝

トリガーポイントの位置
TP1　大腿三角の外側の境
TP2　上前腸骨棘の高さにある腸骨窩
TP3　腹直筋外側と臍の下を、まずは慎重に後方へ、次に内側へ触診していき、大腰筋を脊柱に向かって圧縮させる。

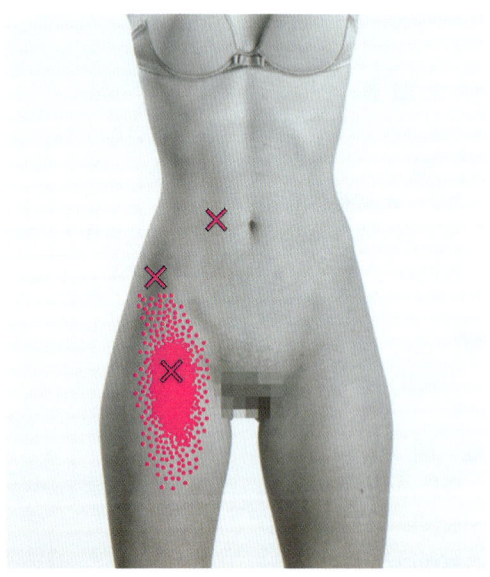

図19.93 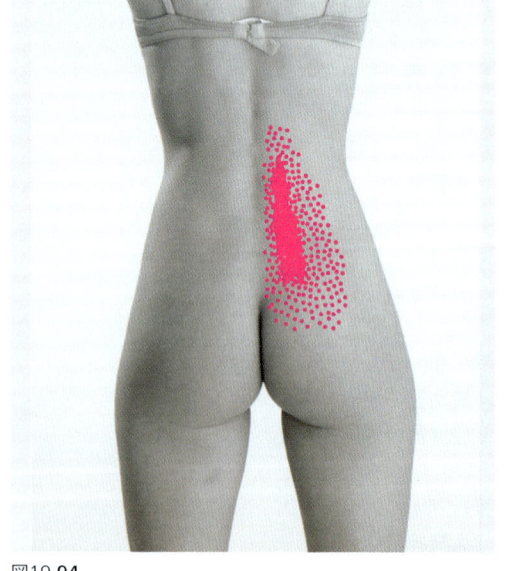　　　　　　　　　　　　　図19.94

体幹下部に痛みをもたらす筋肉　189

## 関連痛
- 主に腰椎の同側を脊柱に沿って仙腸関節までと、殿部上部から中部まで
- 鼠径部と大腿の前内側

## 関連する内臓
- 結腸
- 腎臓
- 膀胱
- 子宮、子宮付属器、前立腺

## 骨盤底筋（図19.95、19.96）

### ■ 内閉鎖筋

**起　始**
- 閉鎖膜内面
- 閉鎖孔縁の内尾側

**停　止**
- 転子窩

**機　能**
- 股関節を安定
- 股関節の外旋

**支配神経**
- 閉鎖神経（L5-S2）

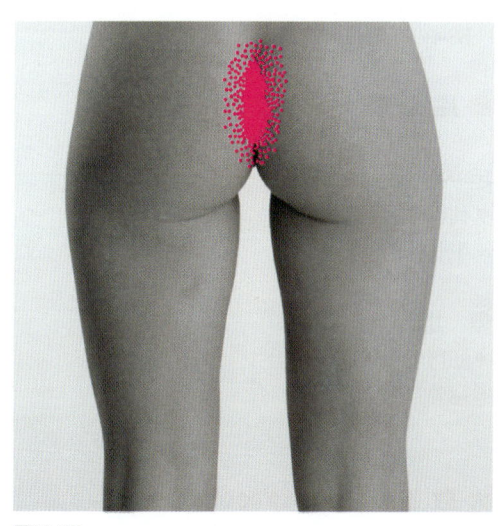

図19.95

### ■ 外肛門括約筋

**起　始**
- 輪状の括約筋

**停　止**
- 肛門周囲の皮下・表層・深層の結合組織

**機　能**
- 肛門管を閉じる（便意を我慢）

**支配神経**
- 陰部神経（S2-4）

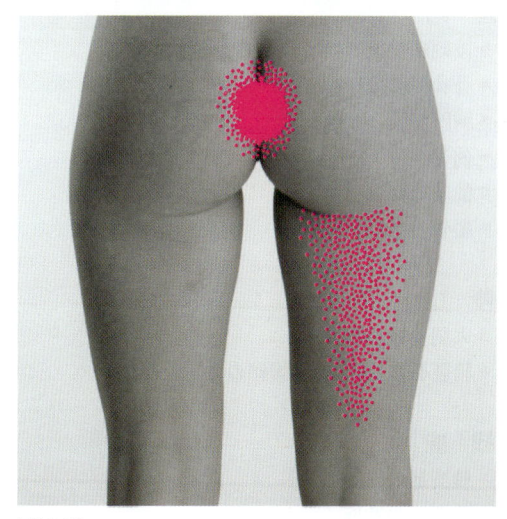

図19.96

### ■ 肛門挙筋

**起　始**
- 恥骨後面
- 肛門挙筋腱弓
- 坐骨棘

停　止
- 肛門尾骨靭帯
- 直腸へ輪状に停止

機　能
- 骨盤底の強化
- 便意を我慢させる

支配神経
　S3-4の脊髄神経前枝

## 尾骨筋

起　始
- 仙棘靭帯
- 坐骨棘

停　止
- 肛門尾骨靭帯
- 尾骨

機　能
　骨盤底の強化

支配神経
　S4-5の脊髄神経前枝

トリガーポイントの位置
　トリガーポイントは直腸、膣、骨盤底を触診すると見つかる。

関連痛
- 尾骨
- 仙骨の尾側
- 肛門部
- 大腿背側(内閉鎖筋)

関連する内臓
- 直腸
- 膀胱
- 子宮、子宮付属器、前立腺

## 大殿筋(図19.97、19.98)

起　始
- 後殿筋線後方の腸骨翼外面
- 腸骨稜の後1/3
- 胸腰筋膜
- 仙骨
- 仙結節靭帯
- 尾骨

停　止
- 大腿骨殿筋粗面
- 腸脛靭帯(脛骨の外側顆の方へ延びる)

機　能
- 股関節の伸展
- 股関節の外旋

支配神経
　下殿神経(L5-S2)

トリガーポイントの位置
　診察する側を上にした側臥位で、両脚を軽く屈曲させるとトリガーポイントを触知しやすい。

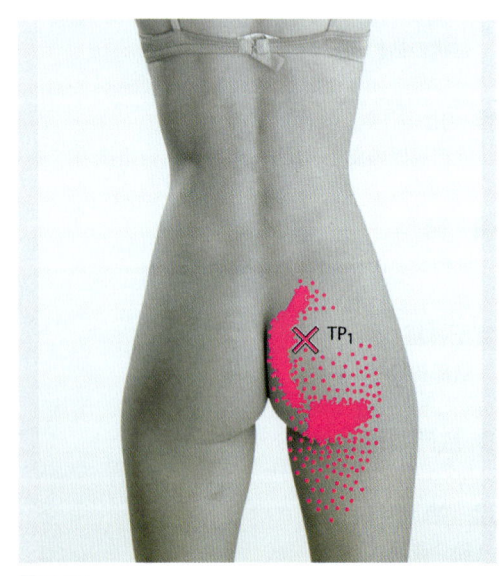

図19.97

体幹下部に痛みをもたらす筋肉 **191**

TP1 仙骨にある筋停止部からあまり離れていない殿溝の上端の付近
TP2 坐骨結節のやや頭側
TP3 殿溝の尾側端にある筋肉の内尾側の境をぎゅっとつまむと見つかりやすい

**関連痛**
TP1 仙腸関節から殿溝に沿って、尾側の筋部位と大腿後部が始まる部位へ
TP2 大殿筋全体、特に仙骨の尾側、腸骨稜下の外側部、殿部の尾側。痛みは部分的に深層に感じ、小殿筋が痛みを発しているかのようである。尾骨には関連痛は広がらない。
TP3 尾骨と内尾側の筋部位

**関連する内臓**
なし

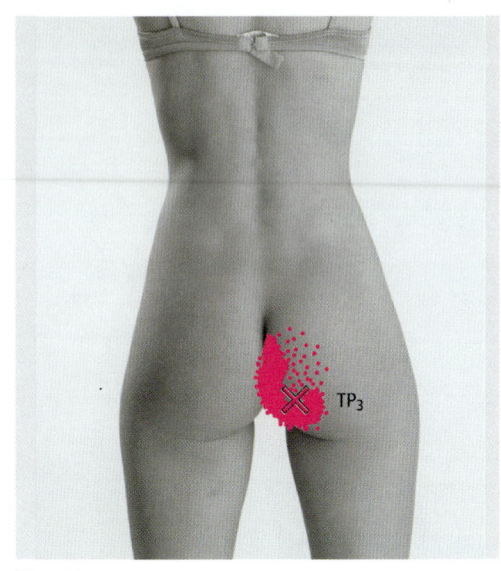

図19.98

## 中殿筋（図19.99〜19.101）

**起　始**
　腸骨外面（前殿筋線と後殿筋線の間）

**停　止**
　大転子（背外側）

**機　能**
● 股関節の外転
● 股関節の内旋（腹側・外側部）
● 股関節の外旋（背側・内側部）
● 歩行の遊脚相で骨盤を水平に安定

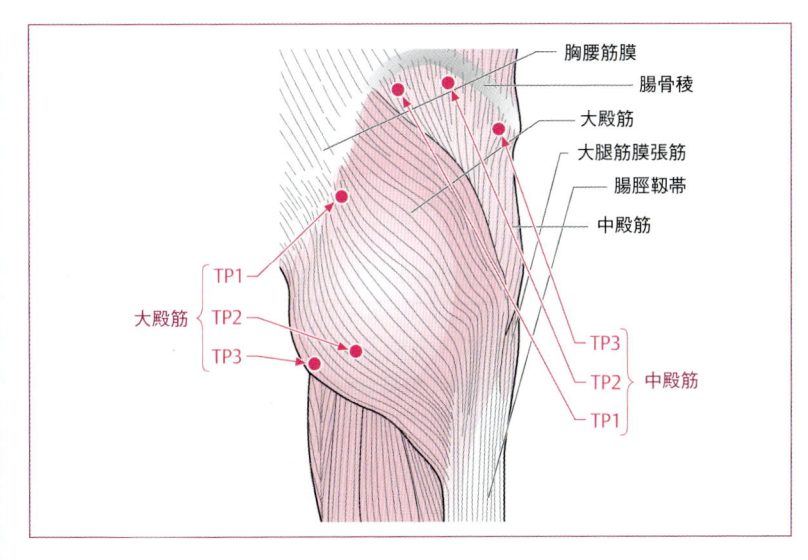

図19.99

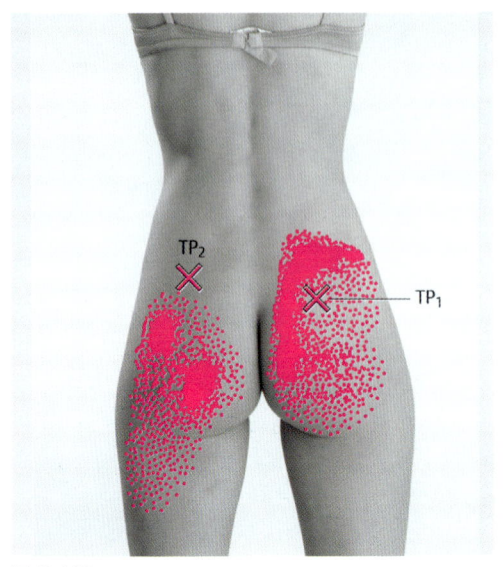

図19.100

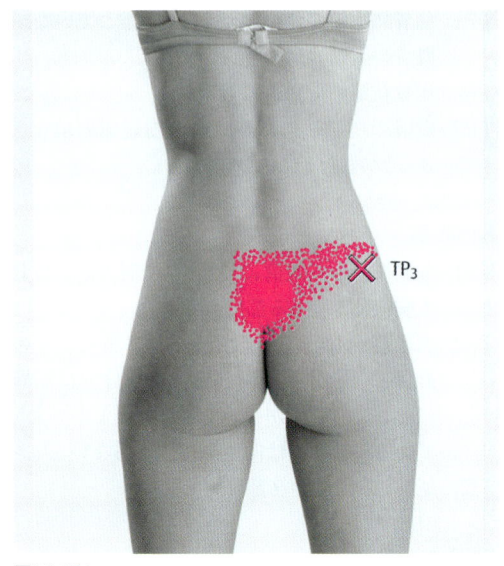

図19.101

**支配神経**
　上殿神経（L4-S1）

**トリガーポイントの位置**
　患側を上にした側臥位で脚を屈曲させてトリガーポイントを触診する。
TP1　腸骨稜下からあまり離れていない、仙腸関節付近の筋腹の後方
TP2　腸骨稜ほぼ中央の直下
TP3　同様に腸骨稜直下に見つかるが、上前腸骨棘付近のもう少し腹側

**関連痛**
TP1　痛みは腸骨稜後部から仙腸関節と仙骨を経て、殿部全体にまで広がる
TP2　殿筋の外側部と中部を経て、大腿後部と大腿外側の近位部まで痛みが投射される
TP3　腸骨稜と腰椎下部に沿って、特に仙骨まで痛みが広がる

**関連する内臓**
　なし

## 小殿筋（図19.102、19.103）

**起　始**
　腸骨の外面（前殿筋線と後殿筋線の間）

**停　止**
　大転子（腹側）

**機　能**
- 股関節の外転
- 股関節の内旋（腹側・外側部）
- 歩行の遊脚相で骨盤を水平に安定

**支配神経**
　上殿神経（L4-S1）

**トリガーポイントの位置**
　前方のトリガーポイント：上前腸骨棘の高さにあるが、腸骨稜下にある中殿筋のトリガーポイントよりもやや下で見つかる。
　後方のトリガーポイント：起始部上縁の筋部位に見つかる。

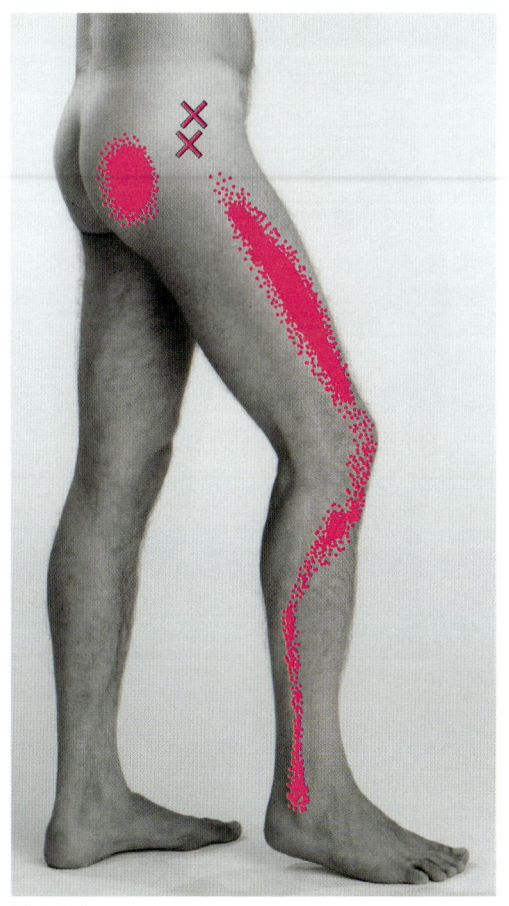

図19.102

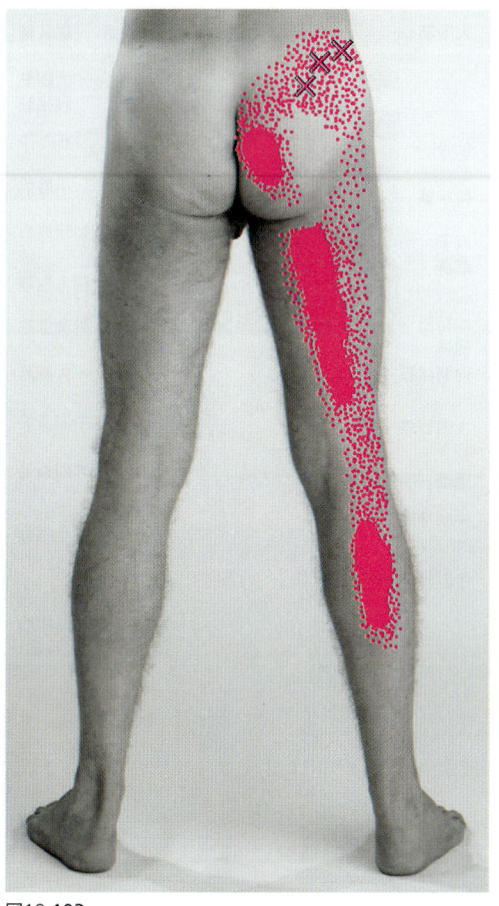

図19.103

### 関連痛
前方のトリガーポイント：殿部下部と外側部、大腿の外側、膝、下腿に痛みが投射される。
後方のトリガーポイント：殿部全体、特に尾内側、そして大腿後部、膝窩、下腿近位1/3にまで広がる。

### 関連する内臓
なし

## 梨状筋（図19.104、19.105）

### 起始
第2〜第4前仙骨孔部の骨盤仙骨面

### 停止
大転子

### 機能
- 股関節の外旋
- 腰が90度屈曲した場合、股関節を内旋
- 腰が90度屈曲した場合、股関節を外転

### 支配神経
S1-2の脊髄神経前枝

図19.104

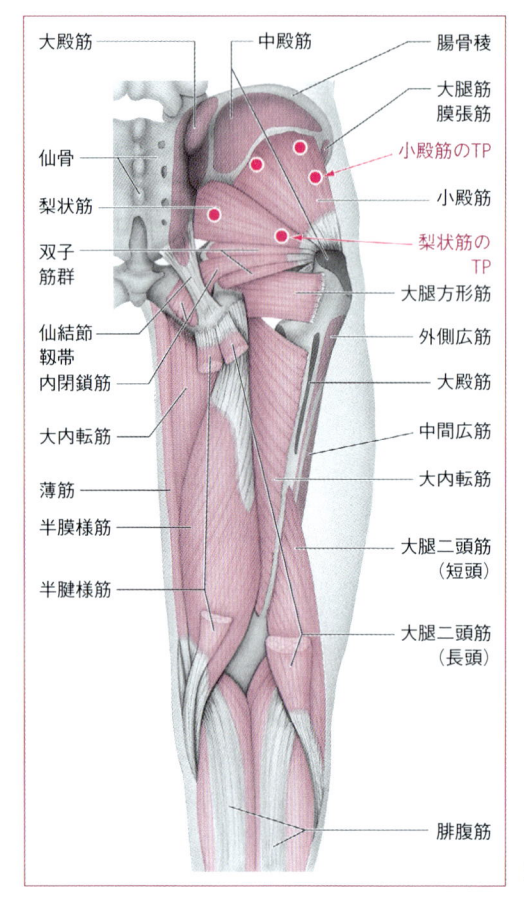

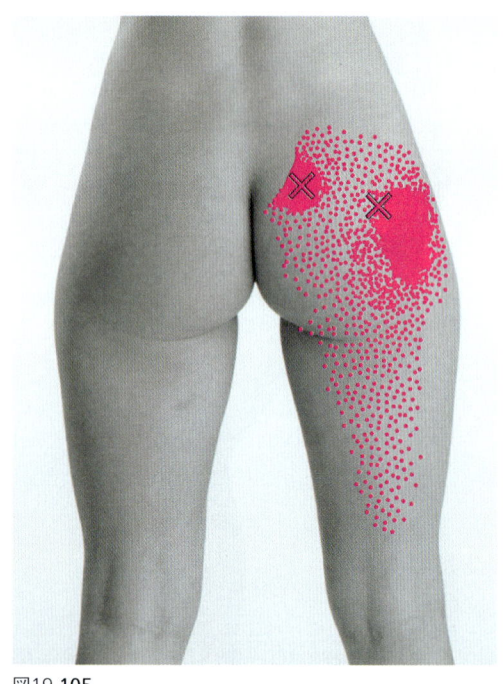

図19.105

### トリガーポイントの位置

トリガーポイントの位置を知る助けとして、大転子の近位端と仙骨が腸骨に接しているポイントを線で結んでみる。梨状筋の上縁はほぼこの線上にある。

TP1 上記の線を3つに分けると、このトリガーポイントは中1/3から外1/3への移行部のやや外側にある。

TP2 上記の線の内側端にある。

### 関連痛
- 仙腸関節
- 殿筋部全体
- 大腿背側2/3

### 関連する内臓
- 膀胱
- S状結腸
- 直腸
- 子宮、卵巣、子宮付属器、前立腺

## 19.6 腰、大腿、膝に痛みをもたらす筋肉

### 大腿筋膜張筋(図19.106)

起　始
　腸骨結節と上前腸骨棘の間の腸骨稜(外面)

停　止
　脛骨の外側顆前面にある腸脛靱帯

機　能
- 股関節の外転
- 伸展位にある膝を安定

支配神経
　上殿神経(L4-S1)

トリガーポイントの位置
　大腿筋膜張筋前縁の近位1/3

関連痛
- 股関節
- 大腿の前外側、場合によっては膝まで

関連する内臓
　なし

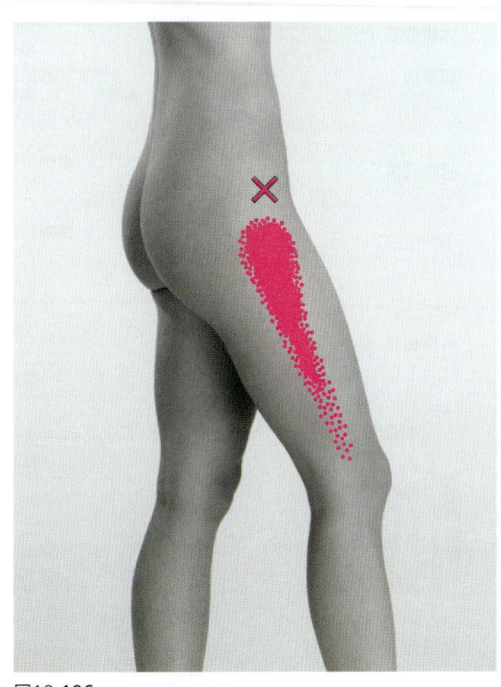

図19.106

### 縫工筋(図19.107、19.108)

起　始
　上前腸骨棘のやや下

停　止
　脛骨粗面、内縁

機　能
- 股関節の屈曲
- 股関節の外転
- 股関節の外旋
- 膝関節の屈曲
- 膝関節の内旋

支配神経
　大腿神経(L3-4)

トリガーポイントの位置
　T1～T3は縫工筋の近位から遠位にかけてある。

関連痛
　大腿の腹側と内側(筋肉が走行している部位)

関連する内臓
　なし

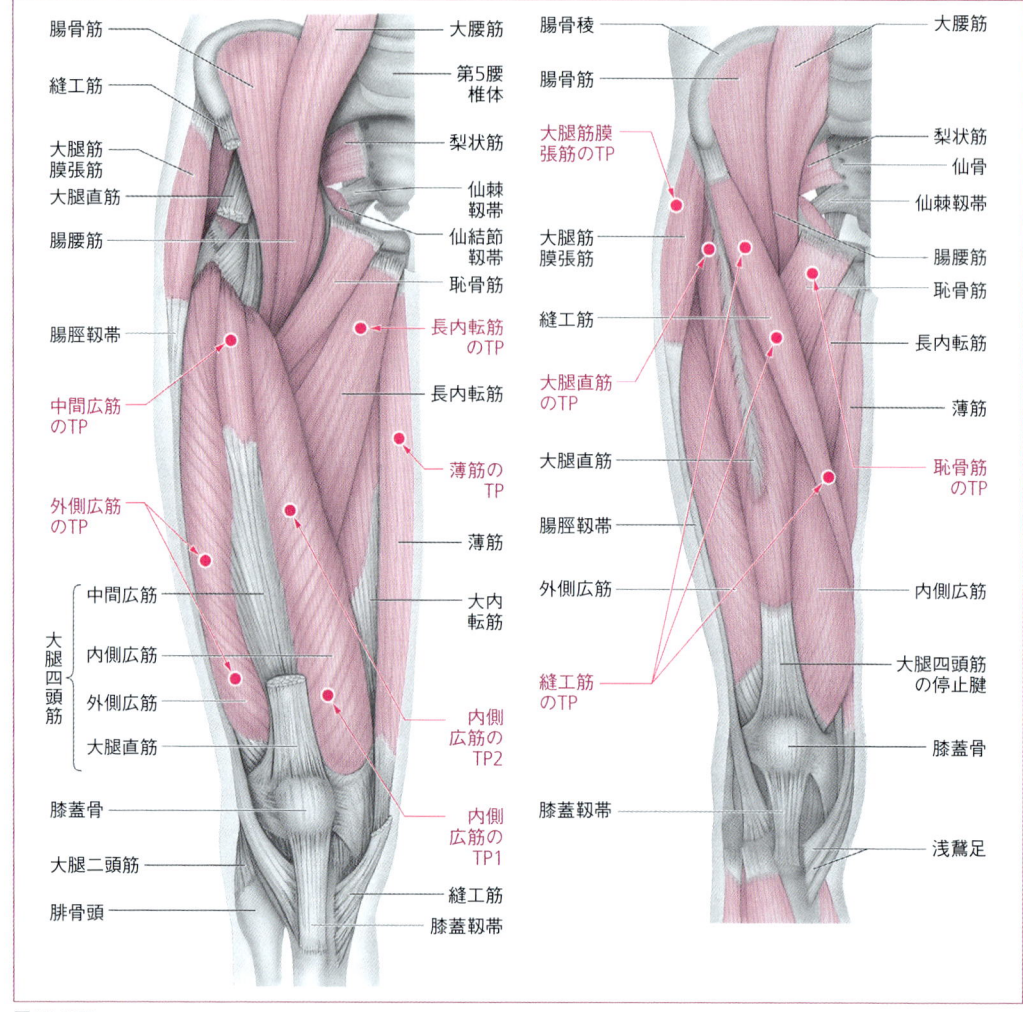

図19.107

## 恥 骨 筋

起 始
- 恥骨櫛
- 恥骨上枝

停 止
大転子下の恥骨筋線

機 能
- 股関節の屈曲
- 股関節の内転
- 股関節の内旋

支配神経
- 大腿神経(L2-3)
- 時には閉鎖神経も(L2-3)

トリガーポイントの位置
恥骨上枝の遠位(図19.108参照)

関 連 痛
鼠径靱帯の直下で鼠径部に深い痛み

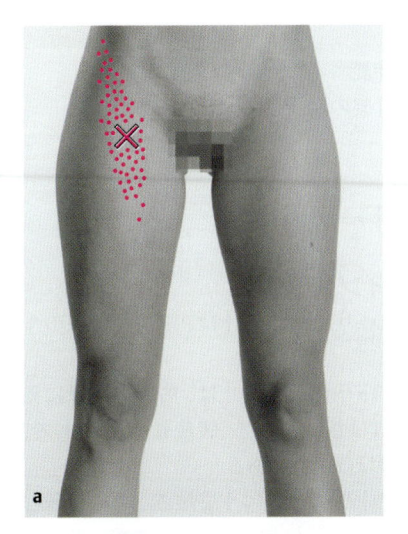

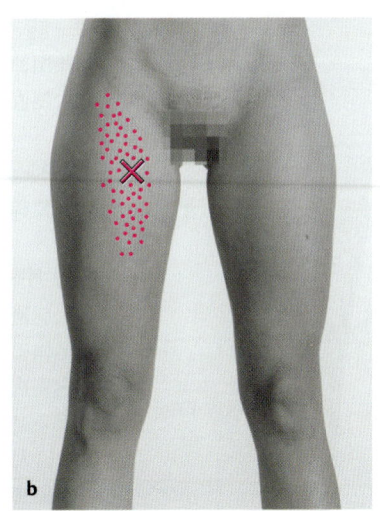

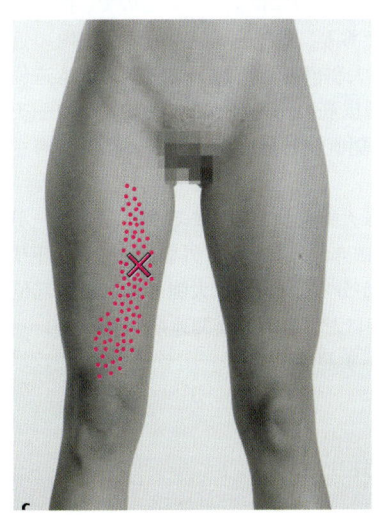

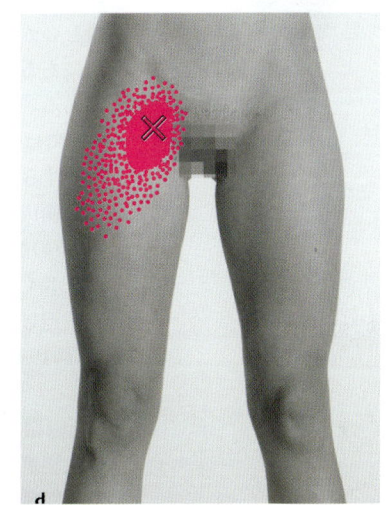

図19.108

### 関連する内臓
- 膀胱
- 子宮、子宮付属器、前立腺

## 大腿四頭筋（図19.109〜19.111）

### ■ 大腿直筋

起　始
- 下前腸骨棘
- 腸骨、寛骨臼の頭側

### ■ 外側広筋

起　始
- 転子間線の上部
- 大転子
- 粗線の外側唇
- 外側顆上線
- 外側大腿筋間中隔

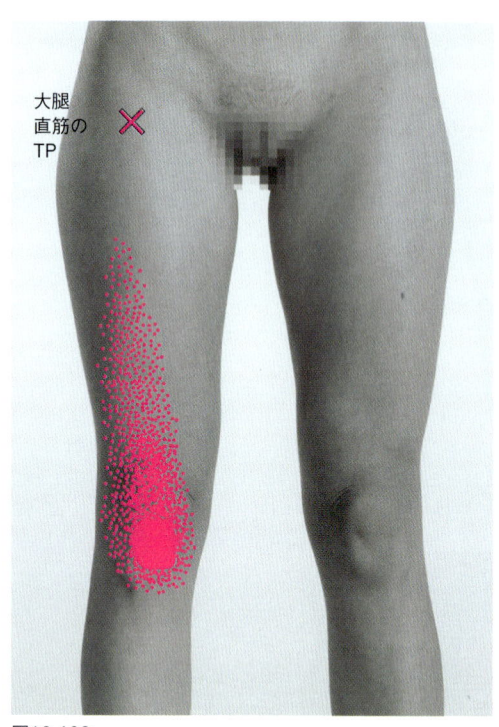

図19.109 — 大腿直筋のTP

## 機　能
- 膝関節の伸展
- 大腿直筋は腰の屈曲も行う

## 支配神経
大腿神経（L3-4）

## トリガーポイントの位置
　大腿直筋のトリガーポイントは、下前腸骨棘のやや尾側にある。

　内側広筋のトリガーポイントは、筋肉の内縁に見つかる。TP1はさらに遠位、膝蓋骨のやや上で、TP2は大腿のほぼ中央にある。

　中間広筋のトリガーポイントを触診するのは難しい。中間広筋は深層に位置しているので、指診が難しいからである。トリガーポイントは筋腹内の近位にあるが、大腿直筋のトリガーポイントよりも遠位である。中間広筋のトリガーポイントにアプローチするには、大腿直筋外縁の近位から大腿の深層を触診する。

　外側広筋は大腿部の深層にあるため、トリガーポイントの触知は非常に難しい。外側広筋全体にトリガーポイントが分布していて、大腿骨の上の筋部位を圧迫した時にだけ典型的な関連痛が生じる。
　（図19.**107**も参照）

## 関連痛
　大腿直筋のトリガーポイント
- 膝関節
- 膝蓋骨のまわり
- 大腿の内側

　内側広筋のトリガーポイント：膝（TP1）・大腿部（TP2）の腹内側

　中間広筋のトリガーポイント：大腿の腹側全体、痛みが一番強いのは大腿中央

　外側広筋のトリガーポイント：大腿の外側と膝

## 関連する内臓
　なし

## ■ 内側広筋

### 起　始
- 転子間線の下部
- 粗線の内側唇
- 螺旋線
- 内側大腿筋間中隔

## ■ 中間広筋

### 起　始
大腿骨の前面と外面（顆部から手幅ほど上まで）

## ■ 大腿直筋、外側広筋、内側広筋、中間広筋

### 停　止
- 大腿四頭筋腱を経た膝蓋骨
- 膝蓋靱帯を経た脛骨粗面

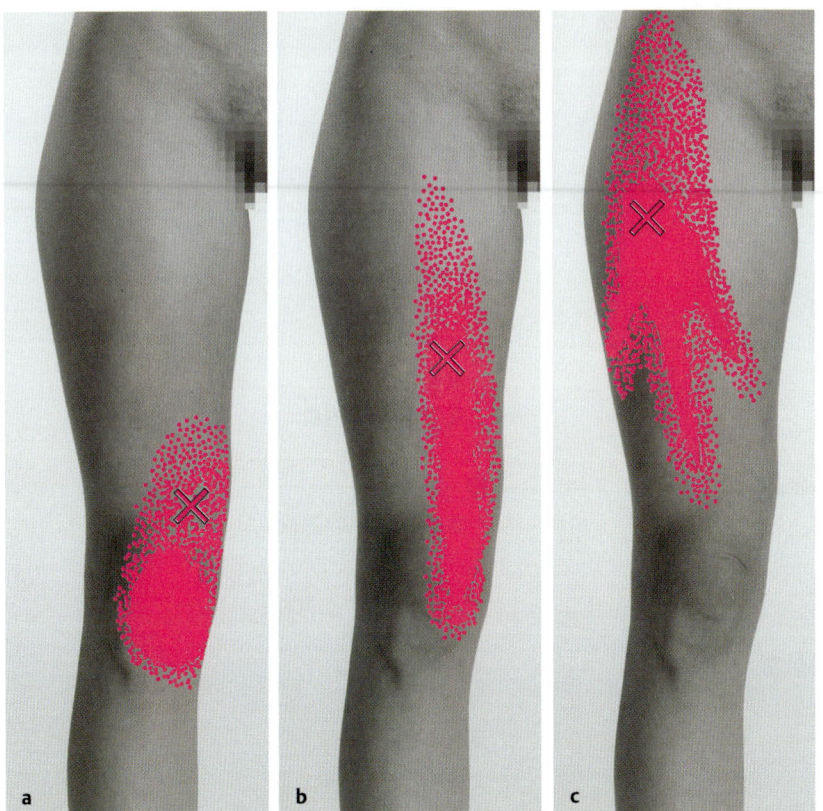

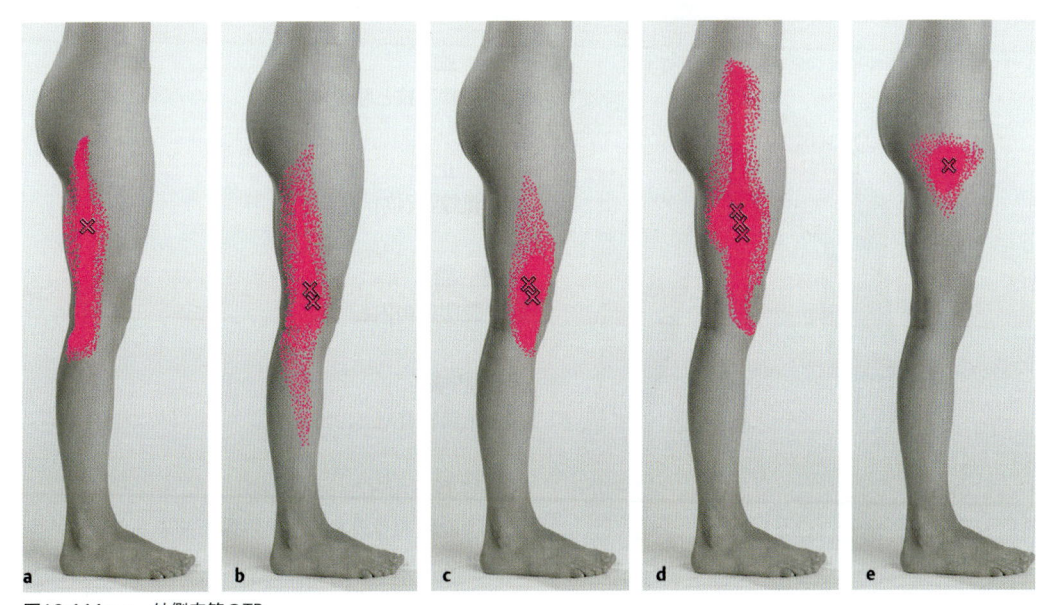

腰、大腿、膝に痛みをもたらす筋肉 199

図19.110a-c

図19.111a-e　外側広筋のTP

## 薄筋、長内転筋、短内転筋、大内転筋

### ■ 薄　筋（図19.112）

**起　始**
恥骨下枝（外面）

**停　止**
脛骨の前面（縫工筋の下）

**機　能**
- 股関節の内転
- 膝関節の屈曲
- 膝関節の内旋（膝の屈曲時）

**支配神経**
閉鎖神経（L2-3）

**トリガーポイントの位置**
筋腹の中1/3

**関 連 痛**
大腿の内側

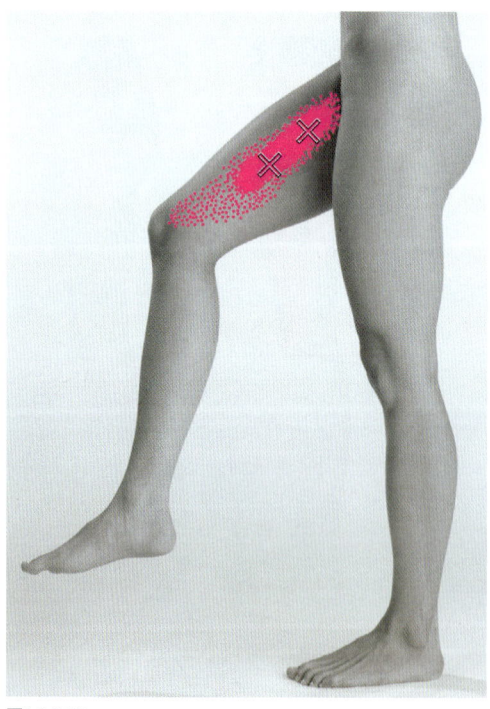

図19.112

**関連する内臓**
- 子宮、子宮付属器
- 前立腺
- 膀胱

### ■ 長内転筋

**起　始**
- 恥骨体
- 恥骨結節（下内側）

**停　止**
粗線の内側唇（遠位2/3）

**機　能**
- 股関節の内転
- 股関節の内旋

**支配神経**
閉鎖神経（L2-3）

### ■ 短内転筋（図19.113）

**起　始**
恥骨下枝と恥骨体

**停　止**
粗線（近位1/3）

**機　能**
股関節の内転

**支配神経**
閉鎖神経（L2-3）

**トリガーポイントの位置**
　腰の屈曲や外転で長・短内転筋をあらかじめ緊張させるとトリガーポイントが触知しやすい。患者は仰臥位になる。トリガーポイントは長・短内転筋の近位半分にある。

関連痛
- 鼠径部
- 大腿の腹内側
- 膝蓋上
- 脛骨稜に沿って

関連する内臓
- 子宮、子宮付属器
- 前立腺
- 睾丸
- 膀胱

### ■ 大内転筋（図19.114）

起　始
- 坐骨枝
- 恥骨下枝
- 坐骨結節

停　止
- 殿筋粗面までの粗線
- 大腿骨の内転筋結節

機　能
- 股関節の伸展
- 股関節の内転
- 股関節の内旋

支配神経
- 閉鎖神経（L2-4）
- 脛骨神経（L4-S3）

トリガーポイントの位置
TP1　大内転筋の中部、粗線にある停止部の付近
TP2　起始部の坐骨と恥骨の付近
　　　（図19.113参照）

- 前立腺
- 膀胱

関連痛
TP1　鼠径部と大腿の腹内側、膝の手前まで
TP2　恥骨、膣、直腸、膀胱。または小骨盤内で他のびまん性の痛み

関連する内臓
- 子宮、子宮付属器

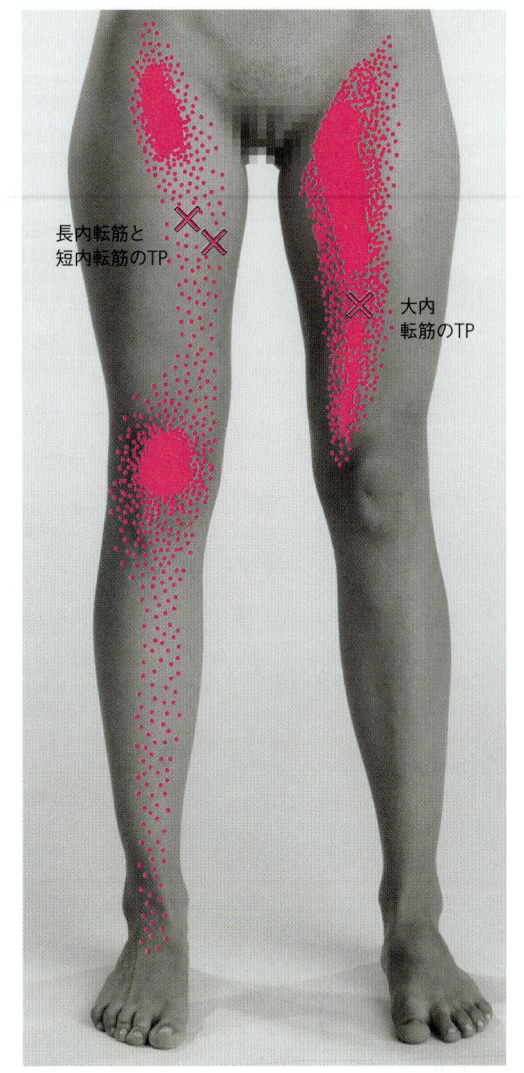

図19.113

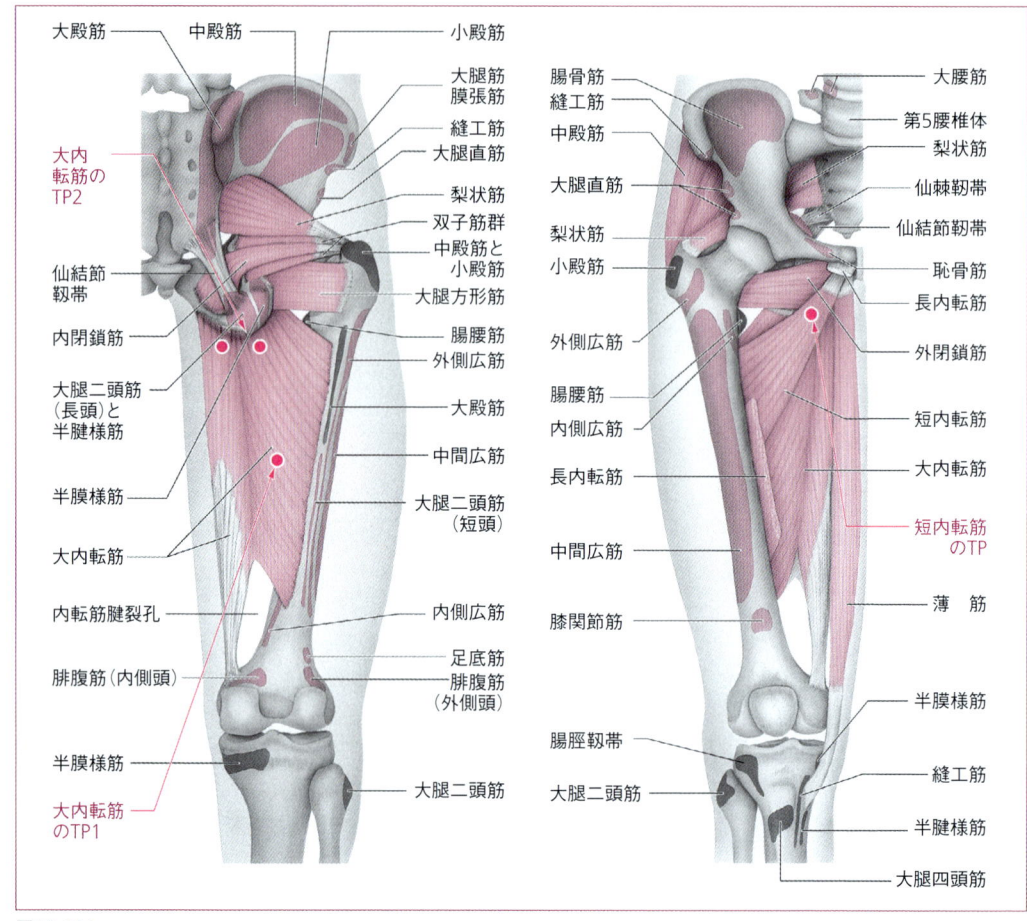

図19.114

## 大腿二頭筋、半腱様筋、半膜様筋

### ■ 大腿二頭筋（図19.115）

**起 始**
- 坐骨結節（後面）
- 粗線の外側唇（中1/3）

**停 止**
- 腓骨頭尖
- 大腿骨の外側顆上線
- 外側靱帯
- 脛骨の外側顆

**機 能**
- 股関節の伸展
- 膝関節の屈曲
- 膝関節の外旋

**支配神経**
脛骨神経と腓骨神経（L4-S3）

**トリガーポイントの位置**
大腿部の後外側の中1/3にトリガーポイントがいくつも見つかる。

**関連痛**
- 膝窩（主な痛み）
- 下腿の近位、後外側
- 殿溝手前までの大腿の後外側

**関連する内臓**
なし

腰、大腿、膝に痛みをもたらす筋肉 203

■ 半腱様筋（図19.116）

起　始
- 坐骨結節（後面）

停　止
- 脛骨面の内側（薄筋の下）

機　能
- 股関節の伸展
- 膝関節の屈曲
- 膝関節の内旋

支配神経
　脛骨神経（L5-S1）

■ 半膜様筋

起　始
- 坐骨結節（後面）

停　止
- 脛骨の内側顆
- 斜膝窩靱帯
- 膝窩筋の筋膜

機　能
- 股関節の伸展
- 膝関節の屈曲
- 膝関節の内旋

支配神経
　脛骨神経（L5-S1）

トリガーポイントの位置
　大腿後内側の中1/3にトリガーポイントがいくつも見つかる。

関　連　痛
- 殿部の尾側端と殿溝（主な痛み）
- 大腿後内側
- 膝窩・腓腹の内側半分

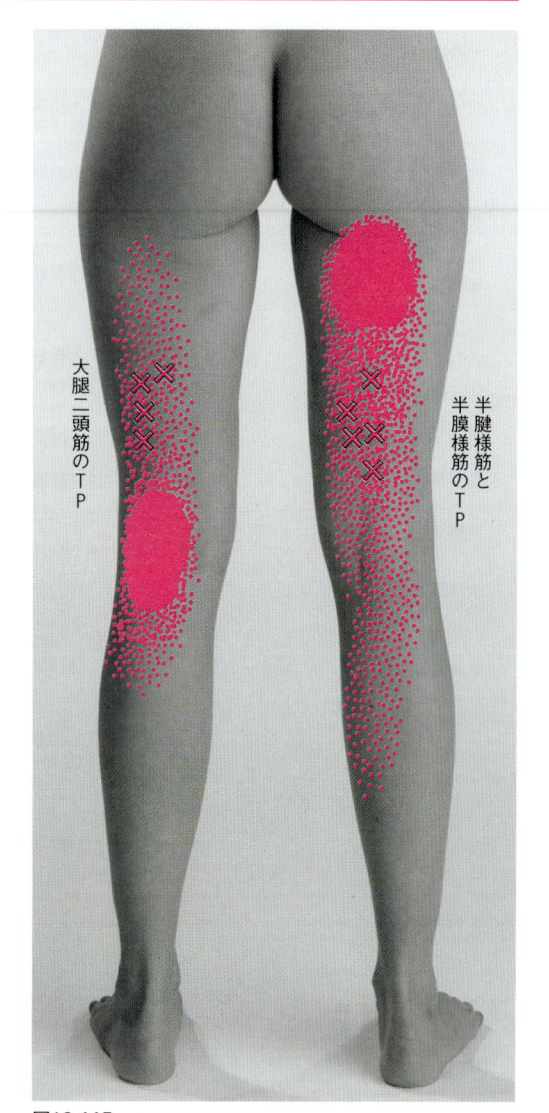

図19.115 （大腿二頭筋のTP／半腱様筋と半膜様筋のTP）

関連する内臓
　なし

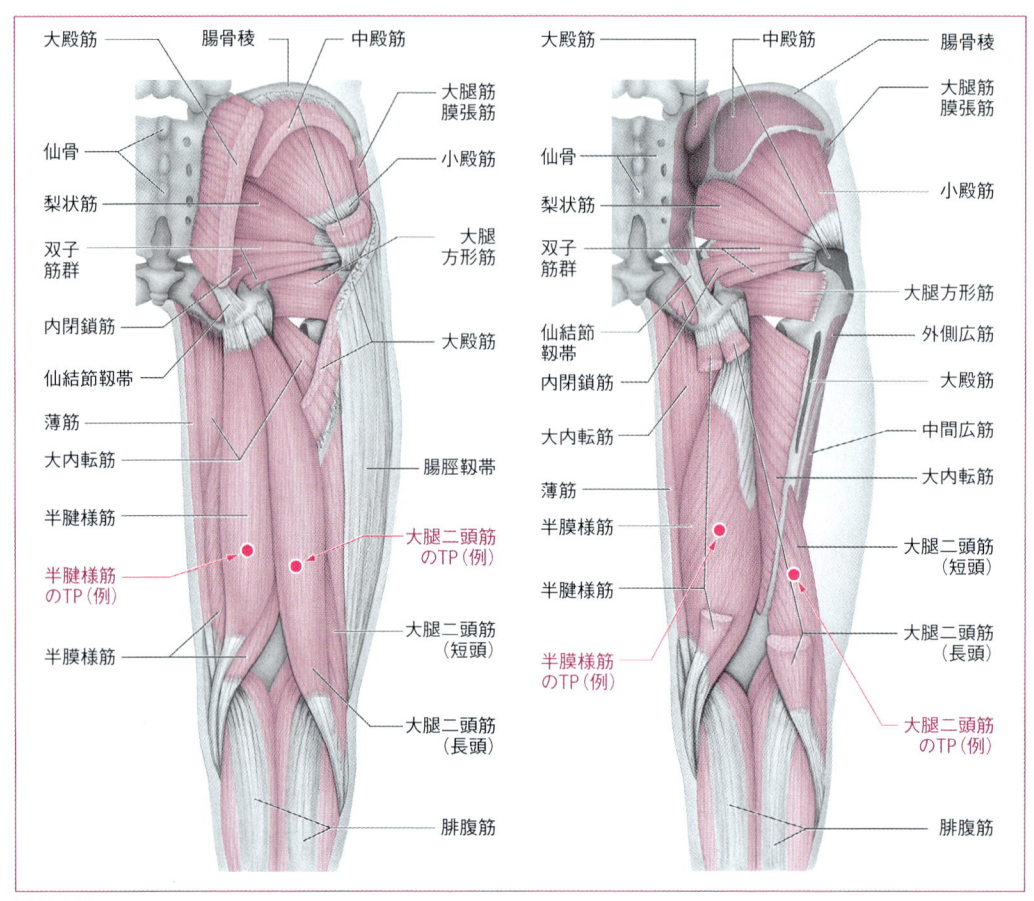

図19.116

### 膝窩筋（図19.117、19.118）

起　始
　脛骨の後面（ヒラメ筋線の上と脛骨顆の下）

停　止
- 大腿骨の外側上顆
- 膝関節包に広がって
- 外側半月板（後角）につながる

機　能
- 膝関節の内旋
- 外側半月板の下制

支配神経
　脛骨神経（L5-S1）

トリガーポイントの位置
　起始部の近位半分、脛骨付近

関連痛
　膝窩

関連する内臓
　なし

腰、大腿、膝に痛みをもたらす筋肉 205

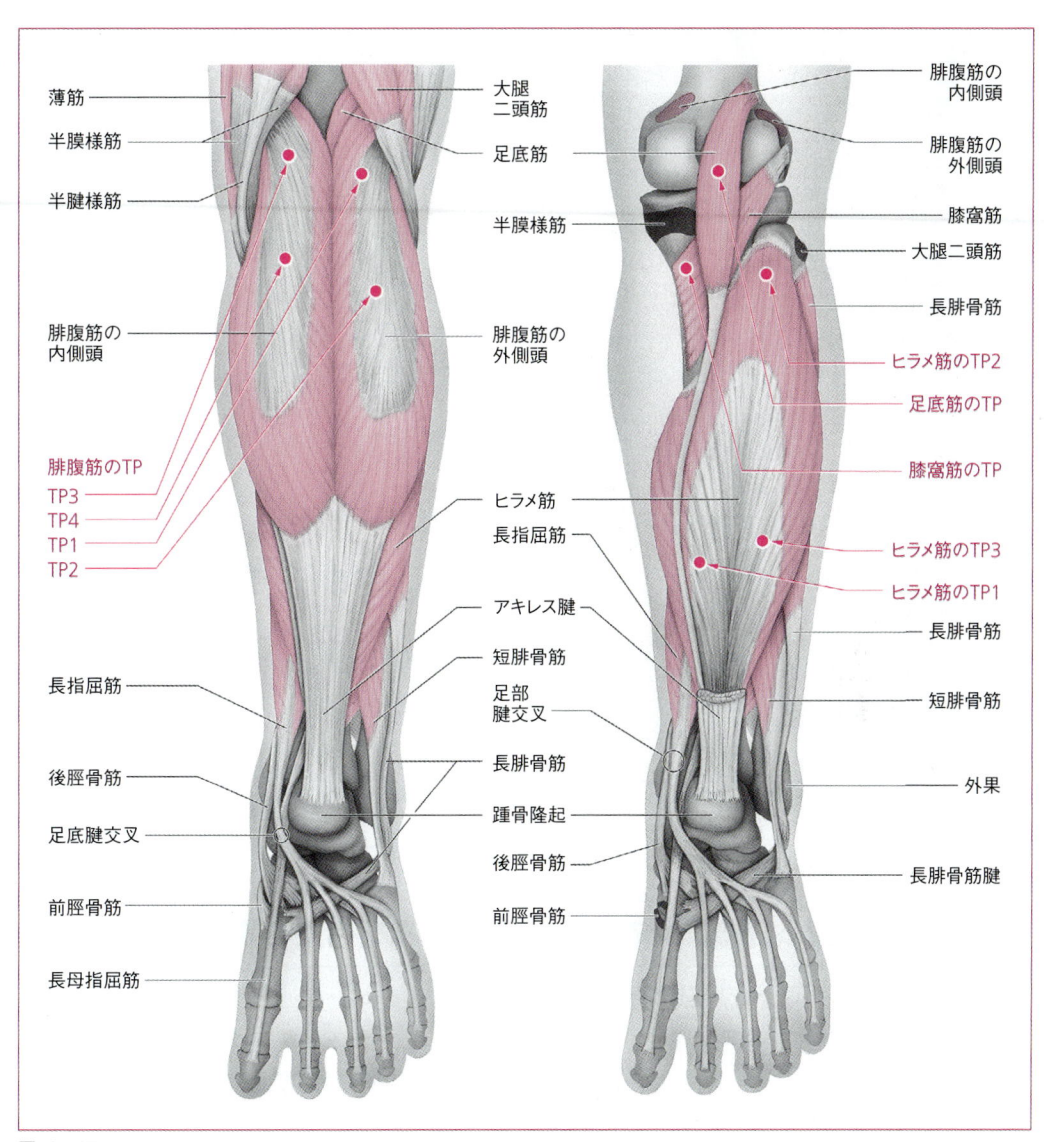

図19.117

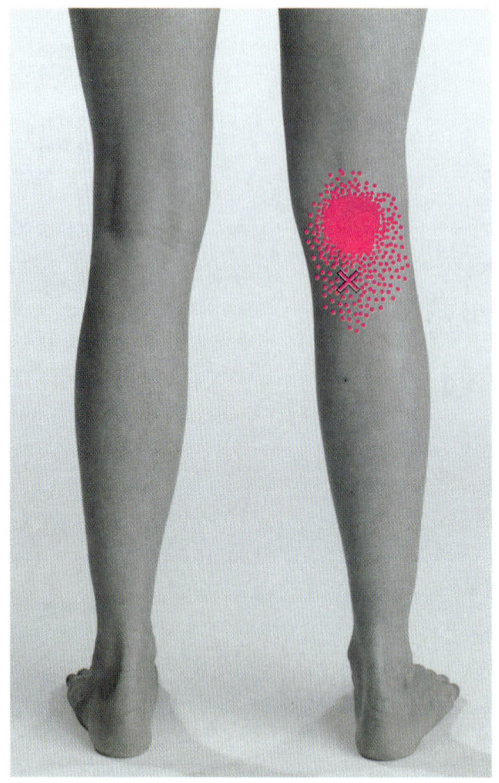

図19.118

## 19.7　下腿、くるぶし、足に痛みをもたらす筋肉

### 前脛骨筋（図19.119、19.120）

起始
- 脛骨の外側面（近位半分）
- 骨間膜

停止
- 内側楔状骨（底側面）
- 第1中足骨底

機能
- 背屈
- 足の内反
- 縦足弓の維持

支配神経
　深腓骨神経（L4-5）

トリガーポイントの位置
　筋腹の上1/3
　（下腿近位1/3から中1/3への移行部）

関連痛
- 距腿関節上部の腹内側部
- 足の母指の背内側
- 下腿を経て足の母指まで、前内側にトリガーポイントが細い帯状に分布している部位

関連する内臓
　なし

下腿、くるぶし、足に痛みをもたらす筋肉　207

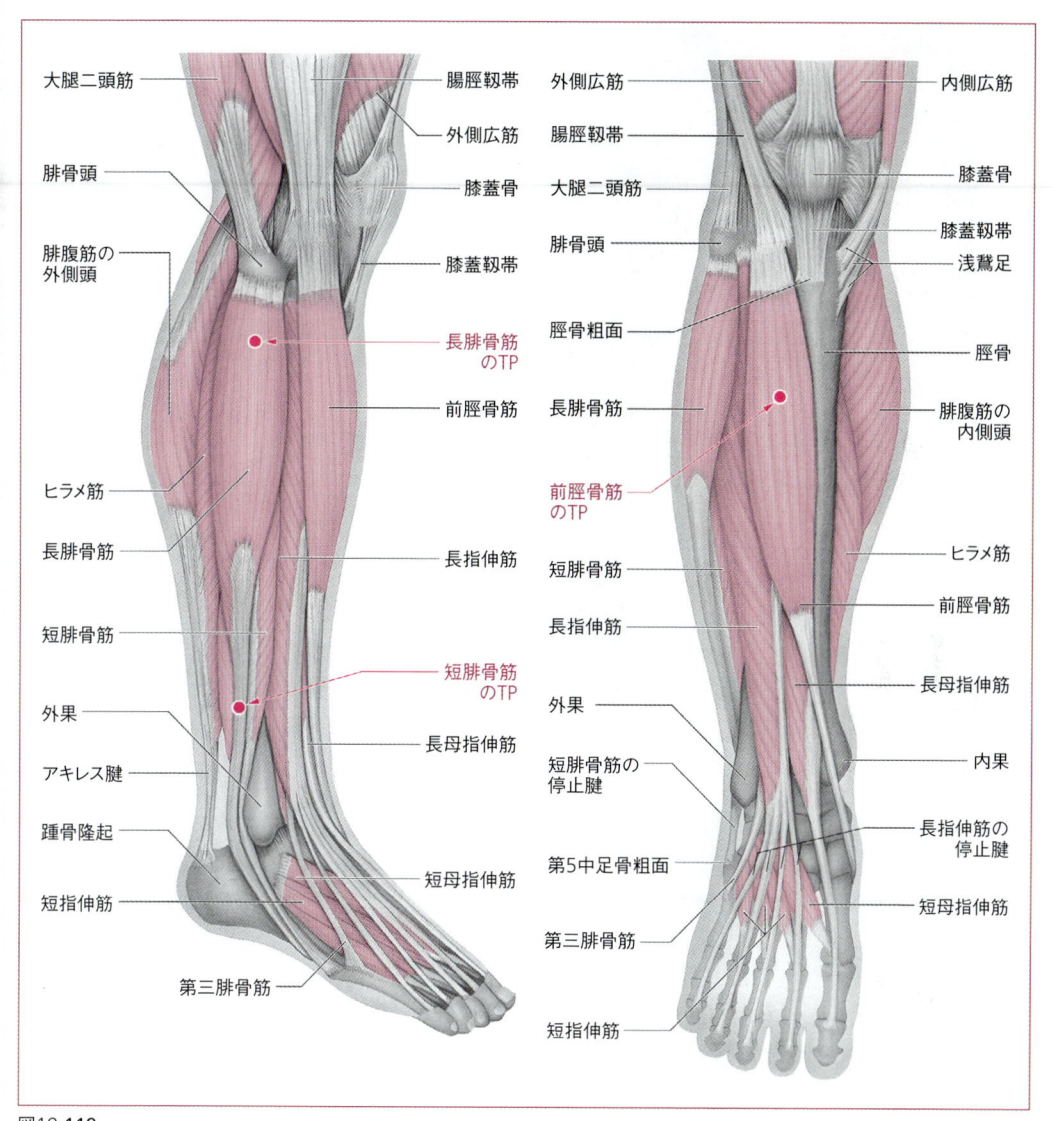

図19.119

## 後脛骨筋（図19.121、19.122）

### 起始
脛骨・腓骨の後面（内側稜、骨間縁、骨間膜の間）

### 停止
- 舟状骨粗面
- 足根骨全体（距骨以外）
- 足根靱帯の内側（たとえば三角靱帯）

### 機能
- 底屈
- 足の内反
- 縦足弓の維持

### 支配神経
脛骨神経（L4-5）

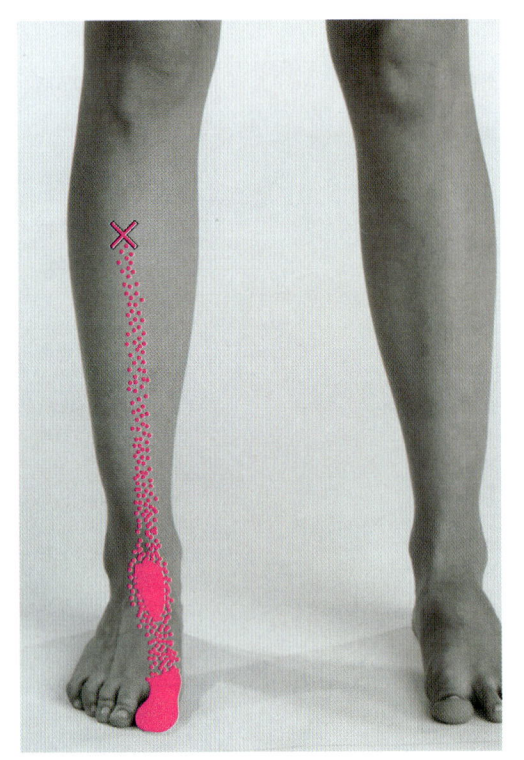

図19.120

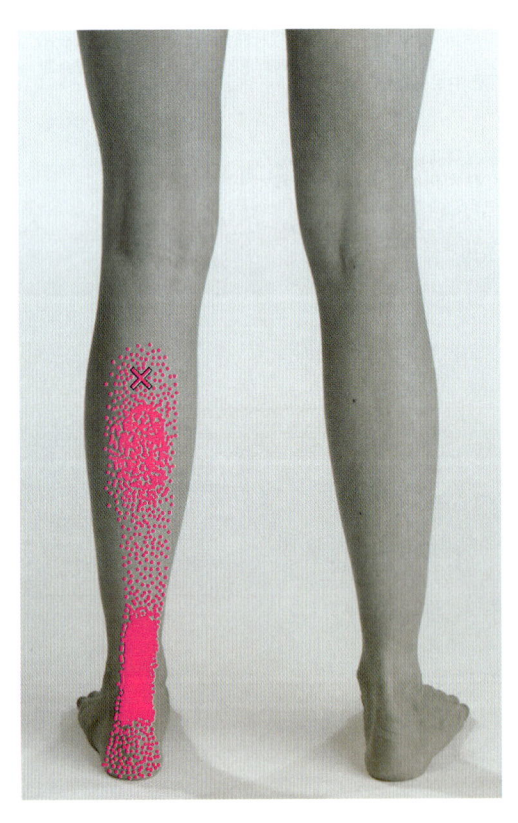

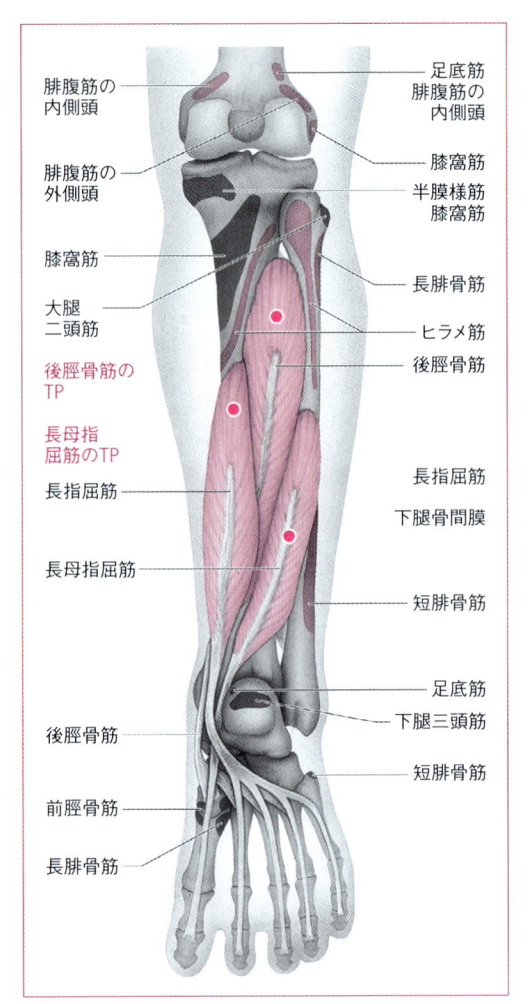

図19.121

腓腹筋の内側頭
足底筋
腓腹筋の内側頭
腓腹筋の外側頭
膝窩筋
半膜様筋
膝窩筋
膝窩筋
長腓骨筋
大腿二頭筋
ヒラメ筋
**後脛骨筋のTP**
後脛骨筋
**長母指屈筋のTP**
長指屈筋
長指屈筋
下腿骨間膜
長母指屈筋
短腓骨筋
足底筋
後脛骨筋
下腿三頭筋
短腓骨筋
前脛骨筋
長腓骨筋

図19.122

下腿、くるぶし、足に痛みをもたらす筋肉  209

## トリガーポイントの位置
脛骨稜の後外側と、骨間膜の近位1/4。ヒラメ筋を経てのみ触知できる。

## 関連痛
- アキレス腱（主な痛み）

- トリガーポイントから尾側へ、下腿の中央を経て、踵と足底へ、第1から第5指まで痛みが広がる

## 関連する内臓
なし

# 長腓骨筋、短腓骨筋、第三腓骨筋

### ■ 長腓骨筋

**起 始**
- 脛骨の外側面（近位2/3）
- 腓骨頭
- 脛腓関節

**停 止**
- 第1中足骨底
- 内側楔状骨

**機 能**
- 底屈
- 足の外反
- 横足弓の維持

**支配神経**
浅腓骨神経（L5-S1）

### ■ 短腓骨筋（図19.123）

**起 始**
- 脛骨の外側面（遠位2/3）

**停 止**
- 第5中足骨粗面

**機 能**
- 背屈
- 足の外反
- 横足弓の維持

**支配神経**
浅腓骨神経（L5-S1）

## トリガーポイントの位置
長腓骨筋のトリガーポイント：腓骨体の上にある腓骨小頭の2〜4cm遠位

短腓骨筋のトリガーポイント：下腿中1/3から遠位1/3への境、長腓骨筋腱の両側

## 関連痛
- 外果、その頭側、尾側、後方も
- 下腿の外側の中1/3
- 足の外側

## 関連する内臓
なし

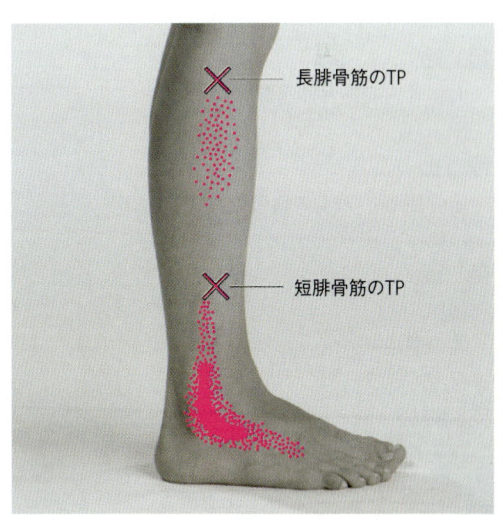

図19.123

## 第三腓骨筋（図19.124）

### 起　始
腓骨の前縁（遠位1/3）

### 停　止
第5中足骨

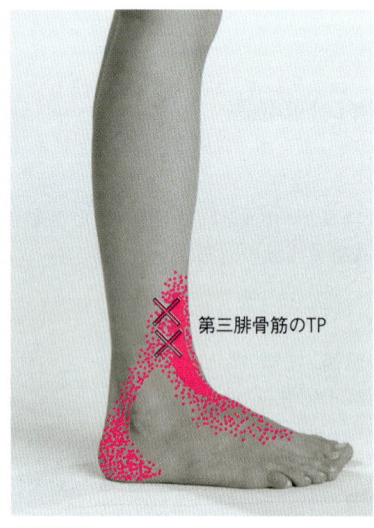

図19.124

### 機　能
- 背屈
- 足の外反

### 支配神経
深腓骨神経（L5-S1）

### トリガーポイントの位置
短腓骨筋のトリガーポイントよりやや遠位前方（図19.119も参照）

### 関連痛
- 距腿関節上部・足の甲の腹外側
- 外果の後方から、踵外側までずっと

### 関連する内臓
なし

## 腓腹筋（図19.125、19.126）

### 起　始
大腿骨内側顆と外側顆

### 停　止
踵骨隆起（アキレス腱の上）

### 機　能
- 底屈
- 膝の屈曲

### 支配神経
脛骨神経（S1-2）

### トリガーポイントの位置
TP1とTP2
　筋腹中央のやや近位、腓腹筋の内側頭と外側頭にそれぞれ1つずつ

TP3とTP4
　顆部の付近、腓腹筋の内側頭と外側頭（図19.117も参照）

### 関連痛
TP1
- 足底の内側
- 下腿の後内側
- 膝窩、大腿後部の一部

TP2〜4
　これら3つのトリガーポイントの関連痛は、それぞれのトリガーポイントのまわりで局所的に感じられる。

### 関連する内臓
なし

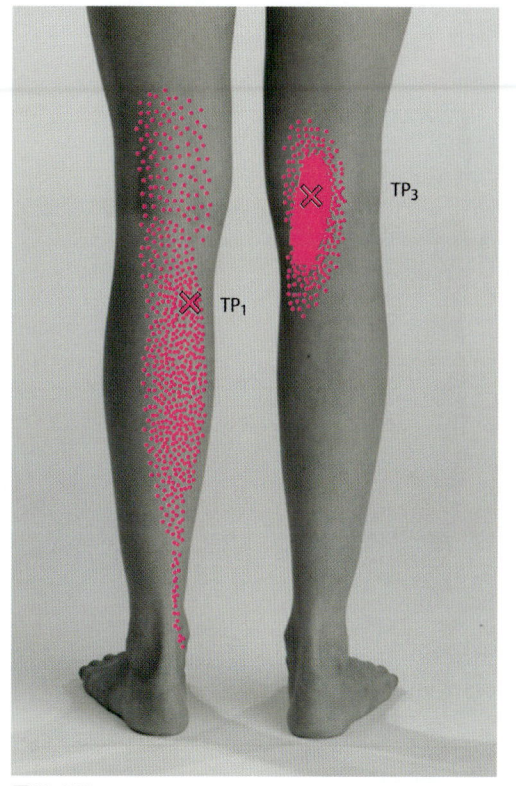

図19.125

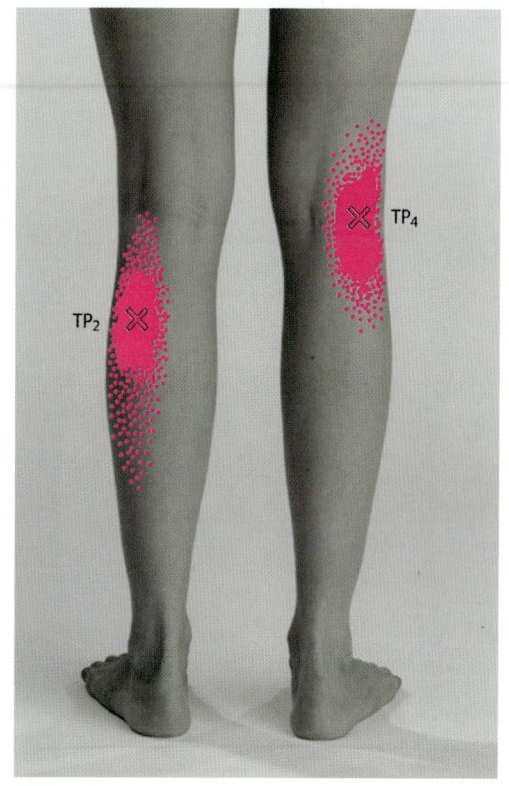

図19.126

## ヒラメ筋、足底筋（図19.127）

### ■ ヒラメ筋

起　始
- ヒラメ筋線
- 脛骨の後面（中1/3）
- 腓骨頚と腓骨後面（近位1/4）

停　止
　踵骨隆起（アキレス腱の上）

機　能
　底屈

支配神経
　脛骨神経（S1〜2）

トリガーポイントの位置
TP1　腓腹筋頭の2〜3cm遠位、正中線のやや内側
TP2　腓骨小頭の付近（腓腹の外側）
TP3　TP1より近位、正中線の外側

関連痛
TP1
- アキレス腱
- 踵の後部と底部
- 足底
- トリガーポイントのやや近位

TP2　腓腹の上半分
TP3　仙腸関節の同側

関連する内臓
　なし

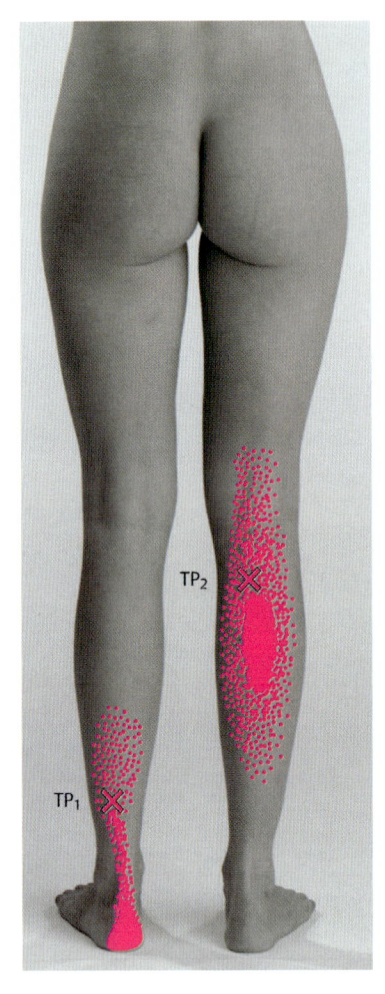

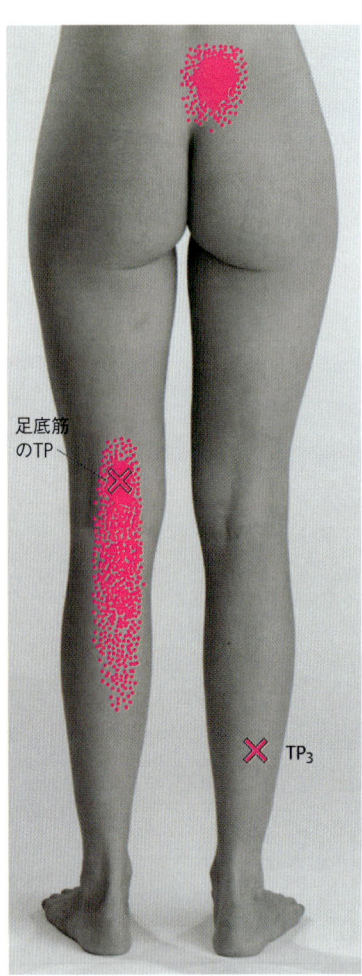

図19.127

## ■ 足底筋

**起　始**
　大腿骨の外側上顆（腓腹筋頭の近位）

**停　止**
　アキレス腱（内側、腓腹筋腱の下）

**機　能**
- 底屈
- 膝の屈曲

**支配神経**
　脛骨神経（S1-2）

**トリガーポイントの位置**
　膝窩の中央

**関 連 痛**
　膝窩と腓腹、下腿ほぼ中央まで

**関連する内臓**
　なし

## 足の長指伸筋、長母指伸筋（図19.128、19.129）

### 長指伸筋

**起 始**
- 腓骨（腹側、近位2/3）
- 骨間膜
- 脛腓関節

**停 止**
　足の第2〜第5指の指背腱膜

**機 能**
　足指と足の背屈

**支配神経**
　深腓骨神経（L5-S1）

**トリガーポイントの位置**
　長腓骨筋と前脛骨筋の間の腓骨小頭から8cmほど遠位

**関連痛**
- 足の甲、第2〜第4指を含む
- 下腿の腹側（尾側半分）

**関連する内臓**
　なし

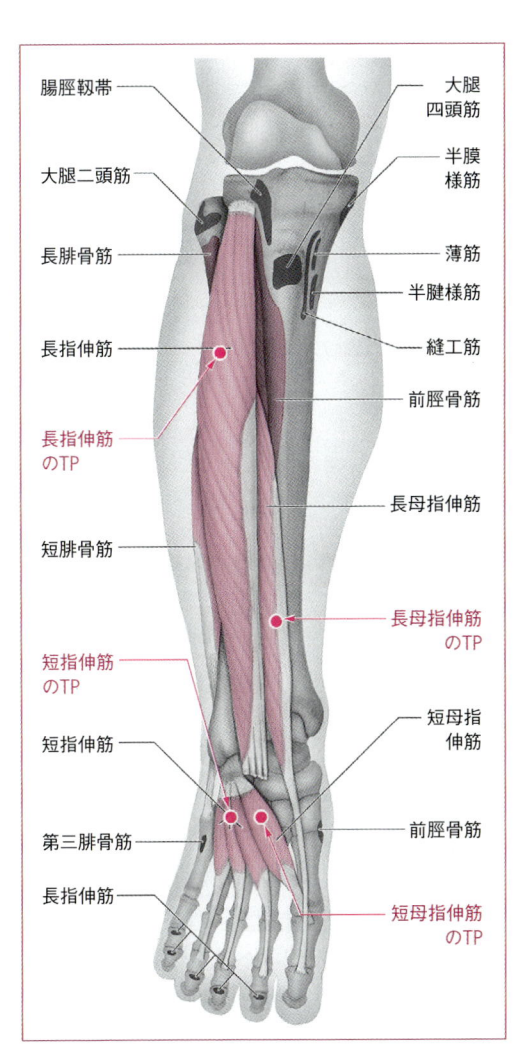

図19.128

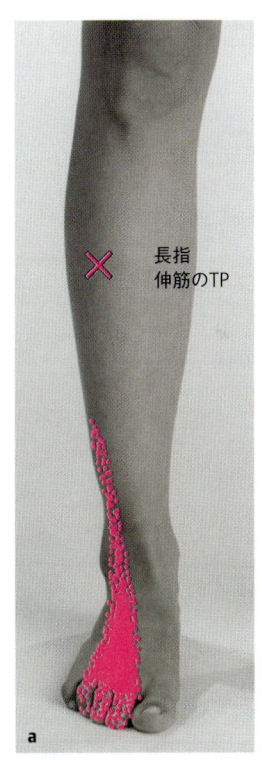

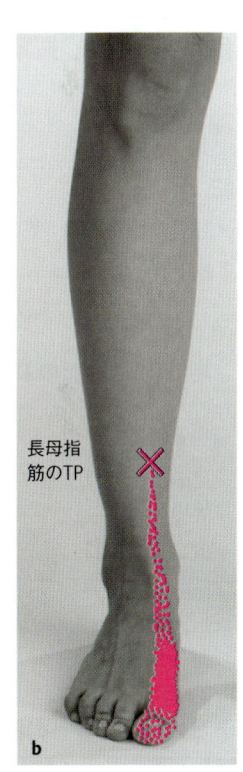

図19.129

### ■ 長母指伸筋

起　始
　腓骨(中前部)

停　止
　足の母指の末節骨底

機　能
- 母指と足の背屈
- 足の内反

支配神経
　深腓骨神経(L5〜S1)

トリガーポイントの位置
　下腿部の中1/3から尾側1/3への移行部のやや遠位と、腓骨の腹側。トリガーポイントは長指伸筋と前脛骨筋の間にある。

関連痛
　足の甲の第1中足骨部と母指、時折トリガーポイントまで細い帯状に痛みが走る

関連する内臓
　なし

## 足の長指屈筋、長母指屈筋(図19.121、19.131〜19.133)

### ■ 長指屈筋

起　始
- 脛骨の後面(ヒラメ筋線の遠位)
- 腓骨(腱弓の上)

停　止
　足の第2〜第5指の末節骨底

機　能
- 足の末節骨の屈曲
- 底屈
- 縦足弓の維持

支配神経
　脛骨神経(S1-2)

トリガーポイントの位置
　腓腹筋の筋腹内側を押しのけると、腓腹内側部の近位1/3にある脛骨後面にトリガーポイントが見つかる

関連痛
- 第2〜第5指までの足底(内外側、主な痛み)
- トリガーポイントまでの内果と腓腹部内側

関連する内臓
　なし

### ■ 長母指屈筋

起　始
- 腓骨の後面(遠位2/3)
- 筋間中隔
- 長指屈筋の腱膜

停　止
- 足の母指の基節骨底
- 長指屈筋の内側にある2本の腱線維

機　能
- 母指基節骨の屈曲
- 底屈
- 縦足弓の維持

支配神経
　脛骨神経(S2〜3)

トリガーポイントの位置
　下腿中1/3から尾側1/3への移行部と、腓骨背面にある正中線のやや外側。表層の腓腹筋を経て触知できる。

下腿、くるぶし、足に痛みをもたらす筋肉 **215**

第3虫様筋
第4虫様筋
短小指屈筋

小指外転筋

小指外転筋のTP

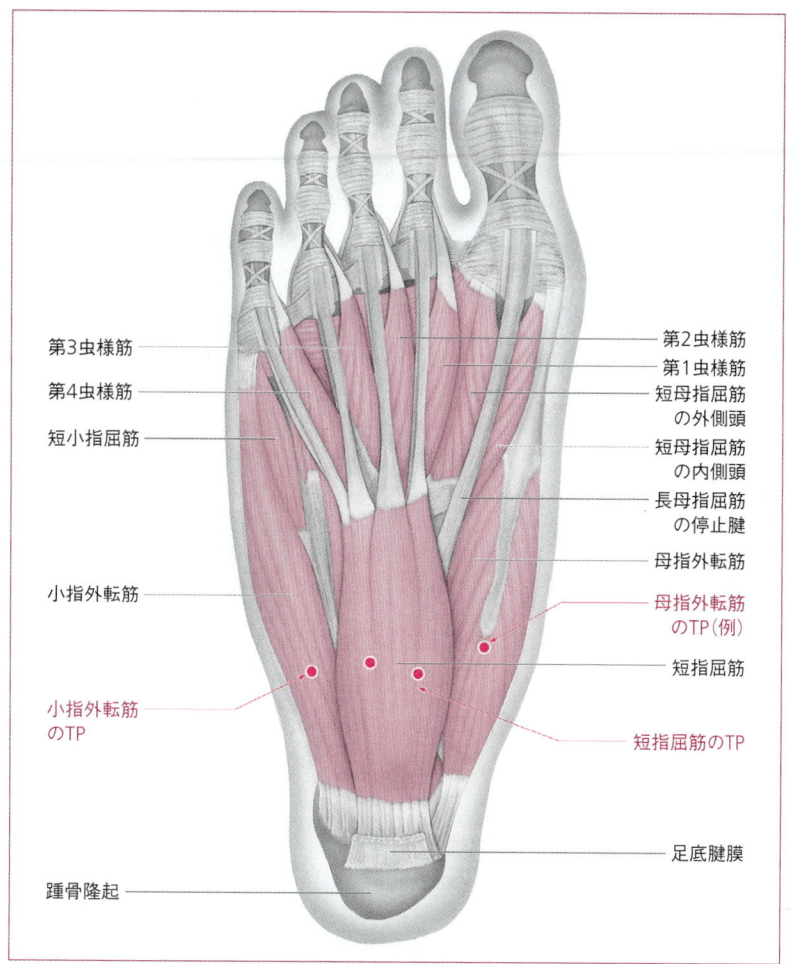

踵骨隆起

第2虫様筋
第1虫様筋
短母指屈筋の外側頭
短母指屈筋の内側頭
長母指屈筋の停止腱
母指外転筋
母指外転筋のTP（例）
短指屈筋
短指屈筋のTP
足底腱膜

図19.**130**

## 関連痛
足の母指・第1中足骨の底面

## 関連する内臓
なし

長母指屈筋のTP

長指屈筋のTP

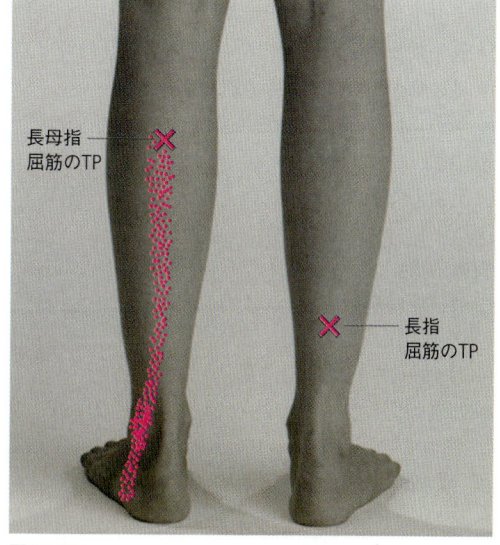

図19.**131**

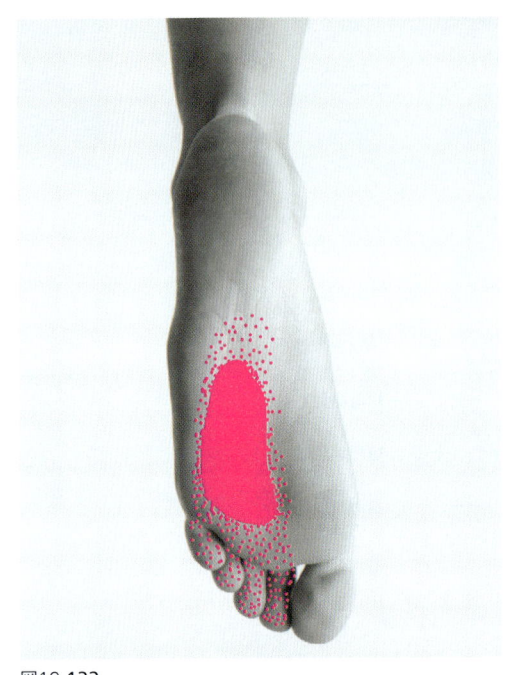

図19.132

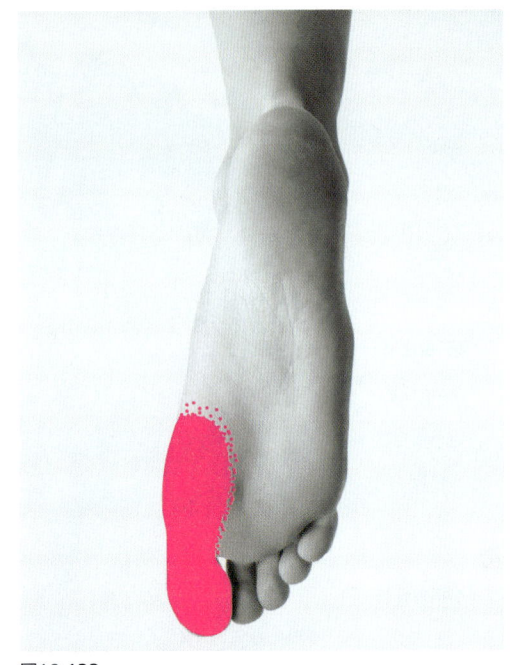

図19.133

## 表層部にある足の内在筋

### ■ 短指伸筋

起　始
　踵骨（背面）

停　止
- 母指基節骨
- 足の第2〜第4指（長指伸筋腱を経て）

機　能
　足指の伸展

支配神経
　深腓骨神経（L5-S1）

トリガーポイントの位置
　筋腹の上1/3

関連痛
　足の甲内側の距腿関節に近い部位

関連する内臓
　なし

### ■ 短母指伸筋（図19.134）

起　始
　踵骨背面

停　止
- 足の母指の指背腱膜
- 母指基節骨底

機　能
　母指基節骨の背屈

支配神経
　深腓骨神経（L5-S1）

トリガーポイントの位置
　筋腹の上1/3
　（図19.**128**も参照）

下腿、くるぶし、足に痛みをもたらす筋肉 217

**関連痛**
　足の甲内側の距腿関節に近い部位

**関連する内臓**
　なし

## ■ 母指外転筋（図19.130、19.135）

**起　始**
- 踵骨隆起内側突起
- 屈筋支帯

**停　止**
- 母指基節骨（内側）

**機　能**
- 足の母指の外転
- 底屈

**支配神経**
　内側足底神経（S1-2）

**トリガーポイントの位置**
　トリガーポイントは足の内側縁の筋腹内に分布している

**関連痛**
　踵内側と足の内側縁

**関連する内臓**
　なし

## ■ 短指屈筋（図19.130、19.136）

**起　始**
- 踵骨隆起（底部）

**停　止**
- 足の第2〜第5指の中節骨（腱が分かれている）

**機　能**
- 足の第2〜第5指の屈曲
- 足弓の維持

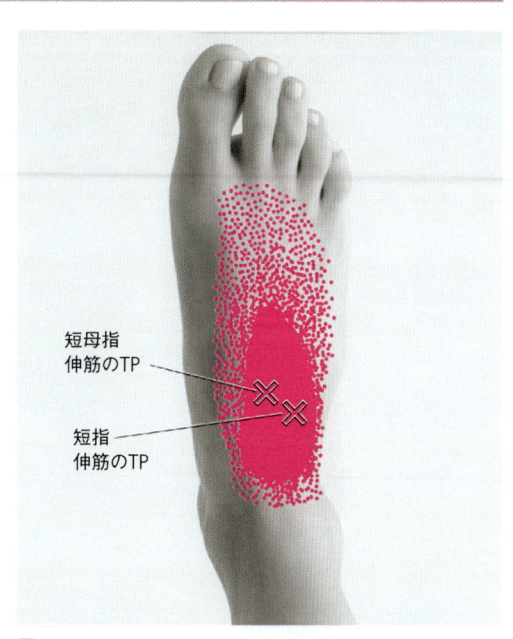

図19.134

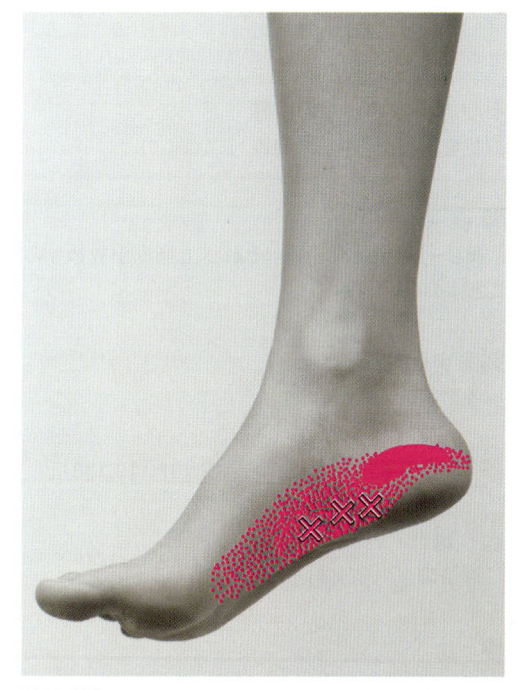

図19.135

**支配神経**
　内側足底神経（S1-2）

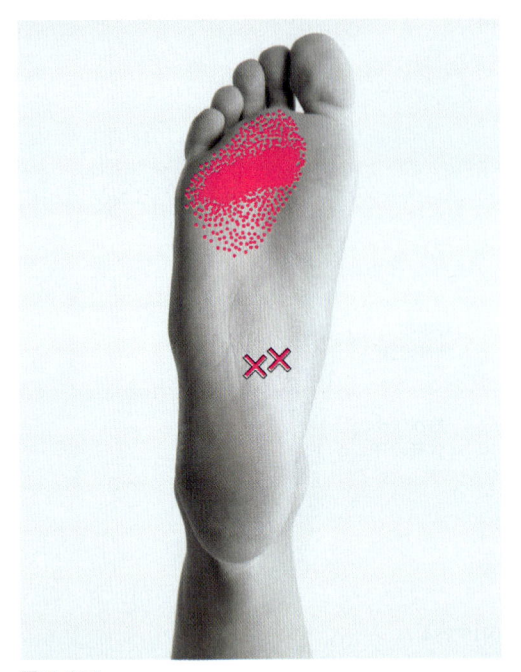

図19.136

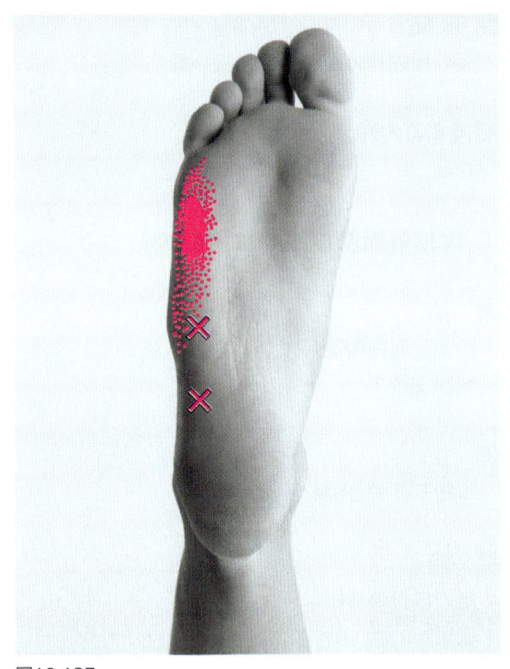

図19.137

トリガーポイントの位置
　足底の近位、中部の筋腹

関連痛
　第2～第4中足骨小頭、それ以上痛みが放散することは少ない

関連する内臓
　なし

### ■ 小指外転筋（図19.130、19.137、19.138）

起　始
　踵骨隆起内側突起と外側突起

停　止
- 足の第5指の基節骨底（外側）
- 第5中足骨

機　能
- 足の第5指の屈曲
- 足の第5指の外転
- 縦足弓の維持

支配神経
　外側足底神経（S2-3）

トリガーポイントの位置
　トリガーポイントは足の外側縁の筋腹内に分布している

関連痛
　第5中足骨小頭、足底の外側面に痛みが放散することは少ない

関連する内臓
　なし

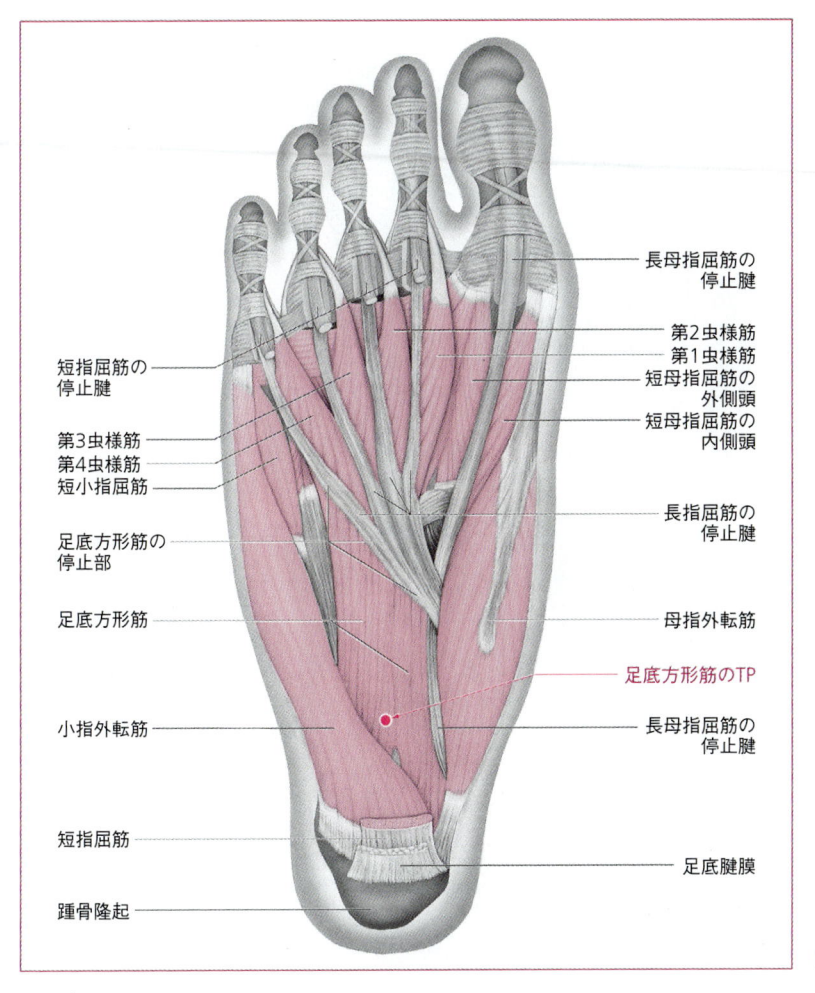

図19.138

## 深層部にある足の内在筋

### ■ 足底方形筋（図19.139〜19.141）

起 始
踵骨の外側縁と内側縁それぞれの筋頭

停 止
長指屈筋腱

機 能
足の第2〜第5指の屈曲補助

支配神経
外側足底神経（S2-3）

トリガーポイントの位置
踵のすぐ前で足底腱膜を経て触知できる

関 連 痛
踵の底面

関連する内臓
なし

### ■ 背側骨間筋

起 始
すべての中足骨の内面にある2頭

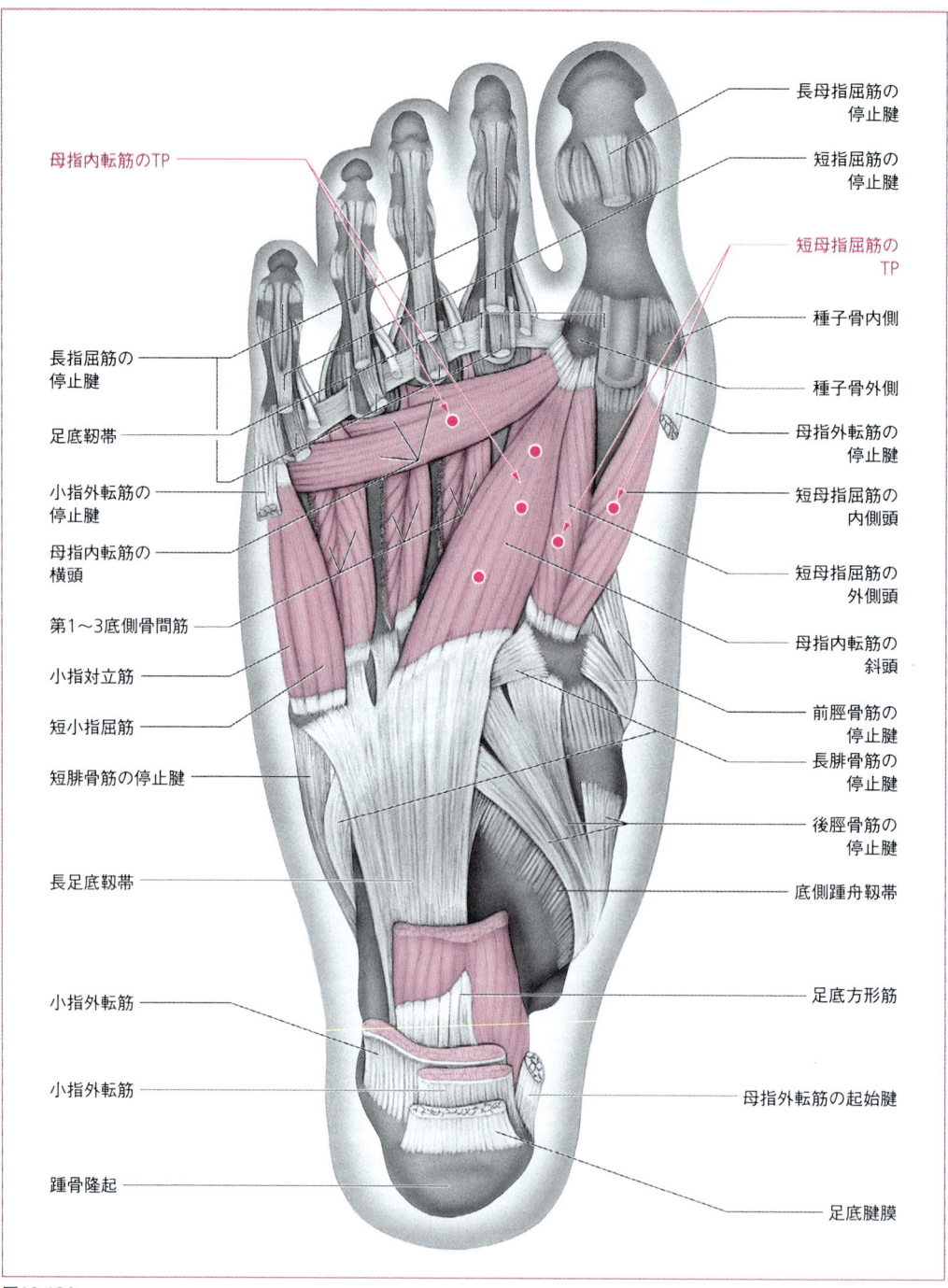

図19.139

下腿、くるぶし、足に痛みをもたらす筋肉 **221**

停　止
- 足の基節骨底（第2指は内側、第2〜4指は外側）
- 足指の指背腱膜

機　能
　足の第2〜第4指の外転

支配神経
　外側足底神経（S2-3）

■ **底側骨間筋**

起　始
　第3〜第5中足骨の1頭

停　止
- 足の第3〜第5指の基節骨底
- 足指の指背腱膜

機　能
　足の第3〜第5指の内転

支配神経
　外側足底神経（S2-3）

トリガーポイントの位置
　底側の中足骨と背側の中足骨の間で触知できる

関連痛
　このトリガーポイントの関連痛は、足指の筋腱がついている側に沿って感じられる。痛みは背側にも、底側にも投射される。

関連する内臓
　なし

■ **母指内転筋**（図19.142）

起　始
- 斜頭：第2〜第4指の中足骨底
- 横頭：第3〜第5指の基関節の関節包靭帯、深横中足靭帯

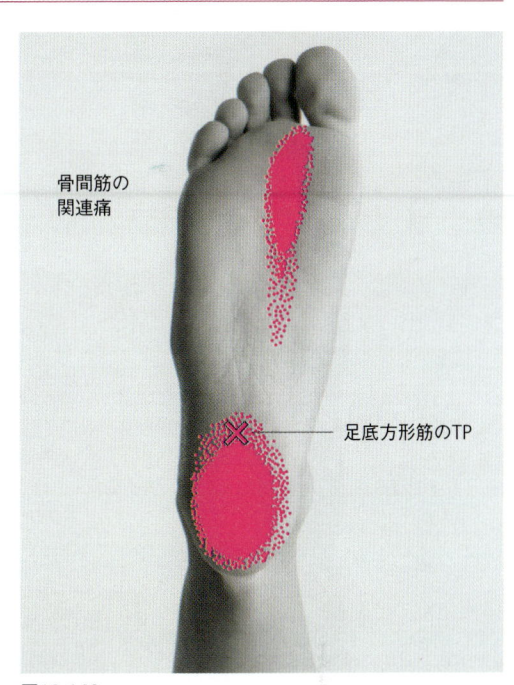

図19.140

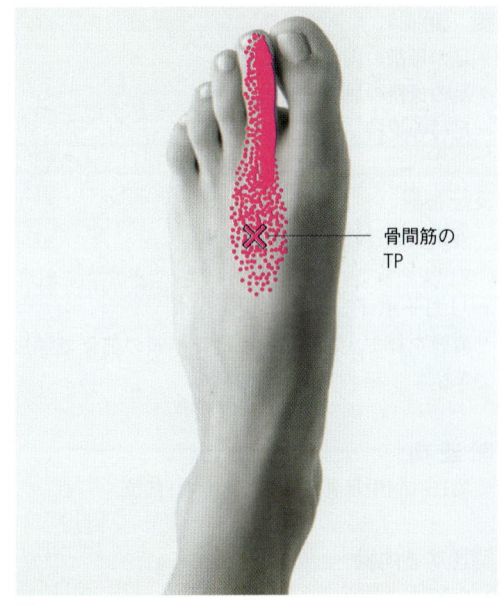

骨間筋の関連痛
足底方形筋のTP

図19.141

骨間筋のTP

停　止
- 種子骨の外側
- 母指基節骨（外側）

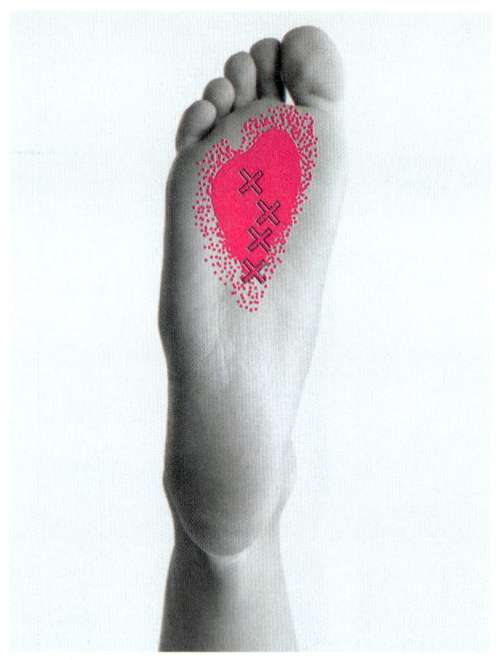

図19.142

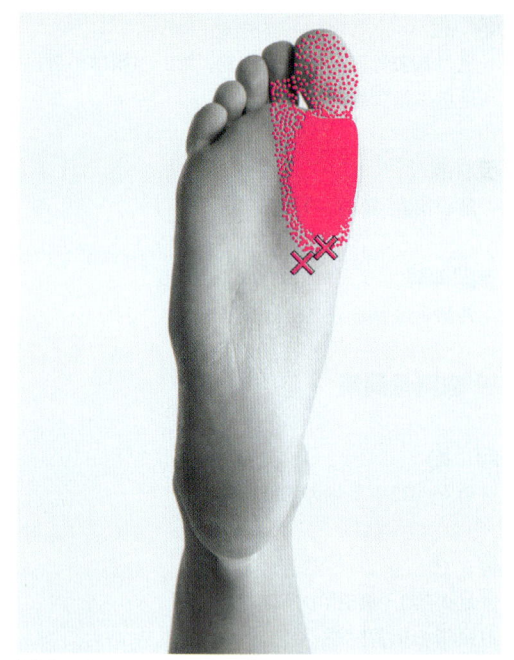

図19.143

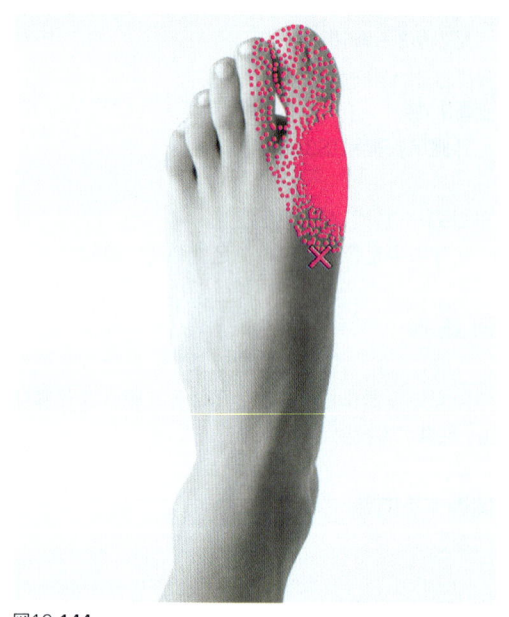

図19.144

## 機　能
- 足の母指の内転
- 足の母指の屈曲
- 足弓の維持

## 支配神経
外側足底神経(S2-3)

## トリガーポイントの位置
腱膜を経て、第1〜第4中足骨小頭の部位で触知できる

## 関連痛
第1〜第4中足骨小頭のまわりの1部位

## 関連する内臓
なし

### ■ 短母指屈筋（図19.143、19.144）

## 起　始
- 立方骨
- 第1〜第3楔状骨

## 停　止
足の第1基関節底（種子骨を経て外側と内側のそれぞれの腱が延びて）

### 機　能
- 足の母指の屈曲
- 足弓の維持

### 支配神経
脛骨神経（S2-3）

### トリガーポイントの位置
足の内側縁、第1中足骨小頭のやや近位

### 関連痛
第1中足骨小頭のまわりの底側と内側、第1指と第2指でも感じる

### 関連する内臓
なし

# 20　参考文献

## 筋肉連鎖（リヒター）

[1] Ahonen J, Lathinen T, Sandström M, Pogliani G, Wirhed R: Sportmedizin und Trainingslehre. Stuttgart: Schattauer; 1999
[2] American Academy of Osteopathy, 52 AAO Yearbooks from 1938–1998. Indianapolis, AAO; 2001
[3] Amigues J: Osteopathie-Kompendium. Stuttgart: Sonntag; 2004
[4] Arbuckle BG: The selected writings. Indianapolis: AAO; 1994
[5] Barral J: Le Thorax. Paris: Maloine; 1989
[6] Barral J: Manipulations uro-genitales. Paris: Maloine; 1984
[7] Barral JP, Croibier A: Trauma. Ein osteopathischer Ansatz. Kötzting: Verlag f. Ganzheitl. Med.; 2003
[8] Becker RE: Life in Motion. Fort Worth: Stillness Press; 1997
[9] Becker RE: The Stillness of Life. Fort Worth: Stillness Press; 2000
[10] Beckers D, Deckers J: Ganganalyse und Gangschulung. Berlin: Springer; 1997
[11] Benichou A: Os clés, os suspendus. Paris : Ed. SPEK; 2001
[12] van den Berg F: Angewandte Physiologie. Stuttgart: Thieme; 2002
[13] Bobath B: Hémiplegie de l'adulte bilans et traitement. Paris: Masson; 1978
[14] Bogduk N: Klinische Anatomie von Lendenwirbelsäule und Sakrum. Berlin: Springer 2000
[15] Boland U: Logiques de pathologies orthopédiques en chaînes ascendantes & descendantes et la méthode exploratoire des «Delta Pondéral». Paris: Ed. Frison-Roche; 1996
[16] Bouchet A, Cuilleret J: Anatomie, Tome I–IV. Paris: SIMEP; 1983
[17] Bourdiol RJ: Pied et statique. Paris: Maisonneuve; 1980
[18] Bricot B: La Reprogrammation Posturale Globale. Montpellier: Sauramps Medical; 1996
[19] Brokmeier A: Manuelle Therapie. 3. Aufl., Stuttgart: Hippokrates; 2001
[20] Brügger A: Die Erkrankungen des Bewegungsapparates und seines Nervensystems. Stuttgart: G. Fischer; 1997
[21] Buck M, Beckers D, Adler SS: PNF in der Praxis. Berlin: Springer; 2001
[22] Buekens J: Osteopathische Diagnose und Behandlung. Stuttgart: Hippokrates; 1997
[23] van Buskirk RL: The Still Technique. Indianapolis: AAO; 2000
[24] Busquet L, Gabarel B: Ophtalmologie et osteopathie. Paris: Maloine; 1988
[25] Busquet L: Les chaînes musculaires du tronc et de la colonne cervicale. 2ième édition. Paris: Maloine; 1985
[26] Busquet L: Les chaînes musculaires traitement crâne. Paris: Ed. Frison-Roche; 2004
[27] Busquet L: Les chaînes musculaires, Tome II. Lordose-cyphoses-scolioses et déformations thoraciques. Paris: Ed. Frison-Roche; 1992
[28] Busquet L: Les chaînes musculaires, Tome III. La pubalgie. Paris: Ed. Frison-Roche; 1993
[29] Busquet L: Les chaînes musculaires, Tome IV. Membres inférieurs. Paris: Ed. Frison-Roche; 1995
[30] Busquet-Vanderheyden M: Les chaînes musculaires la chaine viscérale. Paris: Ed. Busquet; 2004
[31] Butler DS: Rehabilitation und Prävention. Berlin: Springer; 1998
[32] Calais-Germain B: Anatomie pour le mouvement. Meolans Revel: Editions Désiris; 1991
[33] Calais-Germain B: Le périnée feminin. Arques: Prodim; 1997
[34] Cambier J, Dehen H., Poirier J, Ribadeau-Dimas JL: Propédeutique neurologique. Paris: Masson; 1976
[35] Cathie AG: The Writings and Lectures of A.G. Cathie. Indianapolis: AAO; 1974
[36] Ceccaldi A, Favre JF: Les pivots ostéopathiques. Paris: Masson; 1986
[37] Chaitow L: Cranial Manipulation Theory and Practice. Edinburgh: Churchill Livingstone; 2000
[38] Chaitow L: Fibromyalgia Syndrom. Edinburgh: Churchill Livingstone; 2000
[39] Chaitow L: Maintaining Body Balance Flexibility and Stability. Edinburgh: Churchill Livingstone; 2004
[40] Chaitow L: Modern Neuromuscular Techniques. Edinburgh: Churchill Livingstone; 1997
[41] Chaitow L: Muscle Energy Techniques. Edinburgh: Churchill Livingstone; 2001
[42] Chaitow L: Palpation Skills. Edinburgh: Churchill Livingstone; 2000
[43] Chaitow L: Positional Release Techniques. Edinburgh: Churchill Livingstone; 2002
[44] Chapman F: An Endocrine Interpretation of Chapman's Reflexes. Indianapolis: American Academy of Osteopathy; 1937
[45] Chauffour P, Guillot JM: Le lien mécanique osteopathique. Paris: Maloine; 1985
[46] Cole WV: The Cole Book. Indianapolis: AAO; o.J.
[47] Colot T, Verheyen M: Manuel pratique de manipulations ostéopathiques. Paris: Maisonneuve; 1996
[48] De Wolf AN: Het sacroiliacale Gewricht, Huidige inzichten Symposium 1.4.1989. Utrecht: Smith Kline & French; 1990
[49] Di Giovanna E, Schiowitz S: An osteopathic Approach to Diagnosis and Treatment. Second edition. Philadelphia: Lippincott-Raven; 1997
[50] Downing CH: Osteopathic Principles in Disease. Indianapolis: AAO; 1988
[51] Dummer T: A. Testbook of Osteopathy 1. Move Sussex: Jotom Publications; 1999
[52] Dummer T: A. Testbook of Osteopathy 2. Move Sussex: Jotom Publications; 1999
[53] Dummer T: Specific Adjusting Technique. Move Sussex: Jotom Publications; 1995
[54] Feely RA: Clinique osteopathique dans le champ crânien traduction française. Louwette HO, Paris: Ed. Frison-Roche; 1988

[55] Finet G, Williame CH: Biométrie de la dynamique viscérale et nouvelles normalisations ostéopathiques. Paris: Ed. Jollois; 1992
[56] Fryette HH: Principes de la technique ostéopathique. Traduction pas Abehsera A. et Burty F. Paris: Frison-Roche; 1983
[57] Frymann VM: The Collected Papers of Viola Frymann. Indianapolis: AAO; 1998
[58] Füeßl F, Middeke, M: Duale Reihe Anamnese und klinische Untersuchung. 2. Aufl., Stuttgart: Thieme; 2002
[59] Gesret JR: Asthme. Paris: Editions de Verlaque; 1996
[60] Giammatteo T, Weiselfish-Giammatteo S: Integrative Manual Therapy for the Autonomic Nervous System and Related Disorders. Berkeley: North Atlantic Books; 1997
[61] Gleditsch JM: Reflexzonen und Somatotopien. Schorndorf: WBV; 1983
[62] Gray H: Gray's Anatomie. London: Pamajon; 1995
[63] Greenman P: Lehrbuch der osteopathischen Medizin. 3. Aufl., Stuttgart: Haug; 2005
[64] Grieve GP: Common Vertebral Joint Problems. Edinburgh: Churchill Livingstone; 1988
[65] Grieve GP: Mobilisation of the Spine. Edinburgh: Churchill Livingstone; 1991
[66] Habermann-Horstmeier L: Anatomie, Physiologie und Pathologie. Stuttgart: Schattauer; 1992
[67] Handoll N: Die Anatomie der Potency. Pähl: Jolandos; 2004
[68] Hebgen E: Vizeralosteopathie. 2. Aufl., Stuttgart: Hippokrates; 2005
[69] Helsmoortel J: Lehrbuch der viszeralen Osteopathie. Stuttgart: Thieme; 2002
[70] Hepp R, Debrunner H: Orthopädisches Diagnostikum. 7. Aufl., Stuttgart: Thieme; 2004
[71] Hoppenfeld S: Examen clinique des membres et du rachis. Paris: Masson; 1984
[72] Jealous JS: The Biodynamics of Osteopathy. CD-ROMs. Farmington: Biodynamics/Biobasics Program; 2002–2003
[73] Johnston WL: Scientific Contributions of William L. Johnson. Indianapolis: AAO; 1998
[74] Kapandji IA: Physiologie articulaire, Tome I–III. Paris, Maloine; 1977
[75] Kimberly PE: Outline of Osteopathic Manipulative Procedures, 3rd edition. Kirksville: Kirksville College of Osteopathic Medicine; 1980
[76] Kissling R: Das Sacroiliacalgelenk. Stuttgart: Enke; 1997
[77] Klein P, Sommerfeld P: Biomechanik der menschlichen Gelenke. München: Urban und Fischer; 2004
[78] Klinke R, Silbernagl S: Lehrbuch der Physiologie. Stuttgart: Thieme; 2003
[79] Korr IM: The Collected Papers of Irvin M. Korr, Vol. I and II. Indianapolis: AAO; 1979, 1997
[80] Kramer J: Bandscheibenbedingte Erkrankungen. Stuttgart: Thieme; 1994
[81] Kuchera WA, Kuchera ML: Osteopathic Considerations in Systemic Dysfunction. Rev. 2. edition. Columbus: Greyden Press; 1994
[82] Kuchera WA, Kuchera ML: Osteopathic Principles in Practice. Rev. 2. edition. Columbus: Greyden Press; 1993
[83] Landouzy JM: Les ATM Evaluation. Traitement Odontologiques et Osteopathiques. Paris: Editions de Verlaque; 1993
[84] Lee D: The Pelvic Girdle. Edinburgh: Churchill Livingstone; 1999

[85] Leonhardt M, Tillmann B, Tördury G, Zilles K: Anatomie des Menschen. Lehrbuch und Atlas. Stuttgart: Thieme; 2002
[86] Lewit K: Lewit Manuelle Medizin. 7. Aufl., Heidelberg: Barth; 1997
[87] Liebenson C: Rehabilitation of the Spine. Philadelphia: William and Wilkins; 1996
[88] Liem T, Dobler TK: Leitfaden Osteopathie. München: Urban und Fischer; 2002
[89] Liem T: Kraniosakrale Osteopathie. 3. Aufl. Stuttgart: Hippokrates; 2001
[90] Liem T: Praxis der Kraniosakralen Osteopathie. 2. Aufl., Stuttgart: Hippokrates; 2003
[91] Lignon A: Le puzzle crânien. Paris: Ed. De Verlaque; 1989
[92] Lignon A: Schématisation neurovégétative en ostéopathie. Paris: Ed. de Verlaque; 1987
[93] Lipincott RC, Lipincott HA: A Manual of Cranial Technique. Fort Worth: The Cranial Academy Inc.; 1995
[94] Littlejohn JM et al.: Classical Osteopathy. Reprinted lectures from the archives of the Osteopathic Institute of applied Technique. Maidstone: The John Wernham College of Classical Osteopathy; o.J.
[95] Littlejohn JM: Lesionology. Maidstone: Maidstone College of Osteopathy; o.J.
[96] Littlejohn JM: The Fundamentals of Osteopathic Technique. London: BSO; o.J.
[97] Littlejohn JM: The Littlejohn Lectures, Volume I. Maidstone: Maidstone College of Osteopathy; o.J.
[98] Littlejohn JM: The Pathology of the Osteopathic Lesion. Maidstone College of osteopathy. Indianapolis: AAO Yearbook; 1977
[99] McKenzie RA: Die lumbale Wirbelsäule. Waikanae /NZ Spinal Publications; 1986
[100] McKone WL: Osteopathic Athletic Healthcare. London: Chapman & Hall; 1997
[101] Magoun H: Osteopathy in the Cranial Field. Original edition, Fort Worth: SCTF, 2. reprinting 1997
[102] Magoun H: Osteopathy in the Cranial Field. Fort Worth: SCTF; 1976
[103] Meallet S, Peyrière J: L'ostéopathie tissulaire. Paris: Editions de Verlaque; 1987
[104] Meert G: Das Becken aus osteopathischer Sicht. München: Urban und Fischer; 2003
[105] Milne M: The Heart of Listening 1. Berkeley: North Atlantic Books; 1995
[106] Milne M: The Heart of Listening 2. Berkeley: North Atlantic Books; 1995
[107] Mitchell FL Jr.: Handbuch der MuskelEnergieTechniken. Bände 1–3. Stuttgart: Hippokrates; 2004–2005
[108] Myers TW: Anatomy Trains. München: Urban & Fischer; 2004
[109] Netter F: Farbatlanten der Medizin. Band 5 Nervensystem I, Neuroanatomie und Physiologie. Stuttgart: Thieme; 1987
[110] Niethard F, Pfeil J: Duale Reihe Orthopädie. 3. Aufl., Stuttgart: Thieme; 2003
[111] O'Connell JA: Bioelectrice Fascial Activation and Release. Indianapolis: AAO; 1998
[112] Patterson MM, Howell JN: The Central Connection Somatovisceral / Viscerosomatic Interaction. Indianapolis: AAO; 1992
[113] Peterson B: Postural Balance and Imbalance. Indianapolis: AAO; 1983
[114] von Piekartz H: Kraniofasziale Dysfunktionen und Schmerzen. Stuttgart: Thieme; 2000

[115] Pschyrembel: Klinisches Wörterbuch. Berlin: Walter de Gruyter; 2002
[116] Rauber / Kopsch : Anatomie des Menschen. 3. Aufl. Band I–IV, hrsg. von B Tillmann, G Töndury u. K Zilles. Stuttgart: Thieme; 2003
[117] Reibaud P: Potentiel ostéopathique crânien, Mobilité crânienne, Techniques crâniennes. Paris: Editions de Verlaque; 1990
[118] Ricard F, Thiebault P: Les techniques osteopathiques chiropractiques américaines. Paris: Frison Roche; 1991
[119] Ricard F: Traitement Osteopathique des douleurs d'origine Lombo-Pelvienne, Tome 1. Paris: Atman; 1988
[120] Ricard F: Traitement Osteopathique des Douleurs d'origine Lombo-Pelvienne, Tome 2. Paris: Atman; 1988
[121] Richard JP: La colonne vertébrale en ostéopathie, Tome 1. Paris: Editions de Verlaque; 1987
[122] Richard R: Lésions ostéopathiques du membre inférieur. Paris: Maloine; 1980
[123] Richard R: Lésions ostéopathiques du sacrum. Paris: Maloine; 1978
[124] Richard R: Lésions ostéopathiques iliaques. Paris: Maloine; 1979
[125] Richard R: Lésions ostéopathiques vertébrales, Tome 1. Paris: Maloine; 1982
[126] Richard R: Lésions ostéopathiques vertébrales, Tome 2. Paris: Maloine; 1982
[127] Rohen J: Funktionelle Anatomie des Menschen. Stuttgart: Schattauer; 1998
[128] Rohen J: Funktionelle Anatomie des Nervensystems. Stuttgart: Schattauer; 1994
[129] Rohen J: Topographische Anatomie. Stuttgart: Schattauer; 1992
[130] Rolf I: Re-establishing the Natural Alignement and Structural Integration of the Human Body for Vitality and Well-beeing. Rochester/VT: Healing Arts Press; 1989
[131] Sammut E, Searle-Barnes P: Osteopathische Diagnose. München: Pflaum; 2000
[132] Schulz L, Feitis R: The endless Web. Berkeley: North Atlantic Books; 1996
[133] Sergueef, N: Die Kraniosakrale Osteopathie bei Kindern. Kötzting: Verl. f. Osteopathie; 1995
[134] Silbernagl S, Despopoulos A: Taschenatlas der Physiologie. 6. Aufl., Stuttgart: Thieme; 2003
[135] Sills F: Craniosacral Biodynamics, Volume I and II. Berkeley: North Atlantics Books; 2004
[136] Solano R: Le nourisson, l'enfant et l'osteopathie crânium. Paris: Maloine; 1986
[137] Speece C, Crow W: Osteopathische Körpertechniken nach W.G. Sutherland. Ligamentous Articular Strain (LAS). Stuttgart: Hippokrates; 2003
[138] Spencer H: Die ersten Prinzipien der Philosophie. Pähl: Jolandos; 2004
[139] Steinrücken H: Die Differentialdiagnose des Lumbalsyndroms mit klinischen Untersuchungstechniken. Berlin: Springer; 1998
[140] Still AT: Das große Still-Kompendium. Pähl: Jolandos; 2002
[141] Struyf-Denis G: Les chaines musculaires et articulaires. Paris: ICTGDS; 1979
[142] Sutherland WG: Contributions of Thought. Fort Worth: Rudra Press; 1998
[143] Sutherland WG: Teachings in the Science of Osteopathy. Fort Worth: Sutherland Cranial Teaching Foundation; 1990
[144] Sutherland WG: The Cranial Bowl. 1. edition, Reprint. Fort Worth: Free Press Co.; 1994

[145] Travell J, Simons DG: Myofascial Pain and Dysfunction. The Trigger Point Manual, Vol I–II. 2. edition. Philadelphia: Lippincott Williams & Wilkins; 1999
[146] Tucker C: The Mechanics of Sports Injuries. Oxford: Blackwell; 1990
[147] Typaldos S: Orthopathische Medizin. Kötzting: Verlag f. Ganzh. Med.; 1999
[148] Upledger JE, Vredevoogd JD: Lehrbuch der CranioSacralen Therapie I. 5. Aufl. Stuttgart: Haug; 2003
[149] Upledger JE: Die Entwicklung des menschlichen Gehirns und ZNS – A brain is born. Stuttgart: Haug; 2004
[150] Upledger JE: Lehrbuch der CranioSacralen Therapie II Beyond the Dura. Stuttgart: Haug; 2002
[151] Vannier L: La Typologie et ses applications therapeutiques. Boiron; 1989
[152] Villeneuve P, Weber B: Pied, équilbre & mouvement. Paris: Masson; 2000
[153] Villeneuve P: Pied équilibre & rachis. Paris: Ed. Frison-Roche; 1998
[154] Villeneuve P: Pied, équilibre & posture. Paris: Ed. Frison-Roche; 1996
[155] Vleeming A, Mooney V, Dorman T, Snijders C, Stoeckart R: Movement, Stability and Low Back Pain. Edinburgh: Churchill Livingstone; 1999
[156] Ward RC: Foundations of Osteopathic Medicine. Philadelphia: Williams & Wilkins; 1997
[157] Wernham J: Osteopathy, Notes on the Technique and Practice. Maidstone: Maidstone Osteopathic Clinic; 1975
[158] Willard FH, Patterson MM: Nociception and the Neuroendocrine-Immune Connection. Indianapolis: AAO; 1994
[159] Wodall P: Principes et pratique osteopathiques en gynécologie. Paris: Maloine; 1983
[160] Wright S: Physiologie. Appliqué à la médecine. Paris: Flammarion; 1980

## トリガーポイントとその治療（ヘブゲン）

[1] Baldry P: Akupunktur, Triggerpunkte und muskuloskelettale Schmerzen. 1. Aufl. Uelzen: Medizinisch Literarische Verlagsgesellschaft; 1993
[2] Dvorak J: Manuelle Medizin – Diagnostik. 4. Aufl. Stuttgart: Thieme 2001
[3] Fleischhauer K (Hrsg.): Benninghoff Anatomie: Makroskopische und mikroskopische Anatomie des Menschen – Band 2. 13./14. Aufl. München: Urban & Schwarzenberg 1985
[4] Klinke R, Silbernagl S (Hrsg.): Lehrbuch der Physiologie. 1. Aufl. Stuttgart: Thieme 1994
[5] Kostopoulos D, Rizopoulos K: The Manual of Trigger Point and Myofascial Therapy. 1. ed. Thorofare: Slack Incorporated 2001
[6] Kuchera ML: Integrating Trigger Points into Osteopathic Approaches. Berlin: IFAO-Fortbildung 2004
[7] Kuchera ML, Kuchera WA: Osteopathic Considerations in Systemic Dysfunktion. 2$^{nd}$ ed. Columbus: Greyden Press 1994
[8] Lang F: Pathophysiologie – Pathobiochemie. 3. Aufl. Stuttgart: Enke 1987
[9] Netter FH: Atlas der Anatomie des Menschen. 2. Aufl. Basel: Ciba-Geigy AG 1994
[10] Pöntinen P, Gleditsch J, Pothmann R: Triggerpunkte und Triggermechanismen. 2. Aufl. Stuttgart: Hippokrates 2001

[11] Putz R, Pabst R (Hrsg.): Sobotta: Atlas der Anatomie des Menschen – Band 2. 20. Aufl. München: Urban & Schwarzenberg 1993
[12] Schmidt RF, Thews G (Hrsg.): Physiologie des Menschen. 29. Aufl. Berlin: Springer 2004
[13] Schünke M et al.: Prometheus – Lernatlas der Anatomie. Allgemeine Anatomie und Bewegungssystem. 1. Aufl. Stuttgart: Thieme 2004
[14] Schünke M: Topographie und Funktion des Bewegungssystems. 1. Aufl. Stuttgart: Thieme 2000
[15] Schwegler J: Der Mensch – Anatomie und Physiologie. 3. Aufl. Stuttgart: Thieme 2002
[16] Silbernagl S, Despopoulos A: Taschenatlas der Physiologie. 3. Aufl. Stuttgart: Thieme 1988
[17] Simons D: Myofascial Pain Syndrome Due to Trigger Points. 1. ed. Cleveland: Gebauer Company 1987
[18] Staubesand J (Hrsg.): Benninghoff Anatomie: Makroskopische und mikroskopische Anatomie des Menschen – Band 1. 13. Aufl. München: Urban & Schwarzenberg 1985
[19] Staubesand J (Hrsg.): Sobotta: Atlas der Anatomie des Menschen – Band 1. 19. Aufl. München: Urban & Schwarzenberg 1988
[20] Travell J, Simons D: Myofascial Pain and Dysfunction – The Trigger Point Manual, Vol. 2. 1. ed. Baltimore: Williams & Wilkins 1992
[21] Travell J, Simons D: Myofascial Pain and Dysfunction – The Trigger Point Manual, Vol. 1. 1. ed. Baltimore: Williams & Wilkins 1983
[22] Whitaker RH, Borley NR: Anatomiekompaß: Taschenatlas der anatomischen Leitungsbahnen. 1. Aufl. Stuttgart: Thieme 1997
[23] Zenker W (Hrsg.): Benninghoff Anatomie: Makroskopische und mikroskopische Anatomie des Menschen – Band 3. 13./14. Aufl. München: Urban & Schwarzenberg 1985

# 21 Bildnachweis

Abbildungen 2.6, 2.7 und 2.8 aus Chaitow L: Muscle Energy Techniques. 2/e. Edinburgh: Churchill Livingstone; 2001. Deutsche Ausgabe: MuskelEnergieTechniken in der Osteopathie und Manuellen Medizin. Stuttgart: Haug 2004

Abbildungen 3.1, 3.2, 3.3 und 10.12 aus: Mitchell FL Jr., Mitchell PKG: The Muscle Energy Manual. Vol. 1–2 East Lansing: MET Press 2004. Deutsche Ausgabe: Handbuch der MuskelEnergieTechniken. Bände 1–2. Stuttgart: Hippokrates; 2004–2005

Abbildungen 3.4 und 3.5 aus: Brokmeier A: Kursbuch Manuelle Therapie. 3. Aufl., Stuttgart: Hippokrates; 2001

Abbildungen 4.2, 4.8B u. C, 4.9A u. B, 4.11 A aus: Liem T: Kraniosakrale Osteopathie. 3. Aufl. Stuttgart: Hippokrates; 2001

Abbildungen 5.7A u. B aus: Liem T, Dobler TK: Leitfaden Osteopathie. 2. Aufl., München: © Elsevier GmbH, Urban und Fischer; 2002

Abbildung 14.1 aus: Schmidt RF, Thews G (Hrsg.): Physiologie des Menschen. 29. Aufl. Berlin: Springer 2004

Abbildungen 14.2, 15.1 und 15.2 aus: Travell J, Simons D: Myofascial Pain and Dysfunction. The Trigger Point Manual, Vol I–II. 2. edition. Philadelphia: Lippincott Williams & Wilkins; 1999. Deutsche Ausgabe: Handbuch der Muskel-Triggerpunkte. Band 1. München: © Elsevier GmbH, Urban und Fischer; 2001

Abbildung 14.3 aus: Silbernagl S, Despopoulos A: Taschenatlas der Physiologie. 6. Aufl., Stuttgart: Thieme; 2003

Abbildung 14.4 aus: Kuchera, M: Skript. Philadelphia: Eigenverlag; 2004

Die anatomischen Illustrationen in *Teil B Triggerpunkte und ihre Behandlung* wurden aus Schünke M: Topographie und Funktion des Bewegungssystems. Stuttgart: Thieme 2000, Schünke M et al.: Prometheus – Lernatlas der Anatomie. Allgemeine Anatomie und Bewegungssystem. Stuttgart: Thieme; 2004 sowie Schwegler J: Der Mensch – Anatomie und Physiologie. 3. Aufl. Stuttgart: Thieme 2002 übernommen. Die Fotos wurden von Ullrich + Company, Renningen aufgenommen.

# 22 Abkürzungen

| | | | |
|---|---|---|---|
| **ABD** | Abduktion | **OAA** | Okziput-Atlas-Axis |
| **ADD** | Adduktion | **OA-Gelenk** | Okziput-Atlas-Gelenk |
| **AIL** | Angulus inferolateralis | **OM** | Sutura occipitomastoidea |
| **AL** | Anterolaterale Kette | **OSG** | Oberes Sprunggelenk |
| **BWK** | Brustwirbelkörper | **PA–AP** | Posteroanteriore – anteroposteriore Kette |
| **BWS** | Brustwirbelsäule | | |
| **CCP** | Common compensatory pattern; Gewöhnliches Kompensationsmuster | **PL** | Posterolaterale Kette |
| | | **PNF** | Propriozeptive neuromuskuläre Faszilisation |
| **CTÜ** | Cervicothorakaler Übergang | | |
| **ERS** | Extension – Rotation – Seitneigung | **PRM** | Primärer respiratorischer Mechanismus |
| **FRS** | Flexion – Rotation – Seitneigung | **SAT** | Specific Adjusting Technique nach Dummer |
| **HNO** | Hals-Nasen-Ohren-Heilkunde | | |
| **HWK** | Halswirbelkörper | **SCM** | M. sternocleidomastoideus |
| **HWS** | Halswirbelsäule | **SIAI** | Spina iliaca anterior inferior |
| **ISG** | Iliosakralgelenk | **SIAS** | Spina iliaca anterior superior |
| **LCS** | Liquor cerebrospinalis | **SSB** | Synchondrosis sphenobasilaris |
| **LSÜ** | Lumbosakraler Übergang | **TFL** | M. Tensor fascia lata |
| **LWK** | Lendenwirbelkörper | **TLÜ** | Thorakolumbaler Übergang |
| **LWS** | Lendenwirbelsäule | **UCCP** | Uncommon compensatory pattern; Abweichendes Kompensationsmuster |
| **MET** | MuskelEnergieTechnik | | |
| **NCP** | Nicht kompensierte fasziale Muster | **WS** | Wirbelsäule |
| **NMT** | Neuromuskuläre Technik | **ZNS** | Zentrales Nervensystem |
| **NSR** | Neutralstellung – Seitneigung – Rotation | | |

# 索　引

S状結腸　35, 194

## あ
アウトフレア　24
あくび　93
足
　足弓　22, 82, 86, 96
　足底　17
　　足底筋　86
足の後部　99
　回内位　82, 99
　外反　82
アステリオン　48
アセチルコリン　30
圧迫性機能障害　54
圧電効果　28
圧力の段階的変化　9, 75
アドレナリン　30
安定筋　36
安定性　5
アンバランス　2, 4, 13, 72
　感情的要素　13
　筋肉　2
　筋膜　73
　形状　13
　心の状態　12
　姿勢　13
　生活様式　13
胃　129, 130, 143, 186
痛み　31
　神経根性　33
痛み受容体　31
一般的な代償性パターン　72
イニオン　49, 56
命の息吹　46
インフレア　25
隠喩　16
後前方向のライン　65
運動器　7
運動パターン　5, 67
　屈曲－外旋－外転　6
　伸展－内旋－内転　6
　振幅　6
　方向　7

リズム　7
栄養機能　36
エネルギー　39, 79
　運動エネルギー　39, 79
　化学的エネルギー　39
　潜在的なエネルギー 79
エラスチン　29
嚥下　93
炎症　32
遠心性　109
遠心性線維　6
横隔膜　27, 90
横隔膜　19, 27, 73, 89, 90
　筋性部　90
　頸部胸膜　73
　腱中心　90
　神経支配　90
オステオパシー　2

## か
回外　24
開口筋　93
回旋軸　79
回旋軸　44, 63
　解剖学的　63
　機能的　63
　生理的　63
回旋軸となる椎骨　78
回腸　179, 183, 186
回内　25
回内筋　13
下顎結合　60
下顎骨　81
下顎中央の最下点　51
鉤爪指　86
拡散　29
加算
　空間的　37
　時間的　37
下腿　81
可動性　5, 62
身体前方のライン　61
下腕　81
間質　7, 29

緩衝器　39
関節　7
　関節症　8
　膠着　8
　歩行パターン　8
関節の制限　109
関節包　28
関節面　39
肝臓　129, 130, 143, 177, 186
環椎　10, 53, 56, 81
　外側塊　56
環椎の関節面　55
間葉　28
関連する内臓　126
関連痛症候群　33
関連部位　75, 95
外後頭隆起　48
外反　25
外反母指　25
ガス交換　89
鵞足　44
顔骨　81
顔面頭蓋　54
気管　73
基質　28
拮抗筋　67
　抑制　37, 80, 109
機能　7
　障害　4
機能障害　4, 35, 54
　骨組織　54
　体性機能障害　35
機能上の移行部　72
　胸腰移行部　72
　頸胸移行部　72
機能上の運動ユニット　80
脚長差　97, 98
　機能性　98
　構築性　98
求心性線維　6, 36
橋　55
胸郭出口　73
　機能上　73
　臨床上　73

索　引 231

胸郭上・下口　73
胸腔　59
胸部　82
胸膜　19
胸膜上膜　73
胸肋鎖関節　44
虚血　32
虚血圧迫　123
距腱関節　40, 44, 81
　下部　44, 81
　上部　81, 82
距骨　82
筋
　烏口腕筋　14, 22, 86, 154
　円回内筋　167
　横隔膜　75
　回外筋　13, 15, 86, 163
　下後鋸筋　22, 23, 179
　下腿三頭筋　16, 43, 69, 82
　外肛門括約筋　189
　外側翼突筋　134
　外転筋　14
　　小指外転筋　14, 26, 170, 218
　　母指外転筋　13, 26
　外腹斜筋　184
　顎二腹筋　135
　眼輪筋　136
　胸横筋　13, 21, 22, 23, 25
　胸骨筋　17, 178
　胸鎖乳突筋　13, 15, 17, 22, 23, 25, 68, 85, 88
　棘下筋　13, 147
　棘筋　182
　棘上筋　14, 146
　屈筋
　　足の母指屈筋
　　　短母指屈筋　22, 222
　　　長母指屈筋　214
　　指屈筋
　　　深指屈筋　166
　　　浅指屈筋　166
　　　短指屈筋　23
　　　長指屈筋　82, 214
　　短小指屈筋　22
　　手の長母指屈筋　166
　　橈側手根屈筋　165
　　　尺側手根屈筋　14, 165
　肩甲下筋　15, 69, 82, 150
　肩甲拳筋　68, 143
　咬筋　131
　広筋　69
　　外側広筋　14, 25, 43, 82, 87, 197
　　中間広筋　23, 198
　　内側広筋　14, 26, 198
　後脛骨筋　15, 25, 43, 82, 86, 206
　後頭下筋　17, 57
　後頭前頭筋　138
　広背筋　13, 15, 23, 27, 43, 82, 86, 87, 149
　肛門拳筋　24, 189
　骨間筋　23, 171
　　掌側骨間筋　172
　　底側骨間筋　15, 22
　　背側骨間筋　219
　最長筋　182
　　胸最長筋　94
　　頭最長筋　82
　鎖骨下筋　22, 25, 176
　三角筋　13, 14, 23, 69, 86, 152
　坐骨尾骨筋　24
　膝窩筋　22, 204
　四頭筋　42, 43, 82
　　大腿四頭筋　197
　斜角筋群　14, 19, 22, 23, 25, 68, 74
　斜筋
　　外腹斜筋　87
　　内腹斜筋　25, 183
　小円筋　148
　小胸筋　14, 25, 82, 176
　　小胸筋と三角筋　15
　　小胸筋と大胸筋　69, 86
　小腰筋　22
　伸筋
　　足の短母指伸筋　23
　　　長母指伸筋　25, 82, 214
　指伸筋
　　指伸筋と示指伸筋　161
　　短指伸筋　23
　　長指伸筋　22, 82, 213
　示指伸筋　162
　短橈側手根伸筋　15, 160
　長橈側手根伸筋　15, 159
　尺側手根伸筋　14, 160
　上後鋸筋　22, 25, 178
　上頭斜筋と下頭斜筋　85, 142
　上腕筋　13, 22, 83, 156
　上腕三頭筋　13, 14, 23, 86, 157
　錐体筋　185
　　腹部の錐体筋　13, 25
　脊柱起立筋　17, 68, 181
　　背伸筋　13, 22
　前鋸筋　17, 25, 69, 86, 180
　前脛骨筋　15, 17, 25, 43, 69, 86, 87, 206
　前斜角筋　13
　前頭直筋　81
　僧帽筋　13, 14, 68, 69, 86, 128
　足底筋　14, 23, 212
　足底方形筋　22, 219
　側頭筋　133
　多裂筋　82, 141
　大円筋　15, 21, 23, 25, 82, 149
　大頬骨筋　136, 137
　大胸筋　13, 17, 21, 23, 25, 82, 86, 87, 174
　大後頭直筋と小後頭直筋　85, 142
　大腿筋膜張筋　15, 17, 21, 24, 42, 69, 82, 195
　大腿直筋　14, 23, 85, 197
　大腿方形筋　23
　大腰筋　187
　恥骨筋　26, 196
　肘筋　14, 158
　虫様筋　22
　　掌側骨間筋　15
　腸骨筋　187
　長掌筋　5, 164
　腸腰筋　14, 17, 22, 43, 69, 74, 85, 92, 187
　　腸骨筋膜　92
　　内側弓状靭帯　92
　　腹痛　92
　　腰筋の緊張亢進　92
　　腰筋の症候群　92
　　腰神経叢　92
　　腰椎の椎間板　92
　腸肋筋　181
　殿筋　43, 48
　　小殿筋　192
　　大殿筋　17, 23以降, 43, 87, 190
　　中殿筋　14, 15, 25, 190
　頭長筋　81
　頚長筋　74, 85
　頭半棘筋　82
　　頭半棘筋と頚半棘筋　141

# 232 索引

内転筋
　短内転筋　200
　短内転筋と母指対立筋　167
　大内転筋　87, 200
　長内転筋　200
　母指内転筋　221
内肋間筋　21, 74, 82
　外肋間筋　25
二頭筋
　上腕二頭筋　14, 15, 22, 83, 155
　大腿二頭筋　14, 17, 25, 87, 202
薄筋　13, 26, 200
半腱様筋　13, 26, 203
半膜様筋　13, 22, 203
板状筋　17
　頸板状筋　22, 23, 25, 82, 139
　頭板状筋　17, 22, 23, 25, 82, 139
　　頭板状筋と頸板状筋　14
腓骨筋　14, 17, 26, 43, 69, 86, 87
　短腓骨筋　209
　第三腓骨筋　210
　長腓骨筋　17, 209
腓腹筋　13, 210
　外側腓腹筋　14, 26
ヒラメ筋　13, 211
尾骨筋　190
腹横筋　94, 184
腹直筋　13, 17, 21, 22, 69, 94, 183
閉鎖筋
　外閉鎖筋　22
　内閉鎖筋　22, 189
縫工筋　24, 85, 195
母指対立筋　169
腰方形筋　17, 23, 68, 82, 186
梨状筋　25, 85, 193
　外転筋群　21
菱形筋　17, 21, 25, 86, 151
腕橈骨筋　15, 86, 159
筋エネルギーテクニック　123
筋緊張亢進　71
筋筋膜　2
筋筋膜リリース　123
筋筋膜連鎖　20
　開放の連鎖　20

屈曲の連鎖　20
後方の対角線の連鎖　20
後方の直線の連鎖　20
伸展の連鎖　20
前方　20
前方の対角線の連鎖　20
平衡のための後方の連鎖　20
閉鎖の連鎖　20
筋群　17
　前方　17
　背側　17
筋形質　30
筋原線維　30
　アクチンフィラメント　30
　ミオシンフィラメント　30
筋鞘　30
筋節　30, 117
筋線維　67
　姿勢筋　67
　相性筋　67
筋中隔　28
緊張亢進が触知可能な筋束　117
筋肉　6
　萎縮　6
　拮抗筋　6
　共同筋　6, 12, 36, 67
　拘縮　6
　主動筋　6
　短縮　6
筋肉組織　14, 16
　横紋筋　30
　深層にある脊柱起立筋　14
　ハムストリング　16
　平滑筋　30
筋肉の機能不全　12
筋肉の代謝　117
筋肉連鎖　2, 8
　基本的　13, 14
　　後前方向　14
　　後外側　14
　　後正中　14
　　前正中　13
　　前後方向　14
　視覚　11
　刺激　11, 13以降
　触覚　11
　相補的　13
　　前外側　15
　聴覚　11
筋紡錘　31
筋膜　6, 26

機能　26
胸筋膜　85
胸腰筋膜　21, 27, 82
局部解剖学　7
筋膜層　7
支持機能　31
相互性という性質　7
足底筋膜　16, 21
中胚葉　7
通路　31
包装　31
保護機能　31
連続性　7
ギャップ・ジャンクション　30
空腸　179, 183, 186, 187
屈曲　47
屈曲の連鎖　58, 81
　四肢　82
　　下肢　82
　　上肢　82
　脊柱　81
　頭蓋　81
屈筋　10, 82
クモ膜下腔　49
クモ膜絨毛　49
クリープ現象　30
グリコーゲン粒子　230
鶏冠　56
継時誘導　37
痙性麻痺　67
系統　6, 9
　水圧系　8
　大脳辺縁系　6
系統発生　47
頸部の椎間板ヘルニア　149
結腸　179, 183, 186以降
結合組織　2, 28, 29
　筋筋膜　2
　　支持組織　2
　　通路　2
　　保護構造　2
　細胞　28
　　骨芽細胞　28
　　骨細胞　28
　　細網細胞　28
　　脂肪細胞　28
　　繊維芽細胞　28
　　線維嚢胞　28
　　組織球　28
　　単球　28
　　軟骨芽細胞　28
　　軟骨細胞　28

白血球　28
マクロファージ　28
マスト細胞　28
リンパ球　28
細胞間質　28
　基礎物質　28
　　グリコサミノグリカン　28
　　プロテオグリカン　28
　水分　28
　線維　28
　　コラーゲン線維　28
　　細網線維　28
　　弾性線維　28
　　非コラーゲン線維　28
腱　28
肩甲骨　81
肩甲骨関節窩　82
肩甲骨の後退　97
腱中心　26, 27, 82
腱膜　28
原則　45
　痛みからの解放　45
　効率性　45
　全体性　45
コアリンク　57
孔
　頸静脈孔　55, 56
　大孔　47, 51, 55
交感神経　117
交感神経活動亢進　35, 36
睾丸　201
咬筋　19, 68
口腔底筋　69
後屈　80
広頸筋　136, 138
交差咬合　55
交差性伸展反射　37, 80
構造　2, 8
　筋筋膜　2
後頭骨　47, 50, 53, 81, 85
　顆部　55
　底部　51
後頭点　61
後頭乳突縫合　73, 88
項部筋　74
項部の長伸筋　13
硬膜管　54
硬膜系　7
後湾　21
後湾・前湾症　8
股関節　62
呼気　92

胸横筋　92
内肋間筋　92
腹筋　92
呼吸　93
呼吸筋　14
呼吸補助筋　75, 90
　胸鎖乳突筋　90
　小胸筋　90
　背柱伸筋群　90
　前鋸筋　90
　僧帽筋　90
　大胸筋　90
　腸腰筋　90
　腰方形筋　90
　菱形筋　90
　肋間筋群　90
心の特性　13
　基本的　13
　相補的　13
腰　17, 82
　関節症　99
　屈曲　22
　内転筋群　17
　　短内転筋　69
骨髄細胞　28
骨組織の障害　55
　位置　65
　後頭骨　55
　仙骨　55
　側頭骨　55
骨盤底筋　13, 21, 75, 85
骨盤の機能障害　62
骨盤の傾斜　40
骨盤の捻転　57
固有受容器　67
ゴルジ　31
　ゴルジ腱受容器　31
　ゴルジ小体　31

## さ
左・右側方ストレイン　51, 54
細線維　29
細胞の新陳代謝　89
鎖骨下動脈　89
III群の神経線維　116
産道　56
坐骨筋　69
坐骨結節　86
坐骨神経痛症候群　99
子宮　179, 183, 186, 187, 189, 190, 194, 197, 200, 201
刺激閾値　5

篩骨　47
姿勢パターン　2, 67
　下位交差性　70
　上位交差性　70
膝蓋支帯　43, 87
支点　4
　サザーランド　48
四頭筋　17
シブソン筋膜　73, 89
四分円　51
　後方　51
　前方　51
脂肪分解　36
斜角筋結節　88
斜台　57
周産期の外傷　55
収束促通　116
収束投射　116
手技による抑制　123
手根関節　81, 83
主動筋　12, 36
主要な吸気筋　90
　横隔膜　90
　斜角筋群　90
消化系　5
踵骨　82, 86
食道　73
伸筋　10
神経
　陰部神経　93, 189
　腋窩神経　148, 152
　横隔神経　75, 177
　下顎神経　131, 134, 135
　下殿神経　190
　外側足底神経　218, 219, 221, 222
　　内側足底神経　217
　　内側足底神経と外側足底神経　174, 176
　外側翼突筋神経　134
　顔面神経　131, 138, 139
　胸背神経　150
　筋皮神経　154以降
　脛骨神経　201, 203以降, 210以降, 223
　肩甲下神経　149, 150
　肩甲上神経　146, 147
　肩甲背神経　143, 151
　後頭下神経　142
　鎖骨下筋神経　176
　坐骨神経　93
　尺骨神経　166以降

深腓骨神経　214
上殿神経　192, 195
正中神経　164以降
大腿神経　187, 195, 196, 198
長胸神経　181
橈骨神経　156以降
内側胸筋神経　178
内側翼突筋神経　135
腓骨神経　202
　　深腓骨神経　206, 210, 213, 216
　　浅腓骨神経　209
副神経　88, 130
閉鎖神経　189, 196, 200, 201
肋下神経　185
肋間神経　178
神経機能障害　55
神経系　2, 5, 6, 9, 36, 47
　可動性　47
　交感神経　5
　　交感神経活動　5
　刺激　5
　小脳　6
　神経のフォーカス　5
　自律神経　5, 36
　スイッチ切り替えの中枢　9
　脊髄　5
　　分節構造　6
　　脊髄反射　6
　　促通された分節　5
　腸　6
　副交感神経　5
　平衡器官　6
　連結　5
神経節　73
神経伝達物質　30
神経内分泌　6
神経のフォーカス　35
神経ペプチド　30
深層にある脊柱起立筋　23, 82
心臓　143, 149, 152, 175, 176, 178, 179
心臓循環系　5
伸展　47
　連鎖　58, 85
　　四肢　85, 86
　　　下肢　85
　　　上肢　86
　　脊柱　85
　　頭蓋　85
浸透　29
深部摩擦　125

軸索の分岐　117
軸椎歯突起　26
弱化する傾向にある筋肉　69
縦隔心膜　19
十二指腸　179, 186
循環　8, 28
　神経インパルス　8
　静脈血・リンパ液　8, 28
　動脈血　8
自由神経終末　31
上位交差性症候群　82
上項線　48
上後頭骨　56
上肢
　屈筋　69
　伸筋　69
静脈洞　48
静脈洞　48, 55
上腕　81
自律神経系　65
ジンクパターン　10
腎臓　179, 183, 186, 187, 189
靭帯
　環椎横靭帯　55
　項靭帯　48
　膝蓋腱　17
　仙棘靭帯　21
　仙結節靭帯　16, 17, 21
　前縦靭帯　19
衰弱型　86
膵臓　179, 186
錐体路　55
垂直ストレイン　51, 54
スプリング　45, 79
髄液の波動　7
髄質　55
髄膜　48
　クモ膜　48
　軟膜　48
制限　107, 108
　筋肉　108
　筋膜　109
星状神経節　74
整体療法士　57
正中神経痛　89
成長する箇所　55, 56
生命の一番重要な機械　5
脊髄　36
脊髄硬膜　48, 53
　がい　外葉　48
　ない　内葉　48
　葉　48

脊髄視床路　116
脊柱　8, 72
　後頭骨・環椎・軸椎　72
　後湾・前湾症　8
　仙骨底が傾く　8
　側湾症　8
　腰仙骨　72
赤血球生成　36
背骨の変形　87
セロトニン　33, 116
繊維芽細胞　32
線維症　31, 97
仙骨　10, 51, 82
仙骨底　51
仙骨の副交感神経　75
仙腸靭帯　99
舌下神経管　57
舌骨筋　13, 19, 93
前・中・後床突起　47
前額部　81
前屈　80
前傾　84
前頭縫合　47
前立腺　183, 187, 189, 190, 194, 197, 200, 201
前湾　82
叢
　頸神経叢　73
　脈絡叢　49
　腰仙骨神経叢　75
　腕神経叢　74
相互緊張膜　7, 49
相反性神経支配　11
足関節天蓋　82, 86
足指
　屈筋　13
　伸筋　14
　背側伸筋　86
促通　9, 11, 32, 36
　固有受容性神経筋　11
　分節　9
促通された分節　35, 126
側湾　8, 57, 87, 88
　頭蓋骨　57
側湾気味の姿勢　87
鼠径ヘルニア　61
速筋線維　68
側屈-回旋　47
臓器の機能障害　19
　臓器の障害　19
　　空間を取る　19
　病変　19

痛み　19
収縮性　19

## た
体温の差　9
体幹の捻転　23
対極性　9
代謝の逸脱　117
体性内臓反射の経路　36
タイプⅠ線維（遅筋線維）　68
タイプⅡ線維（速筋線維）　68
大翼　51, 53, 81
短縮する傾向にある筋肉　68
胆嚢　129, 130, 143, 177, 186
第一次呼吸メカニズム　7, 10, 80
　屈曲相　7
　伸展相　7
大坐骨切痕　93
大腿　81
大腿骨頭　94
大脳鎌と小脳鎌　21
大脳半球　47
力　6
　圧縮する力　6
　遠心性の力　6
力の多角形　62
遅筋線維　68
恥骨結合　60
チャップマンの反射　75
中央の重力線　60
蝶形骨　47, 81, 85
蝶形骨後方　55
蝶形骨前方　47, 55
蝶形骨体　50, 53
腸脛靱帯　17, 42, 43, 82
蝶形骨間軟骨結合部　10, 47, 50, 81, 85
頂点　64
腸腰靱帯　64, 75, 99
直静脈洞　48
直腸　190, 194
椎間板　28
椎弓関節　61
槌指　86
テンダーポイント　33
殿筋　82
頭蓋オステオパシー　4, 10
　スタッキング　4
　バランス点　4
頭蓋骨膜　55
頭蓋神経　55
頭蓋仙骨メカニズム　47
　神経系の能動性　47
　仙骨の不随意運動，腸骨　47
　第一次呼吸メカニズム　4
　頭蓋骨の運動　47
　脳脊髄液の波動　47
頭蓋仙骨モデル　46
頭蓋仙骨リズム　50
　屈曲　50
　伸展　50
頭蓋底骨　46
等尺性　109
等尺性運動後リラクゼーション　37, 109, 123
橈側手根屈筋　15
頭頂　51
頭頂骨　47
等張性遠心性　109
等張性求心性　109
逃避反射　37
頭部の関節の短伸筋　68
特殊な代償性パターン　72
トリガーポイント　10, 31, 34, 115, 116, 120, 121, 126
　活動性　115
　関連痛　116
　局所的な緊張亢進　116
　症状　115
　診断　120
　　圧迫法による触診　121
　　局所的な痙攣反応　121
　　ジャンプサイン　121
　　フラット法による触診　120
　　指ではさむ触診　121
　潜在性　115
　誘発する要因　115
　療法　123
トリガーポイントを保持する因子　123, 125
動的足底挿板　97

## な
内向　21
内後頭隆起　48
内臓下垂　61
内臓神経
　骨盤内臓神経　75
　小内臓神経　75
　大内臓神経　75
内転筋　13, 26
内反　86
内分泌系　5, 65

内肋間筋　23
軟骨　28
2重湾曲　64
　湾曲　64
　　下前方の湾曲　64
　　上後方の湾曲　64
粘性　30
捻転　47
捻転の中心　65
捻転のパターン　73, 87
　筋膜　72
脳幹　55
脳硬膜　47
　小脳鎌　47
　小脳テント　47
　大脳鎌　47
　葉　47
　　外葉　47
　　内葉　47
脳室　49
脳脊髄液　2
　脈絡叢　4
　濃度の差　9
脳の不全麻痺　55
脳梁　48
ノルアドレナリン　30

## は
肺　179
歯車の原理　10
発声　93
ハムストリングス　86
反射　2, 9, 33
　神経筋骨格　9
　体性内臓　9
　内臓体性　9, 33
　皮質下　2
反射中枢　36
反張膝　86
バイオメカニクス　8, 38
　パターン　8
　力学の法則　8
パターン　10
パチニ小体　31
ヒアルロン酸鎖　29
腓骨と骨間膜　21
膝　42, 61
　外反　42
　伸展拘縮　61
　反張　61
膝関節症　99
膝の安定筋　43

膝の屈曲　22
肘　83
ヒスタミン　30, 33, 116
脾臓　186
左上がりの対角線軸　40
ヒップドロップテスト　44
1つのユニットとしての生体　7
表層組織　2
腹腔　59
副交感神経ゾーン　66
浮腫　32
付属器　187, 189, 190, 194, 197, 200, 201
腹筋　69, 75, 82
　腹斜筋　69
フライエットの法則　38, 39
部
　下行部　82
　頬部　55
　鎖骨部　86
　底部　50, 53, 55
ブラジキニン　33, 116
プロスタグランジン　33, 116
平衡器官　54
ペプチド　36
歩行
　筋肉の活動　42
　周期　40
　分析　40
歩行を推進する器官　39
骨
　後頭骨　47, 50
　　側頭骨　81
　　　上顎骨　81
　　　大孔　50

　底部　50
　　頭頂骨　81
　篩骨　47, 50
　舟状骨　82
　舌骨　93
　前頭骨　47
　尾骨　61
　立方骨　82
ホメオスタシス　9
　結合組織　9
　細胞外液　9
　自己治癒力　9
防御反射　37
膀胱　183, 187, 189, 190, 194, 197, 200, 201
帽状腱膜　17
膨隆　31
母指外転筋　13
母指球筋　15
ポドロジスト　2

**ま**
マイナスのフィードバック　33
前後方向のライン　61
前から後ろに伸びる重ね板ばね　40
マクロファージ　32
ミトコンドリア　30
むちうち症　65
胸呼吸　89
目　54
免疫グロブリン　30

**や**
矢状面　39

遊脚相　40, 43
癒着　97
ユニット　66
指　81
　屈筋　13
　伸筋　14
ゆるやかな屈曲　39
腰回旋筋群　93
腰筋群　27
IV群の神経線維　116

**ら**
卵巣　183, 186, 194
リソソーム　30
立脚相　43
リンパ液の循環　72
連珠形　9, 40, 78
　交点　78
老廃物　32
肋間筋　13, 17, 93

**わ**
湾曲　63
　胸椎部　63
　頚椎部　63
　仙骨部　63
　腰椎部　63

# 関連者プロフィール

**著 者：フィリップ・リヒターD.O.**（Philipp Richter）

1960年生まれ。1981年にリェージュ（ベルギー）で理学療法の学位を取得。パリのA.T.スティル・アカデミーで1991年にオステオパシー教育課程を修了。

職 歴
1981年　ベルギーのトーメンで理学療法の治療院を開業。
1989年　同地でオステオパシーの治療院を開業。
1997年　オステオパシー応用研究所（IFAO）で講義を担当。

**エリック・ヘブゲンD.O.M.R.O**（Eric Hebgen）

1966年生まれ。1987～2000年ボンで医学部、バード・ロッテンフェルデのエファ・フューザー（Eva Hüser）・スクールで医療体操の教育課程、デュッセルドルフのオステオパシー応用研究所（IFAO）でオステオパシー教育課程に在籍。
2001年　オステオパシーの学位論文により、D.O.の称号を取得。
2002年　ハイルプラクティカー（自然治療士）試験合格。

職 歴
1992年　コブレンツの聖ヨゼフ病院勤務。
1993年　聖ヨゼフ病院付属理学療法学校の教師を経て、ディルドルフで医療体操の診療所を開業。
2000年～　デュッセルドルフ、ライプチヒ、ウィットリヒ、ベルリン、ムッターシュタットのオステオパシー応用研究所（IFAO）で「内臓オステオパシー」を講義。
2002年～　クーニッヒスウィンター・フィンクセルでオステオパシー治療院開業。

監修者：**森岡 望**（もりおか のぞむ）

日本リメディアルセラピー協会代表。リメディアルセラピスト、体育学修士。1995年順天堂大学大学院（スポーツ医学専攻）を修了。2002年メルボルン・カレッジ・オブ・ナチュラルメディシン（豪州：メルボルン）卒業。リメディアルセラピスト、フィットネスセラピスト資格取得。順天堂大学体操競技部トレーナー。他に『ディープティシュマッサージ』（産調出版）を監修。

翻訳者：**タオデス 江利子**（たおです えりこ）

小樽商科大学経済学科卒業後、ウィーンに移住。ウィーン経済大学、ウィーン大学翻訳・通訳学部で学ぶ。現在、主として実務翻訳に従事。

Original German edition:Philipp Richter / Eric Hebgen
Triggerpunkte und Muskelfunktionsketten in der
Osteopathie und Manuellen Therapie, 2/e © 2007
Hippokrates Verlag in MVS Medizinverlage Stuttgart
GmbH & KG, Germany

## ガイアブックスの本

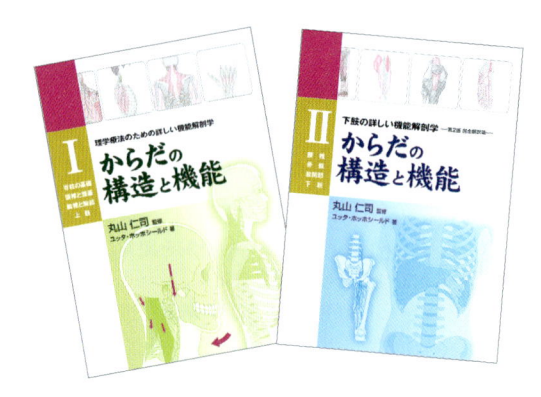

理学療法のための詳しい機能解剖学
## からだの構造と機能 I

下肢の詳しい機能解剖学
## からだの構造と機能 II

著者：ユッタ・ホッホシールド
監修者：丸山 仁司

ドイツで活躍するマニュアルセラピストによる機能解剖学書。上巻では椎間板、頸椎、頭蓋、胸椎、胸郭、上肢を400枚以上のイラストとともに、下巻では腰椎、骨盤および股関節、下肢を700枚以上のイラストとともに詳しく解説する。豊富な経験に基づく多数の実践のヒントや病理学上のアドバイスも収録。

本体価格 各3,800円

Triggerpunkte und Muskelfunktionsketten
in der Osteopathie und Manuellen Therapie

手技療法とオステオパシーにおける
## トリガーポイントと筋肉連鎖

| | |
|---|---|
| 発　　　行 | 2009年 5 月 1 日 |
| 第 3 刷 | 2013年 8 月 20 日 |
| 発 行 者 | 平野 陽三 |
| 発 行 所 | 株式会社 ガイアブックス |

〒169-0074 東京都新宿区北新宿3-14-8
TEL.03(3366)1411　FAX.03(3366)3503
http://www.gaiajapan.co.jp

Copyright GAIABOOKS INC. JAPAN 2013
ISBN978-4-88282-698-9 C0047

落丁本・乱丁本はお取り替えいたします。
本書を許可なく複製することは、かたくお断わりします。
Printed in China